实用中医养生与康复技术应用

杨杰 王春莲 著

中医古籍出版社
Publishing House of Ancient Chinese Medical Books

图书在版编目（CIP）数据

实用中医养生与康复技术应用 / 杨杰, 王春莲著. — 北京 : 中医古籍出版社, 2022.10
ISBN 978-7-5152-2357-5

Ⅰ. ①实… Ⅱ. ①杨… ②王… Ⅲ. ①养生(中医) ②中医学 - 康复医学 Ⅳ. ①R212②R247.9

中国版本图书馆CIP数据核字(2021)第240880号

实用中医养生与康复技术应用
杨 杰 王春莲 著

策划编辑 姚 强
责任编辑 刘 婷
出版发行 中医古籍出版社
社 址 北京市东城区东直门内南小街16号（100700）
电 话 010-64089446（总编室） 010-64002949（发行部）
网 址 www.zhongyiguji.com.cn
印 刷 廊坊市博林印务有限公司
开 本 710mm × 1000mm 1/16
印 张 12.25
字 数 260千字
版 次 2022年10月第1版 2022年10月第1次印刷
书 号 ISBN 978-7-5152-2357-5
定 价 158.00元

前　　言

随着我国经济的快速发展和人们生活方式的不断变化，一些与不良生活方式相关的慢性疾病在我国的发病率急剧上升，已经成为威胁我国国民健康的主要致死、致残性疾病。同时，我国人口老龄化进程也在不断地加快，而老龄化本身与各种慢性疾病关系密切。由于我国幅员辽阔、人口众多，不同的地区在饮食习惯、生活方式和人文环境等方面各有特点，这些都不同程度地与慢性病的发生、发展和预后密切相关。因此，研究疾病谱变化的相关危险因素，探索确有疗效和切实可行的防治方法具有重要意义。

研究发现，健康素养对这些慢性病和老年病的防治具有重要作用。国家卫生健康委员会组织开展的多次全国城乡居民健康素养监测发现，与膳食不合理、缺乏体育运动、吸烟、过量饮酒等生活方式密切相关的高血压病、糖尿病、肥胖和肿瘤等慢性疾病在我国呈快速上升趋势，而我国大约90%的卫生费用花费在健康服务的末端——疾病治疗上，造成社会和个人的医疗负担不断加重，因此亟待提高健康素养在养生防病中的作用。

中医养生有着悠久的历史，在提高健康素养、促进健康长寿方面形成了独特的理念和方法，也积累了丰富的经验。两千多年前的《黄帝内经》提出："上古之人，其知道者，法于阴阳，和于术数，食饮有节，起居有常，不妄作劳，故能形与神俱，而尽终其天年，度百岁乃去。"明确指出了健康理念，健康生活方式、行为和方法等健康素养在维护和促进自身健康方面的重要性。

本书从中医基础理论入手，以浅显易懂的语言介绍了中医养生与康复技术的理论依据与实际运用，并从情志养生、雅趣养生、沐浴养生、运动养生、食药养生、针刺养生、艾灸养生、按摩养生、拔罐养生、刮痧养生、自然养生、生活起居养生等多个方面进行全面探究，给读者提供了切实可行的养生方法。

由于水平有限，错误和不妥之处在所难免，衷心希望专家、同行和广大读者给予批评指正，不胜感激！

目　　录

第一章　中医养生与康复理论

第一节　中医养生学相关理论

一、关于养生的概述

古往今来，“人之情，莫不恶死而乐生”，养生之风由此盛行于中华大地。在数千年的发展历程中，朴素的养生方法始终维护着中华民族，在生命健康领域取得了卓越成就，形成了养生学理论与文化。这种文化传统以中医学为指导，养生的理论和方法得以不断充实和蓬勃发展，逐渐形成了内容丰富、体系完善、方法完备的中医养生学。

（一）养生的内涵与外延

1. 养生的内涵

养生，又称摄生、道生、卫生、保生等。养生之“养”，含有保养、修养、培养、调养、补养、护养等；“生”，即指生命。概言之，养生就是保养人的生命。具体而言，养生是人类为了自身良好的生存与发展，有意识地根据人体生长衰老不可逆的量、质变化规律，及自然、社会的运行法则，创造和利用一切有利于健康长寿的理论和方法，所进行的涵盖物质和精神，贯穿全生命周期的身心养护活动。

中华民族的却病延年之术别称较多，而以“养生”谓之，则最早见于《管子》的《幼官》《白心》《立政九败解》三篇中。养生源起于道家，《道德经》中多称“摄生”，其后的《文子》《庄子》等典籍中，始以“养生”作称。中医学历史上，被誉为“医家之宗，奉生之始”的《黄帝内经》中，即多次出现“养生”，如“以此养生则寿……以此养生则殃”（《素问·灵兰秘典论》）“智者之养生也”（《灵枢·本神》）等。

养生不限于医学领域，在我国悠久的历史中，各个阶层和领域的人均追求养生，并根据自身的知识结构，发展出了各自的特色养生。其中，以中医理论为指导的中医养生最具生命力，广泛流传至今，并不断地丰富和发展，形成了独特的学术体系。因此，中医养生，即在中医理论的指导下，根据生命发展规律和自然、社会运行规律，以中医特色方法为主，所进行的维护健康长寿的身心养护活动。

2. 养生的外延

养生的外延非常宽泛，可以说，凡与生命和健康长寿相关的领域、理论、方法等，均可纳入养生范畴，其中，符合中医学认知规律的内容，则为中医养生的外延。

养生在其发展过程中，海纳中华文化中的健康长寿智慧，形成了各具特色的养生流派，发展出了丰富多彩的养生理论和方法，这些都扩大了养生的外延。大体而言，从流派来说，养生可分为道家养生、儒家养生、佛家养生、医家养生（中医养生）等。此外，民间养生探索虽不成派，但内容丰富，可整体视为一类；从理论来说，凡与健康长寿相关的理论均可用于养生；从方法技术来说，涵盖精神养生、起居养生、功法养生、饮食养生、药物养生、针推养生等。这些内容中，受中医学理论指导，或符合中医学认知的部分即属于中医养生范畴。养生还与一些领域有密切的交叉关系，存在名词混用的现象，如道家、保健、亚健康等。

养生与道家：一般认为，养生来源于道家。诸子百家中，道家崇尚“天人相通”的“法自然”之道，重视生命健康，热烈追求长寿，因此，在养生体系中，道家内容渗透甚多，道家中人也多为养生家。但是，道家所追求的终极目标不仅仅是健康长寿，而是长生，相比养生追求而言，偏于虚幻。道家理论作为道家养生的基础理论，相对于中医理论而言，具有先天局限性和朴素性，缺乏经过大量实践检验的医学根基的支撑。道教出现后，其养生理论和行为逐渐宗教化、神仙化、神秘化，道派养生的发展和传播受到了局限。但总地看来，如果将宗教、迷信、玄虚的部分剥除，道家几乎可视为一门朴素的养生专派，对其他各类养生流派的影响均十分深远。可以说，道家养生和中医养生，是中华文化特有的、专注于研究健康长寿的并蒂之花。

养生与保健：从古至今，维护和提升健康水平的学术虽有“摄生”“道生”“卫生”等不同称谓，但现今均统于“养生”之中。而“保健”一词，清代以前医籍中未见，清代始用，历时很短，中医特色也不明显。当前，“保健”一词因其字面意思容易理解，故在西医学中提及较多，在非中医专业领域，尤其在科普读物中应用较多。对比而言，中国传统文化孕育出的养生学术，其着眼点在“生”，即生命；保健一词，落脚点在“健”，即健康。衡量生命延续的状态是否良好，要从“质”与“量”两方面考察，生命的“质”即健康，生命的“量”则是寿命。因此，养生重“生”，实际包含了保健和延寿两方面内容，涵盖范围更加广泛。如果单从维护健康的内容来比较，由于养生与保健所属的医学体系不同，因此，决定了二者在健康思维、核心思想、保健方法等方面均有所不同。但二者毕竟同属于保持健康、维护生命的学术体系，故相互之间一直在借鉴融合，共同发展。

养生与亚健康：从范畴来看，养生历史源远流长，伴随着医学的产生而出现，是中医学乃至中国文化中的固有学科。而亚健康是西医学产物，是随着医学模式的转变而在西医学中新兴的研究方向和疾病分类。亚健康本不属于中医学范畴，但近年来，在借鉴现代观念和科技发展中医的开放理念下，有中医学者开始从中医角度研究亚健康，逐渐出现了中医亚健康学。从研究对象来看，养生研究整个生命过程的规律及如何提高生命质量、却病延年的理论及方法，而亚健康着眼于“亚健康状态”，研究如何治疗、改善亚健康状态，使人恢复无病健康态。因此，亚健康研究对象较养生为窄。从方法技术来看，养生涉及的方法并不局限于医学领域，社会、精神、运动等各种方法，只要有利于健康，均可纳入养生的方法体系；而亚健康主要采取西医学干预、治疗手段，有时会涉及危险因素的防控，因此，养生所采用的方法要比亚健康学更为丰富。

（二）养生的目的和意义

1. 养生的目的

养生的根本目的就是保持健康、益寿延年，从而维护生命。健康与长寿，自古以来就是人类的共同愿望，人类始终在不断努力探索通向健康长寿的途径和方法。“人命至重，有贵千金”是我国唐代著名医学家、养生学家孙思邈的一句至理名言，维护生命正是养生的落脚点和着眼点。这里尤其要注意理解中医养生对长寿这一目标的认识，不是无止境的“长生久视”，而是努力追求和贴近人的“天年”寿限。所谓“天年”寿限，目前中医认为是110～150岁，养生应以健康地达到寿命上限为目的。为达到这一目的，要依靠三方面的有机结合：一是依靠社会，努力创造和维持良好的生存环境；二是依靠医学，发挥健康咨询、养生指导和防治疾病的作用；三是依靠每一社会成员，发挥个人主观能动性，做好自我养生和帮助他人养生。

养生从孕前、孕中开始，打好生命健康的基础；出生后，常人应以健康为目的，通过各种养生方法强身健体，维持和提升健康状态；当形体稍有不适、精神微有失衡，出现亚健康时，应积极地选择有针对性的养生调摄方法，以防止临床疾病的发生，及时恢复身心健康状态；临床疾病发生后，以祛病康复为目的，应早诊断、早治疗，通过临床诊治康复与养生调理的综合干预，尽量将疾病对健康的影响降低；若所患疾病属暂不可治愈的，如糖尿病、高血压、慢性阻塞性肺疾病等，以延缓疾病发展、提高生存质量为目的，应临床治疗与日常养生相结合，控制疾病的进程，提高生活质量，“带病延年”。

2. 养生的意义

（1）康寿意义

中医养生的根本目标在于维护健康、追求长寿，因此，其一切理论及方法均服务于这一目标。几千年来，无数先贤通过自身实践，开拓养生理论，丰富养生方法，并验证了养生对健康长寿的有益作用。从古至今，笃行养生者，其寿命大多较长。反之，能得长寿者，多精于养生，或其所行与养生暗合。尤其在医学界，名医由于善于养生，多能得高寿。可见，养生对寿命的延长有很大益处。

善养生者健康水平高，疾病少。中医养生，乃至整个中医学，以“治未病”为最高战略。其主要方法不仅是“救其萌芽”的被动干预，也不完全是常检查、早发现的“守株待兔”，更重要的是，提倡为提高生命质量而主动防范身心疾病的发生。在精神、起居、饮食、运动等生活中的细微之处进行养生，并辅以药物、针灸、按摩等中医手段，从而积精全神、培补正气、平调阴阳，使人体达到“形与神俱”的健康状态。人体精充气足神旺，阴阳匀平，病痛自然不发或少发。即使到了高龄多病之时，也能保持一定的健康程度和自理能力，带病延年。如国医大师邓铁涛有一整套适合自己的养生方法，且几十年坚持不辍，故能于百岁高龄时仍精神矍铄、目光清亮、思维敏捷、四肢灵便，成为当代中医界的养生楷模。因此，养生能提升健康水平，减少疾病的发生。

（2）社会意义

人类社会文明在进步，生活、学习、工作节奏在不断加快，随之而来的也有越来越重的浮躁情绪；激烈的社会竞争已成为生活的常态，巨大的社会竞争压力，使很多人处于亚健康状态；物质生活不断丰富的背后，是物欲冲击下精神道德世界的空虚和失落。然而，社会和谐持续健康地发展，必须以人为本，人们的健康和高素质是社会向前发展的前提和基础。

养生可以为人们提供促进健康、提高素质的方法和途径。中医养生对精神健康的看重，可以帮助现代社会中的人们调节情绪、怡情悦志、延年益寿；中医养生将“道德修养”纳入健康的范畴，可以启发人们树立崇高的人生目标，形成积极的心理暗示和奋发向上的精神道德境界；中医养生的“和谐”观，追求天人和谐、身心和谐、人际和谐的思想，可以促进民主法治、公平正义、诚信友爱、充满活力、安定有序、人与自然和谐相处的社会的构建和人民幸福感的提升；中医养生“权衡以平”的核心观念，在指导养生的同时，将对人们的世界观和方法论产生积极影响，有利于人们把握为人处世的恰当尺度，防止太过与不及，让人与人之间多理解、多融合、少对抗，维护人们思想心态和社会状况的和谐稳定。

（3）医学发展意义

随着人们物质生活水平的不断提高和精神生活的日益丰富，人群的平均寿命逐渐延长，人们对健康的要求也发生了变化，已不再把寻求高质量的物质生活当作健康的唯一，而是越来越重视身体与心理的配合，强调身心健康与社会良好适应的和谐完美；人类社会在飞速发展的同时，不利于人类生存和健康的社会环境因素也在增多或凸显，物质丰裕之时，复杂的生物、社会及心理等综合因素引起的“现代文明病”随之而来。当前疾病谱已从感染性、传染性疾病向非感染性、非传染性疾病演变，身心性、功能性疾病越来越多，慢性病比例越来越大。医疗卫生事业也从防治传染病逐渐转向防治社会及心理疾病。

医学模式随着疾病谱的改变也发生了变化，早已由过去单纯的“生物医学”模式转向“生物一心理一社会医学”模式。而中医养生恰与目前疾病谱、医学模式的变化相适应。其四维健康观、和谐观、权衡观等基本观念，为当世提供了正确的健康理念，适应了目前把人类，社会和环境联系起来，去理解和对待人体健康和疾病的现实。

中医养生的发展，符合当前医疗卫生服务重心前移的要求。随着社会的发展，人们越来越关注自身的健康，认识到与其病后治疗不如平时养生防病。同时，人们也认识到，将卫生工作的重点移至临床治疗前，可以大大降低社会卫生经费，节省时间，且能收到更好的防治效果。因此，近年来医卫服务重心不断前移。这与中医养生“正气为本”“治未病”的基本原则不谋而合。养生的良好效果已引起世界各国的关注，世界各国人民对养生的需求，也为其提供了巨大的动力，促进了本学科的发展。

然而，我国经济与发达国家相比，还相对落后，同时，我国是世界上人口最多的发展中国家，人口老龄化的问题已经凸显，导致我国社会卫生工作和养老工作的负担较重。当前，我国在政府主导下大力发展社区卫生服务，提倡中医养生，提倡“治未病”，正是应对这一现状的切实措施。中医养生能有效促进国民健康，缓解我国社会卫生工作负担，其现实意义十分重大。

（4）中医教育意义

首先，学习养生可以加深中医学子的文化修养。中医具有非常深厚的中华文化背景和浓厚的文化特质，中医教育无论放眼未来还是着眼当下，都应当加重对中医学子的传统文化教育，提高其文化修养。而从文化内涵来看，养生可视为传统文化与医学的交叉学科，学习养生，必然要涉及大量传统文化的知识。因此，从加深文化修养的角度而言，通过养生学而普及传统文化，无疑是直接和有效的。另外，养生关注健康和长寿，是当前社会的热点，学生们学习时往往带有浓厚的兴趣，因而养生是中医药高等院校讲授传统文化的组成部分。

其次，能提升中医学生的健康形象。出于中医发展历史和中国的特殊情况，大众对中医形象的认识往往是和蔼可亲、健康高寿，因而社会对中医人的健康形象要求尤重。作为中医人，应当认识到，医生不仅是“疾病杀手”，更应该作“健康代言人”和患者的健康楷模，这也是古今中医大家的谆谆教诲。中医学高等教育，乃至整个医学教育，除使学生一入学便接受并牢记“人命至重，有贵千金”的思想外，更应教导其在行动上踏踏实实从自身做起，关注和树立自身的健康行为习惯。因此，在中医高校内，以多种方式进行养生教育，开展养生活动，对中医学子完善知识结构、提升实践能力、拓宽未来发展十分重要。

二、中医养生学

中医养生学以中国古代的天、地、生、文、史、哲为深厚底蕴，以中医理论为坚实基础，集各地各族人民养生智慧为一体，融汇道、儒、释三家及历代养生家、医学家的养生体验和研究成果，形成了博大精深的学科体系。自《黄帝内经》以来，历代中医学者均将养生置于中医医疗体系中的重要位置，并有许多专篇专著讨论养生，然而中医养生学科一直未能建立。直至近现代，随着社会的发展和健康形势的变化，中医养生学才真正成为中医学的一门独立分支学科，并在时代潮流的推动下，呈现出巨大的活力和发展前景。

（一）中医养生学的内涵与外延

1. 中医养生学的内涵

中医养生学是在中医理论指导下，根据人体生命活动变化规律，研究调摄身心、养护生命、却病延年的理论和方法的中医分支学科。

中医养生学凝聚了前人的养生智慧和经验结晶，创建中医学理论体系的《黄帝内经》的问世，在中医养生学历史上具有里程碑意义。《黄帝内经》广泛吸取和总结了秦汉以前的养生成就，奠定了中医养生学理论基础，对中医养生学的形成和发展起到了承前启后的作用。《黄帝内经》以来，历代都有养生专著专篇，经过长期的经验积累、理论升华和实践验证，中医养生学逐渐成为一门富有鲜明特色的中医分支学科，形成了稳定的学科体系，具有独立而深厚的学术理论，以及独特、丰富并卓有成效的实用方法。

2. 中医养生学的外延

中医养生学是以中医理论为基础，包含了生命观、寿夭观、健康观、和谐观、权衡观等基本观念；确立了预防为主、扶正祛邪、形神合一、审因施养、五脏为本、杂合以养等基本原则。在其指导下，中医养生学所采用的养生手段和方法更是丰富多彩，不胜枚举。这些养生方法充分利用自然和社会环境中诸多有利于健康的因素，全面调动人体自身的调节能力，使人与环境和谐一体，而且简便易行，卓有成效，是祛病延年的有效方法。

由于历代养生家各自的实践和体会不同，其养生之道在静神、动形、固精、调气、食养及药饵等方面各有侧重、各有所长，中医养生学逐渐分化出相应的学术流派。这些不同的流派从多角度发扬了养生学术理论，丰富了中医养生学的内容。中医养生学是一个开放的学科体系，涉及天文气象、哲学宗教、人文社会、心理行为、预防保健等诸多领域，其中的许多内容已成为当今多学科研究的热点。

在中医养生学的现代发展中，易与中医学的其他分支学科发生混淆，如中医治未病和中医康复学，需加以辨别。

中医养生与中医治未病：中医养生和中医治未病都隶属于中医，皆运用了中医药相关的方法技术和干预措施，都以维护人类生命，预防疾病的发生、发展和复发为目的。两者关系密切，但也有一定的区别：一是两者的目的有所不同，中医养生的根本目的是祛病延寿，具体而言，根据不同人群，细分为提高生活质量和健康水平，预防疾病的发生，控制疾病的转变，加速康复等；中医治未病的目的是预防疾病的发生和复发。二是两者干预的切入时期不同，中医养生广泛适用于各年龄段及人生各个时期，任何时期、任何对象均有养生的必要；中医治未病切入干预的时间段主要在欲病和微病阶段。二者形成的学科相比较，也有不同之处：一是两者的学科对象不同，中医养生学广泛适用于各类人群，但偏重于健康人群；中医治未病学主要对象是机体偏颇比较明显，或即将发生疾病的亚健康人群及部分病后防复发的人群等，其对象相对较窄。二是两者的干预方法有差别，中医养生学采用的干预方法十分丰富，不局限于中医特色诊疗手段，且具有很强的包容性和拓展性；中医治未病学主要运用的是中医的方法技术，因此，对某些人群更具有针对性。

中医养生学与中医康复学：养生与康复均为提升和恢复健康、防治疾病的必要手段，所以中医养生学与中医康复学均是中医学的重要学科。而且在病患及残障康复期间，养生与康复手段常并举，二者很难截然分开，因而在学科发展早期，二者曾并称为“中医养生康复学”。但是，养生、治疗、康复的交叉与融合，是中医学完整的生命健康干预过程，因此，养生与康复是不同的中医学范畴；二者手段不同，中医养生学手段丰富，包括医疗和非医疗手段，中医康复学主要采用康复治疗器械及药物、手法等进行病后恢复；针对人群不同，养生学广泛涉及所有人群，主要针对的是健康人群，而康复学主要针对残障人群及病后恢复期患者。

（二）中医养生学的特点

中国是一个历史悠久的文化大国，有着丰富的哲学人文特色思想，在这种环境中产生和成长起来的中医养生学，与数千年的中国传统文化密不可分。中医养生学隶属于中医学，中医学的基本思想和理论对其学术起着根本性的指导作用。从这两点出发，中医养生学具有以下学科特点：①根植传统文化，博集千家妙法。②关注生命全程，追求健康长寿。③强调“治未病”，重视预防疾病。④贯彻审因施养，方法广泛适用。

1. 根植传统文化，博集千家妙法

中医养生学与中华传统文化的关系十分密切，深深根植于传统文化，广纳博采诸多久经检验、行之有效的养生方法，是中医养生学的鲜明特点。

首先，传统文化是中医养生学的沃土。从全球医学发展来看，各医学体系均拥有一些关于健康维护的知识和经验；然而，只有中华大地上诞生了理论深厚、经验丰富、卓有成效的成熟养生系统及中医养生学学科体系，这是中华民族和中华传统文化的特殊性所决定的。与世界其他民族相比，中华民族爱好和平、敬天爱人，由此发展出的传统文化，主要探究的是国家、民族、家庭、个人的长久绵延之法，具有浓厚的人本特色，因而将对生命的热爱和对健康长寿的追求融于民族血脉之中。传统文化中之“养生”，从国家而言，即养“生民”；从个人而言，即“保生长寿”。二者在中医学中实统于一体，即张仲景在《伤寒杂病论·序》中所言：“上以疗君亲之疾，下以救贫贱之厄，中以保身长全，以养其生。”因此，中华传统文化是中医养生学起源和发展的丰沃土壤。

其次，养生理论来源于传统文化，这与中医学的特点一致。举凡中华大地上诞生的本土学科，不论儒学、道学、中医学等，其理论根基均建立于中华传统文化的活水源头之上，可谓“一源多歧”。根植于传统文化，是中华本土学科的共同特点。中医养生学作为中医学的分支学科，秉承了中医学的特点，其理论亦来源于传统文化中深邃的哲学思想。根植于传统文化的学科特点，也决定了中医养生学未来发展方向之一，就是要回归文化，在传统文化中不断寻找和发掘养生理论知识，充实学科体系。

另外，中医养生学涉及的一些养生方法和经验，大多来自传统文化。无论情志养生法、雅趣养生法、起居养生法等，中华传统文化中的各家学派都曾加以研究、拓展和验证，有“千家妙法”之称，为中医养生学相关养生法的总结和凝练提供了源泉；即使是方药养生法、针推养生法等具有中医特色的养生方法，也早已为历代养生家所普遍采用，为养生方法的发展提供了医家视角之外的有益探索和验证。可以说，中医养生学就是在传统文化及中医学的指导下，融合历代各界各民族关于维护生命长久和健康长寿的实践方法和经验，在此基础上发展而来。

2. 关注生命全程，追求健康长寿

中医养生学作为一门医学学科，其关注点已超越疾病之上，而专注于人体生命的全过程，以健康长寿为研究和追求目标，努力探索和完善其维护系统，这是中医养生学的一大特点。

首先，中医养生学理论立足于生命。养生之生，指的是生命，主体是人类生命。中医养生学的理论体系，是在对人类生命发展客观规律的研究基础上构建的。学科理论中，无论生命学说、健康学说、寿夭学说等，以及各种养生原则，均从人类生命出发，是中医学对人类生命规律认识理论的综合与凝练。同时，中医养生学认为，疾病只是人类生命全过程中的一种特殊状态，消除疾病是为了保持生命的正常有序，中医养生学并非以消除疾病为学科主要任务。中医养生学主要关注生命，具体指生命的质量（即健康）及生命的长度（即长寿）。

其次，中医养生学所涉及的各种养生方法，均针对生命而提出，具体着眼点在健康和长寿。不论情志养生、饮食养生、起居养生、方药养生等，其目的均在于保持生命的正常，即健康和长寿。同时，要求各种养生方法必须与生命个体特征适应，深入个体生命出生前、出生后、病前病中病后的全过程，甚至包括临终关怀的内容。对于养生方法的指导原则，中医养生学亦要求以生命为出发点，有利于生命的健康和长寿则取之，不利于康寿则弃去之或避忌之。

3. 强调“治未病”，重视预防疾病

一般的医学学科，大多以疾病为关注点，主要研究疾病规律，以通过医疗手段治愈或消灭疾病。中医养生学则不同，认为不论健康、疾病、亚健康等，均为生命的一种存在状态，所区别者在于对生命产生的影响不同：不断提高的健康水平，有利于生命存续，可以保证生命长度；疾病和亚健康则会损害健康，从而损害生命、缩短寿命。从这一认识出发，中医养生学重视预防，重视在疾病发生之前的“治未病”，从而消灭疾病于未生或萌芽状态，维护生命的正常延续。中医养生学认为，一旦人体发生疾病，不论治疗方法多么精妙有效，但生命的损伤已经形成，难以挽回。因此，医学维护生命的最高思维和战略，应当为“治未病”，从而预防疾病，维护健康。中医养生学的“治未病”，直接承继了传统文化中“思患而豫防之”“有备无患”等防微杜渐的思想，并结合医养发展的实践，将其具体化和系统化。从治未病和重预防的特点出发，中医养生学还进一步要求，要灵活看治未病的“病”字，凡是不利于生命健康的因素均可视为“病”的范畴，因此，必须防控伤害生命的潜在危险因素，使生命尽可能不受扰动地长久处于稳定和延续之中。

4. 贯彻审因施养，方法广泛适用

中医养生学在长期的实践中，认识到生命活动是复杂的，影响人体健康的因素在不断变化，人体的功能状态也在不断变化。因此，健康长寿不是一功一法、一个模式所能实现，而应该从个体特征和其所处环境的具体情况出发，仔细辨别审查其中有利或不利于生命健康的因素，综合采取有针对性的多种调养方法进行调摄。历代养生家都主张养生要因人、因时、因地制宜，即“三因制宜”“审因施养”。例如，根据年龄因素，分阶段养生；根据职业因素，分人群养生；根据身体特征因素，分体质养生；根据气候因素，分时令养生等。

在强调养生审因的同时，中医养生学也清楚地认识到养生是一生的工程，健康长寿是一个长期的目标，非一朝一夕可以实现，需要持之以恒地进行综合调摄。因此，中医养生学非常重视各种养生方法的适用性，这种适用性包括实效性和可操作性。尤其可操作性，是人们能持之以恒的重要基础。例如，中医养生学从理论上强调养生贵在生活化，注意从人们日常生活衣、食、住、行等各方面总结养生方法，注重药膳、针灸、按摩、敷贴等各种方法的简、便、效、廉，都是适用性的具体体现。

从学科的广泛性特点出发，中医养生学认为，养生不只是老年人的事，而是与每个人一生相伴。人的每一个想法、每一步动作及每一句话都涉及养生的问题。不同体质、不同性别、不同地区的人也都有各自适宜的养生方法。由此而言，中医养生学具有非常广泛的适应范围。当前，中医养生学还在研究和大力推广科普，提倡人人都养成良好的生活习惯，建立健康的生活方式，将养生的实践广泛融入生活之中。

第二节　中医康复学的相关理论

一、关于康复的概述

康复，是指通过综合、协调地应用各种措施，消除或减轻病、伤、残者身心或社会功能障碍，达到或保持最佳功能水平，增强自立能力，使其重返社会，提高生存质量。

（一）康复的适应证与禁忌证

康复的对象是各种原因导致的心、身功能障碍，从理论上讲，每种伤病均会伴有程度不同的功能障碍，都应该是康复的适应证。根据中医的传统和现代临床医学的划分习惯，目前康复的适应证主要包括四大类，即急性伤病后及手术后的患者、各类残疾者、各种慢性病患者、年老体弱者。

1）因病致残，指疾病所致的身体残疾及精神障碍者。包括脏腑、五官、五体功能上的残疾、智力迟钝和精神疾病等。例如脑血管意外所致的偏瘫、周围神经损伤后形成的痿证和面瘫、关节肌肉病导致的痹证、聋哑、失明、失语、癫狂、五迟五软（包括小儿脑瘫）等病症。

中医将热病瘥后诸证也列入病残范畴，并对其进行康复治疗。这是指外感热病基本治愈后所留有的一些病症，如热病后低热、咳嗽、浮肿、虚羸少气、喜唾、多汗、食少、不寐、惊悸、便秘、泄泻、肌肤甲错等病症。

2）外伤伤病和残疾，指运动损伤、挤压损伤或烧烫损伤等所致身体或精神心理残疾者，例如骨折后、颈椎病、外伤性截瘫、脑震荡、烧烫伤、脱位、伤筋、截肢后、肌肉萎缩症、骨质疏松症等病症。

3）慢性病，是指急性病过后形成的迁延性病症及一些病程较长、缠绵不愈的病症，以及有脏腑组织功能障碍者，如慢性肾炎、慢性肝炎、胃下垂、肺结核、糖尿病、肥胖症等病症。

在慢性病中，包括恶性肿瘤，主要是指恶性肿瘤已基本治愈或控制，但存在身体功能障碍者。

4）衰老和老年病，是指老年人有形体与心理功能障碍，或虽无明确病残，但有慢性病证者。例如老年人高血压病、低血压症、高脂血症、心肌梗死、慢性阻塞性肺部疾患、震颤麻痹综合征（帕金森病）、骨质疏松症、阿尔茨海默病、尿失禁、废用综合征等。

康复的禁忌证则包括发热、各种传染性疾病，一般疾病未得到临床治疗时，以及伤病后生命体征不稳定时，均不适宜接受康复治疗。

（二）康复的方法运用

1. 康复团队

由于康复对象是多方面功能障碍的伤病患者，包括身体的、精神的、社会生活的、职业的障碍等，加上多种功能障碍之间的相互影响、相互制约，因此，要获得较好效果，必须有不同康复治疗方法的平行或交错介入和综合应用，这称为全面康复。全面康复主要包括四个领域，即医学康复、社会康复、教育康复和职业康复。全面康复的实施需要通过康复治疗组进行。康复治疗组成员有康复医师、康复护士、物理治疗师、作业治疗师、针灸按摩师、言语治疗师、文娱治疗师、心理治疗师、康复工程师、职业咨询师和社会工作者等，这些成员组成康复团队。

2. 康复方案个体化

康复对象来自临床各个不同科室，所患疾病有较大差异，引起的功能障碍也各不相同，即使同一类伤病，不同患者的功能障碍也各有侧重。这就要求在为患者制定康复治疗方案时，应考虑伤病性质、损伤程度、功能障碍特点以及年龄、并发疾病、对功能恢复的要求等多方面进行综合分析，制定出符合患者要求的个体化康复治疗方案。

3. 以主动训练为主

训练治疗包括关节功能训练、肌力训练、有氧训练、平衡训练、移乘训练、步行训练等主动训练的内容。这些疗法主要采用主动运动的方式对患者进行治疗，着重进行躯干、四肢的运动及感觉、平衡等功能的训练。现代康复医学的主要对象是运动功能障碍，因此，主动运动训练在西医康复学中占有重要地位。

4. 综合康复模式

康复治疗是以患者身心障碍为对象，综合运用各种康复医疗手段，如物理疗法对全身运动功能的改善，作业疗法对手能力的提高，听力语言矫治，康复工程的替代，以及药物治疗、针灸推拿、心理治疗、康复护理等。

5. 康复三级预防

（1）一级康复预防

伤病发生的预防，这是康复医学与预防医学的交叉内容．通常由预防医学承担。

（2）二级康复预防

伤病后积极开展临床治疗，以及早期和恢复期康复，以防止伤病加重，预防器官或系统因伤病所致的残疾和功能障碍。

（3）三级康复预防

虽然伤病后造成残疾，但应积极开展后遗症期的功能康复，改善功能和发挥功能代偿，同时避免原发病的反复发作，达到残而不废。

6. 三级康复方案

（1）康复医学科

为综合性医院或专科医院的一个独立的临床科室，应设有康复病房、康复治疗室和康复门诊，接受临床各科转诊患者和社区转来的康复患者，康复门诊也随访康复科出院患者。

综合性医院中康复医学科的工作主要对象是急性伤病后住院期间的患者。急性伤病或术后患者的生命体征一旦稳定，就应及时开展早期康复，早期康复又称一级康复。

（2）康复中心

为独立的康复治疗机构，有康复病床，也有附设的康复医学门诊部。康复中心一般建于自然条件较好的地区，有较完善的康复设施，包括系统的功能测试设备和各种康复治疗科室。康复中心主要接待的对象是出院的恢复期患者，除进行必要的临床药物治疗以外，主要采用综合康复治疗，部分康复医疗中心也承担康复医学的教学和科研任务。恢复期康复又称二级康复。

（3）社区康复

无论是医院或康复医疗中心出院的大部分患者，还是社区内的其他需要康复的对象，都需要社区层次的继续康复治疗和指导。社区是指患者居住地区，如农村的乡镇、村两级地区，城市中的街道、居委会两级。社区康复是整个康复医疗网络的基层终端，是整个康复过程的重要组成部分。社区康复又称三级康复。

（三）康复的禁忌

1. 戒烟酒

（1）吸烟有害健康

吸烟有百害而无一利。烟草里含有尼古丁、氨、氰化物，燃烧时产生一氧化碳。尼古丁的急性毒性不亚于氢氰酸，20 支烟的尼古丁可使一头牛立即死亡。烟草中的烟焦油对肺的刺激性很大，使肺组织和呼吸道黏膜损伤，并降低肺上皮细胞的保护功能和巨噬细胞的吞噬功能，为慢性感染和癌变提供了基础。烟油中含有致癌物质，主要是一些多环芳烃化合物，这类物质在烟草燃烧时生成。此外，所含亚硝胺等亦是致癌物质。吸烟时吸进去的一氧化碳进入血液，取代了氧气的位置，妨碍了血液输运氧气的功能。并且高浓度的一氧化碳还会损害心血管系统，使心肌梗死和动脉粥样硬化发病显著增加。吸烟时产生的氨，能刺激口腔、咽喉、肺和胃黏膜，引起食欲不振、呼吸不畅，严重者口腔牙龈萎缩、出血以及牙齿松动。可见，吸烟可影响到人体各系统的功能活动，是疾病发生的一个促进因素，同时也是许多病症经久不愈难以康复的主要原因之一。

吸烟不仅对吸烟者自身有害，还对吸烟者周围的人有害。据测定，在吸烟者吐出的烟气里，烟油和尼古丁的浓度是吸烟者吸入烟气内含量的 2 倍。因此，吸烟不仅危害本人健康，而且还造成“公害”。所以，为了自己和他人的健康，劝君不要吸烟或尽早戒烟。

戒烟时，除了个人的决心和毅力外，还要讲究方法。

（2）饮酒与健康

自古以来，酒与人类生活有着密切的联系，在中医学中，酒被当作一种药物来使用。认为酒为百药之长。适量少饮，有通经活络、促进气血运行、增进食欲、消除疲劳，使人轻松的作用。酒中主要成分是乙醇，饮后有兴奋作用，可使血管扩张，血液循环加快，故能兴奋神经，解除疲劳。酒对味觉、嗅觉的刺激，可反射性地增加呼吸道和消化液分泌。所以，饭前饮少量酒，可健胃，增进食欲；晚上睡前小酌，可消除肌肉紧张所致的疲劳，有助于睡眠；白天少量饮酒可兴奋神经，使工作精力充沛。近年来研究发现，喝少量的酒能预防心肌梗死和脑血栓形成，减低心脑血管病人的死亡率。

古今中外大量资料表明，少量饮酒对人体有益，但若饮酒过多，嗜酒成瘾，则会变利为害，导致多种疾病产生或加重原有的疾患。因为胃长期受酒精刺激，可造成慢性胃炎，引起营养不良；由于酒精在肝脏分解，长期空腹饮酒会造成脂肪肝和肝硬化；慢性酒精中毒还可使心脏发生脂肪性变，降低心肌的弹性和收缩力，促使血管硬化和脑血管发生意外。慢性肝病、慢性支气管炎、支气管哮喘、肺气肿、慢性胃炎等病患者，大量饮酒可加重原发病，甚至使病情恶化，不利于疾病的康复，使人难登寿域。

2. 戒偏嗜

偏嗜，是指过于嗜好某种食物或调味品，超过了机体的承受能力，结果给机体带来损害。

饮食提供人体生长、发育及进行各种生理活动所必需的营养物质，维持着人的正常生命活动。食物的种类多种多样，所含的营养成分各不相同，而构成人体以及维持人体新陈代谢过程所需营养物质的种类十分庞杂，不可能在一种或几种食物中样样俱全。此外，人体所需的各种营养物质之间在量的比例上也有一定的要求，若机体内某一种物质的含量太多或太少，都有可能影响到其他物质的吸收及其作用的发挥。因此，饮食应该提倡科学进食、合理搭配，使各种食物中的营养成分彼此取长补短，相互补充。提倡杂食和轮流交替的饮食方法相全面膳食的思想，对中医康复医疗具有重要的指导意义。

食物主要有酸、苦、甘、辛、咸五味，有寒、热、温、凉四性，不同性味的食物，其功能各异，因此在选择食物时，既要结合体质特点，又要考虑病症的性质，不能过于偏嗜某种食物，否则，偏嗜成性，久则必致疾病发生，或不利于疾病的治疗和康复。如素体阴虚或阴虚病证者，应选用甘润或甘凉的食物以养阴清热，若进食或偏嗜温补之品，不仅难以恢复气血阴阳之间的平衡，而且还会因滋补之物助生内热，更加损耗阴精，加重原有病情；相反，若素体阳虚或阳虚病证者，应选用甘温补益之品，偏嗜寒凉之物，势必使阳虚阴寒更甚，病变加深。同样，嗜好五味，如过食辛辣可动火伤阴，过食甘味壅滞气机，过咸伤骨耗气，过于苦燥伤耗胃津，过食酸敛则令肝气郁滞、脾气受伤等等。所以，中医历来主张“谨和五味”，五味调和，才能使人体全面地摄取营养物质，才能增进健康，有利于疾病的治疗和身体的康复。

3. 戒过劳

过劳包括三方面的内容，一是形体的过劳，二是心神过劳，三是性生活过劳。劳和逸是相对的，有劳必须有逸，有张必须有弛，只有劳逸结合，才能保证身体健康无病，或有利于病体的康复。

（1）戒神劳

神劳，即用脑过度，精神过度疲劳。在日常的学习和工作中过于辛苦，不注意适当的休息，是导致神劳的主要原因；对生活中的某些事物或现象缺乏正确的认识，所欲不遂，思虑不解，或对外界各种刺激的适应能力较低，常因此而感到焦虑不安等，久之也可导致神劳。临床实践证明，长期的精神紧张，用脑过度，对冠心病、高血压、脑血管意外、癌症、溃疡等疾病的康复极为不利，而且这些疾病的加重或恶化，与繁重的脑力劳动、经常性的焦虑过度有着密切的关系。

戒神劳，一是要避免工作和学习过程中的用脑过度，尤其在康复疗养期间，应抛开原有的工作、学习，让大脑得到充分的休息。二是要正确对待所患的疾病，有些病人面对终身性疾病或危害性大的疾病，如外伤性截瘫、癌症等，承受不住病残的打击，心理严重失衡，长时间处于焦虑、痛苦的心境中，结果使疾病加重。对这类病人，医护人员要给予积极的开导，有针对性地进行心理治疗。三是要正确对待生活中可能发生的各种不愉快的事情，凡事从长远着想，清心寡欲，不斤斤计较个人得失。另外，要合理安排各种用脑的娱乐活动，既不能因此而影响到休息，更不能过于计较输赢。

（2）戒体劳

“流水不腐，户枢不蠹”。劳动及适当的体育锻炼，有助于气血流通，增进食欲，增强体质，是人类生存和保持健康的必要条件。但如果劳动或运动的时间过长，负担过重，不注意应有的休息，超过了机体的耐受能力，久而久之，就有可能使无病者积劳成疾，有病者疾病加重。如各种伤残和慢性病患者，虽然需要参加力所能及的劳动及运动，但这类病人对劳动和运动的耐受能力一般较健康人低，很容易因形体过劳而使病情加重或恶化。如冠心病、心肌炎患者本身就有不同程度的心肌缺血缺氧，如果对劳动或运动的量和时间不加限制，过于疲劳，就会因过多增加心脏的负担，诱发心绞痛、心力衰竭，甚至导致突然死亡。再比如糖尿病患者，若在治疗期间体劳过度，极易发生低血糖反应。

为了让患者坚持劳动或运动锻炼而又避免疲劳过度，必须注意以下问题：一是对劳动或运动的量，应严格遵照医嘱进行。一般应从小到大，循序渐进，逐步增加。二是对劳动或运动种类的选择和运动时间、强度的确定等方面，应以科学的态度，在医护人员的指导下进行。运动的种类最好能将科学性和趣味性结合起来，运动的时间以清晨或早饭1～2小时之后为好；运动强度总以感到发热、微微汗出，运动后感到轻松、舒适，食欲及睡眠均好为度。三是对劳动或运动过程中出现的异常感觉，如头痛、头晕、心慌、食欲减退、睡眠不好等，应及时向医护人员汇报，引起充分的注意，定期做健康检查，必要时，根据病情，随时修改锻炼计划。

（3）戒房劳

房劳，即性生活过度。戒房劳，既是防病的重要措施，也是病后康复的客观要求。

性行为是人类的本能，是生活的重要组成部分。从医学的观点看，适当的性生活是人体生理和心理的需要，独身或禁欲并不利于健康长寿。但也不可纵欲无度，必须有所节制。房事不节制，必然耗伤肾精，损及元气，给人体健康带来损害。

对于患者来说，由于精气亏损，需要静心休养，以使气血得充，体虚得复。若恣情纵欲，房事不节，则更耗其精，则有可能致使疾病发展到无法挽救的地步。比如肺结核患者，素体阴虚精亏，当滋养阴精，若性生活仍不节制，反复泄其精，极易导致病情恶化。再如肾脏疾病、高血压病和冠心病病人的病情，也可因性生活过度而加重或恶化，甚至导致脑出血、心肌梗死等生命危象。所以，在康复医疗中，都应节制性生活，病情较重者，则应暂停性生活。

4. 戒情志偏激

正常的情志活动，是机体对外界刺激因素的保护性反应，于身心健康是无害的。乐观的情绪、饱满的精神，对身体健康、祛病延年有重要的意义。但情志偏激，则可成为致病因素，导致疾病发生或加重。常见的精神致病因素主要有两种情况：一种是情绪波动太大，过于激烈，如狂喜、盛怒、骤惊、大恐等，往往会很快致病伤人，如突然遭受精神创伤引起的精神病，大怒伤肝突发中风等。另一种是情绪波动虽然不甚，但持续时间太长，如积忧、久悲或思虑过度，长期处于不良的心境，亦很容易致病成疾，如神经衰弱、溃疡病、高血压病、癌症等疾病的发生和发展，都与慢性精神刺激有一定关系。

在生活及临床实践中，戒恼怒、忧郁，需注意以下几个方面：①培养良好的道德修养，宽以待人，淡泊以待事。在日常的生活和工作中，要主动地去创造欢乐的环境，要心胸宽阔，与人为善，处理好与邻里、同事的关系，不争名利，不计得失，只有这样，才能使情绪稳定，气血调和。②消除因疾病带来的精神压力。有些患者因为对自己所患的疾病丧失了治疗的信心，常因此而郁郁不乐，或因一些小事就烦躁发怒，对这些患者，医护人员在取得患者信任的前提下，以科学的道理及具体实例，帮助其树立战胜疾病的信心、去除不良情绪产生的根源。③对已产生的不良情绪，医护人员必须设法求得患者的合作，采取科学的、适宜的办法进行疏解外导。调摄情志的方法有顺情法、情志相胜法、暗示法、开导法等。

二、中医康复学

中医康复学是在中医学理论指导下，研究中医康复学基本理论、方法及其应用的一门学科。其是针对各种内外科急慢性病症，以及年迈体衰等，导致机体的病损伤残诸症，以中医基础理论为指导，研究如何辨证综合地运用针药按摩、起居作息、饮食娱乐、自然因子、功法导引等多种方法，使受损机体在生理机能、心理道德、社会适应诸方面得以改善或恢复正常的中医分支学科。

（一）中医康复学的学科定位与特点

1. 中医康复学的学科定位

中医康复学是隶属于中医学，具有自己相对独立内容与任务的中医分支学科，并与中医学其他学科存在紧密的联系。中医康复学作为中医学的重要组成部分，中医学的基础理论、基本观念、基本方法等同样在本学科渗透并得以深化运用。因此，本学科与中医基础理论、中医诊断学、中药学、方剂学、针灸学、推拿学、药膳食疗学等存在错综交叉的关系。中医学是一门生命科学，以生命存在的状态为依据分化其学科范畴，中医康复学与下列几大中医分支学科关系密切。

首先，中医康复学与中医预防医学、中医临床医学是相对独立的平级学科关系。但由于生命状态的连续性，病前、病中、病后实无泾渭分明的界限，因此这几门学科是相互渗透、紧密联系的关系，共同形成一个统一体。

其次，中医康复学与中医养生学关系更为紧密而复杂。养生就是“养护生命”，涵盖了生命从孕育到消亡的全部状态，中医养生学实质是涉及预防、保健、治疗、康复、心理、行为、社会等领域的一个多学科群综合体。从研究对象范畴上看，中医康复学可视为中医养生学的一部分。同时，从一门学科的任务或者目标来看，中医养生学是以“健康长寿”为其最高学术目标，中医康复学的学术目标则是障碍后机体的“恢复”和“改善”，由此可见两者又是相对独立的。应该看到：病后如何恢复健康，如何减少生命耗损，从而达到相对长寿的目的。也是中医养生学研究的重要内容。正因如此，中医康复学在其学科的发展过程中，吸取大量中医养生学的成就，丰富其专业内容，形成了独具特色的预防康复、养生康复和疗养保健等中医康复学的理论与方法体系；中医康复学与中医养生学所采用的方法，有许多相同，如针灸、按摩、气功、饮食、娱乐、药物调养等，这些方法具有“养”和“治”兼备的特点，养生学侧重于利用其“养”，中医康复学则针对患者不同的康复阶段而选择其“养”或“治”或“养治结合”。

2. 中医康复新的学术特点

中医康复学在历经数千年的发展过程中，在中医学的基本思想和理论对其学术起着根本性的指导作用下，在从“理论—实践—理论一实践”循环往复的发展前进中，形成了其颇具特色的学术特点。

1）“预防—治疗—养生—康复”一体的特点。中医康复学始终坚持四位一体的实践。所采用的方法往往同时具有预防保健、祛病延年等多重作用，如气功导引、食物调养、药物调摄、泉水饮浴、日光沐浴、情志调适等方法，既能施于未病之先又能用于既病之后，既可用于养生防病又可用于医疗康复。

2）强调整体康复，长于功能康复的特点。康复的目的是最大限度地恢复健康，在中医超前的“生理—心理—社会适应性—道德”四位一体的健康观的根本指导下，中医康复学同样强调四位一体的整体康复，强调“形与神俱”的辩证和谐关系，认为任何疾患导致机体不得康复都是形神失调的结果。康复手段不离形神，除运用康复训练、传统体育、针灸、按摩、食疗、药疗等治形的康复方法外，更突出情志、心理娱乐、音乐等康复疗法的作用，力求使受损机体在生理功能、心理道德、社会适应诸方面得以改善或恢复正常。在对人体生理、病理的认识上，中医学本身具有详于气化功能而略于形质结构的特点。因此作为中医学分支的中医康复学，在功能康复方面，其思想和方法具有特色和优势。在康复治疗上强调功能的恢复，其作用的发挥均在于扶持正气、疏通气血、恢复气化平衡，以使气血通畅、营卫通达、形与神俱，达到康复目的。

3）崇尚取法自然，强调自我修复的特点。中医康复学向来坚持：康复之源存于自然之中，存于社会之中，存于人体自身。其康复方法崇尚取法于自然、取材于社会，强调依靠人体自身主动修复能力，而不只是被动的机械康复。常常利用人体生命活动中原本所需，如空气、阳光、温度、饮食等不可或缺的因素，劳作、运动、休息、睡眠、服饰、文娱等日常生活内容，充分利用人体与环境在进行“物质—能量—信息”交换过程中一切积极因素进行康复。强调认知心态调整、不良心理纠正，以及以意领气、以气导形的功法修炼等，使身心合一、主观能动、心情愉快地康复。

4）强调内外并重、综合调治的特点。中医康复学充分认识到生命活动的复杂性，强调康复应从多维度进行，综合天时、地利和个体具体情况，以辨证为依据，内外并进，杂合针灸按摩、功法导引、药治食疗、自然因子等多种方法，以实用为要以实效为目的，综合应用，灵活施治。

（二）中医康复学的基础理论

1. 阴阳五行论

阴阳，属中国古代的哲学范畴，是对天地间相互关联的万事万物，每种状态中存在的两种对立组成形式的概括。阴阳学说认为，万物均为阴阳二气相互作用的结果，阴阳的内在联系、相互作用和不断运动，是自然界的普遍规律，是万物生长壮老消亡的根本原因。阴阳的对立制约、依存互根、消长平衡及相互转化是阴阳学说运用于中医康复学的立论基础。

《黄帝内经》运用阴阳学说的理论来阐明人体的生理、病理、诊断和治疗的规律，创立了许多重要的康复学理论原则和学术观点。如人体的生理现象，就是人体阴阳两方面彼此消长运动的过程，即由平衡到不平衡，再由不平衡求得新的平衡，正如《素问·生气通天论》说：“阴平阳秘，精神乃治。阴阳离决，精气乃绝。”说明阴阳平衡，是保持健康的必要条件，是身心健康的正常状态。但这种阴阳平衡的状态不是静止不变的，它们之间互相消长，在一定条件下互相转换，处于相对的动态平衡。这种动态平衡被破坏后，就表现为病理变化，如《素问·阴阳应象大论》说：“阴胜则阳病，阳胜则阴病。阳胜则热，阴胜则寒。”正因为一切疾病发生的根本原因是阴阳失调，故《黄帝内经》提出“治病必求于本”，而这个“本”就是指阴阳。因此，在康复治疗方面，就必须维持和促进阴阳之间的这种动态平衡，必须“法于阴阳”。《素问·至真要大论》说：“谨察阴阳所在而调之，以平为期。”调和阴阳是中医康复学的重要法则，通过中医康复疗法的临床运用，以期达到阴阳平衡的目的。

阴阳学说在中医康复学的应用主要有以下几个方面。首先，调和阴阳，以平为期，恢复阴阳平衡。这是中医康复学基础理论的核心，中医康复学众多疗法中均贯穿了这一思想。如针灸康复疗法，“用针之要，在于知调阴与阳”（《灵枢·根结》），即临床上上病取下、下病取上，从阴引阳、从阳引阴，左病刺右、右病刺左。食疗康复中也提出“饮以养阳，食以养阴”，治养结合。而其他各种中医康复疗法皆以阴阳立论，通过整体治疗，使阴阳平衡，恢复常态。其次，重视阳气。“阳气者，精则养神，柔则养筋”（《素问·生气通天论》）。阳气代表了人体功能，在疾病康复中起主导作用，贯穿于临床康复的全过程，阳气密固才能实现功能康复。第三，强调阴阳转化。中医康复学在临床中运用不同的康复方法来创造条件，促进阴阳转化。但由于康复患者的病症特点，其阴阳转化的过程较长，康复过程也较长。

五行学说认为宇宙间一切事物，都是由木火土金水五种基本物质组成。五行学说还认识到，人体的生命活动既不是内在脏腑的孤立活动，也不是与外在环境毫不相关的，而是人体中的各种脏器，具有相生相克的联系和控制关系，并与周围有关事物，特别是自然界四时节气的变化，也同样存在着资生、制约的联系和控制关系，这就为创立“天人相应”的人体内外环境统一的整体观提供了理论基础。

正因为如此，五行学说为中医康复学奠定了理论基础。人体五脏在生理上必须是既有相互间的滋生，又有相互间的制约，方能“生化”，从而维持正常的生命活动。如果是有生而无制，就要亢而为害，发生病变。由于五脏之间的制约规律，因而在病变正如《素问·五运行大论》所指出的“气有余，则制己所胜，而侮所不胜；其不及，则己所不胜侮而乘之，己所胜轻而侮之”的疾病传变规律。掌握了这个规律，就为治疗或防止疾病的传变《难经·七十七难》指出了治疗的方向，如“见肝之病，知肝传脾，当先实脾”，就是根据这个规律而制订出的防治传变的治疗措施，是预防康复观的体现。《素问·五藏生成》以五行理论说明了疾病的传变：“是故多食咸，则脉凝泣而变色；多食苦，则皮槁而毛拔；多食辛，则筋急而爪枯；多食酸……”又如《素问·玉机真藏论》以五行理论说明疾病的预后：“五藏受气于其所生，传之于其所胜。气舍于其所生，死于其所不胜。病之且死，必先传行至其所不胜，病乃死。此言气之逆行也，故死。”这就告诉人们，掌握疾病传变规律的目的在于取得防治疾病的主动权。根据病情予以适当的治疗，在康复预防方面可以做到既病防变，病后防残。

运用五行理论进行中医康复治疗，在康复临床应用较广，如针灸、药物、情志，音乐、疗法等。针灸、药物宜扶土抑木、培土胜金、滋水涵木、壮水制火、益火补土等。情志疗法中则利用情志之间的相互制约关系进行治疗。音乐疗法中，五音（角徵宫商羽）配五行，即肝木在音为角，心火在音为徵，脾土在音为宫，肺金在音为商，肾水在音为羽。五音与人气相接，感动于心，动荡血脉，流通精神，调节情志，达到康复治疗的目的。

2. 脏腑经络论

脏腑学说是研究人体各脏器组织及其在水谷运化，气血运行，水液代谢、精神神智活动等方面的生理活动和病理变化的规律，以及这些活动规律与外在环境之间相互关系的学说。经络学说是研究人体经络系统的生理功能、病理变化及其与脏腑关系的学说，它与脏腑学说一样，皆为中医学基础理论的重要内容，是中医康复学的基础理论，许多重要的中医康复学观点、原则皆是在脏腑经络学说基础上发展起来的。

脏腑学说认为，五脏是人体的核心。其通过对人体生理、病理现象的观察，来研究人体各脏腑的生理功能、病理变化及其相互关系的学说。其认为，五脏六腑之间相互联系，相互为用，共同协调维持体内的气机升降出入，使人体健康无病。一旦某种病因使脏腑这种协调关系遭到破坏，就会导致气机升降失常，阴阳失去平衡，发生疾病。因此，中医康复学重在维持脏腑的这种协调关系。若脏腑功能偶尔或稍有不调，就应设法进行微调，使之归复协调，从而阻止向疾病阶段发展。五脏又是脏腑的中心，故康复治疗协调脏腑，重在促进五脏之间的功能协调。五脏之中又以脾肾为本，中医学认为，肾为先天之本，主藏精，为阴阳水火的根本，人体的生长发育与肾的关系最为密切。人的衰老取决于肾气的强弱，由肾衰而后导致其他脏器的相继衰退。故欲使幼儿生长发育正常，壮年后延缓衰老的到来，培补肾阳，顾护肾精，实为重要的环节。脾居中焦，运化水谷精微，化生的物质无不来源于脾，故脾为气血生化之源，称为后天之本。只有脾的运化功能正常，才能保证人体各脏腑器官所需的营养物质。脾肾先后天之间又存在相互资助的关系，肾为先天之本，所藏的肾精禀受于父母，是五脏六腑化生的源泉，而先天之精必须依赖后天水谷的滋养，才能充分发挥其功能。正因为脾肾二脏在人类生命活动中的作用特别重要，故五脏之中脾肾犹重。

五脏功能正常，特别是脾胃功能健全是健康的重要保证，故而康复治疗应重在协调五脏，以脾肾为本。由于中医康复的对象多处在疾病的恢复期、缓解期；或是慢性疾病、老年疾病久病难愈者；或是意外损伤及手术，放疗、化疗后出现的损伤、脏腑亏损，其病理变化主要方面是气血两虚，津液不足，故调补虚损是中医康复的重要原则。此外，调补脾肾亦是重要的一环。一般慢性病久延不愈，从疾病性质来说多属不足，从病位来说大多久损及肾，这就决定了调补脾肾为慢性病治疗大法。在慢性病康复中，除了重点调补脾肾外，还应协调五脏，补虚泻实；协调六腑，以通为用。

经络是人体重要组织，它内属脏腑，外络于肢节，遍布全身，沟通表里。经络也是气血运行的通道，只有经络通畅，才能使脏腑相合，阴阳交贯，生命活动顺利进行。所以，中医康复学的基本要求就是保证经气流通，气血调和。许多康复疗法适应证的产生、发展都与经脉有关。生理功能上，经脉沟通表里内外，联系脏腑组织，运行气血，协调阴阳；病理上则相互影响，如外邪内传脏腑，内在脏腑间的病变相互传变，内在病变反映于体表等。邪气羁留不去，"久病入络"，经络受阻，经络不通，则气血不合，运行迟滞，从而产生诸多病症，如各种痹证，痿厥瘫痪、关节不利等，均与经气失调、血脉不通有一定关联。特别是痛症，经络不通表现更为突出，故有"不通则痛"之说；而通畅经络，使气血运行流畅，则痛症得到缓解或消失，故有“通则不痛”的论点。

脏腑经络论运用于中医康复临床，重在指导康复辨证诊断与治疗。抓住脏腑经络病机，或补虚泻实，或利用母子生克关系，或结合经络循行与脏腑的联系，或循经辨证等，采用针灸康复法、中药康复法、气功康复法、饮食康复法等，对于身体康复、精神康复、职业康复、老年康复都有重要意义。

3. 精、气、神论

中医学认为，精、气、神是人体三宝。对一个健康人来说，三者缺一不可，中医康复学的精髓就在于调理这三种人体生命活动的基本物质。

形体是生命存在的基础，精是构成形体和形体赖以生长发育的物质。《素问・金匮真言论》说：“夫精者，身之本也。”《灵枢・决气》说：“两神相抟，合而成形，常先身生，是谓精。”《灵枢・经脉》还指出：“人始生，先成精，精成而脑髓生。”说明精是人体的原始物质，与生俱来，故称之为先天之精，具有生殖繁衍作用，因而谓之生身之本。精不仅是构成形体、产生生命的原始物质，同时也是维持生命活动，促进人体生长发育的基本物质。人出生后不断从外界摄取水谷，在脾胃的作用下化生为水谷之精，输布全身，营养脏腑官窍、筋骨肌肉，充养脑髓，促进生长发育，维持生命活动，此称为后天之精。而先后天之精均藏于肾，源源不断供给脏腑组织器官，但肾精随着年龄渐盛而衰。精与人的生长壮老已关系极为密切，是构成形体产生生命并使生命活动不息的本源物质。

气，原属于哲学范畴，古代哲学家认为宇宙间一切事物都是气的运动变化产生的。《周易・系辞》说：“天地氤氲，万物化醇，男女媾精，万物化生。”《素问・宝命全形论》指出：“天地合气，命之曰人。”中医学认为人的生命活动。是由气的运动变化产生的，气的运动形式不外乎升降出入。《素问・六微旨大论》说：“出入废，则神机化灭；升降息，则气立孤危。故非出入，则无以生长壮老已；非升降，则无以生长化收藏。是以升降出入，无器不有。”从生命一开始，气无时无刻不在升降出入运动，人体的呼吸、消化、吸收等都通过气的升降出入运动而产生。气升降不止，出入不息，相互配合，才能吸清呼浊，升清降浊，不断进行新陈代谢，维持人体的生命活动。由此可见，气是生命的本源。

中医学中的神既是指精神意识思维活动，又概括了复杂的生命活动。神依附于形体而存在，随形体发育从无到有，从弱到强，形神合一即谓之人。《灵枢・天年》说：“血气已和，荣卫已通，五藏已成，神气舍心，魂魄毕具，乃成为人。”神是生命活动的外在表现，唯有神在，才能有人体的一切生命活动现象，故李东垣的《脾胃论・省言箴》说：“积气以成精，积精以全神。”只有精充、气足、神全，才能健康长寿。正如《素问・移精变气论》所说：“得神者昌，失神者亡。”精、气、神三者之间也存在相互关系，精能生神，无精则神无以生；气能生神，无气则神无以生；精气同源，互相转化，精、气、神三位一体，三者相互资生，是维持人体正常生理功能的保证。中医康复学以养精、益气、调神为原则。在形体功能康复方面，精、气、神发挥各自的特点。应用传统体育康复法、气功康复法等，可外练筋骨皮，内养精气神。自然康复法如空气疗法、森林浴、海水浴等，可吸大自然之精气，充实于形体。饮食康复法则于食养、食疗中滋养精气。传统体育康复法中八段锦、太极拳、五禽戏等，使人体气血流畅，养精益气静神，“三宝”不散乱，有益于精气神的保养。在情志康复方面，情志为病，首先伤神，调摄情志是保养精气神的重要途径。中医心理康复法、气功康复法、娱乐康复法等可使平素性情急躁，易于紧张焦虑的患者涵养精神，安神逸态，患者自我调节，松弛精神，以避免焦虑和紧张情绪的产生，力求形体健康，促进精力充沛，精气神健旺，促进形体功能康复，使形体功能和精神情志协调平衡，达到形与神俱，实现整体康复的目的。可见，精、气、神理论在中医康复基础理论中占有重要地位。

4. 情志论

情志是指“七情五志”。喜、怒、忧、思、悲、恐、惊为七情，喜、怒、忧、思、恐为五志，均属于精神活动范畴。

在中医康复学发展史上，历代医家都非常重视精神因素的影响。强烈的精神刺激，不仅是造成精神疾病的重要因素，也会影响脏腑气血运行，引起许多疾病。心、肝、脾、肺、肾五脏，功能各不同，但其共同功能是藏精而化神。《灵枢·本藏》说：“五藏者，所以藏精神血气魂魄者也。”而五脏所藏精气不一，与五神的关系也各异。《灵枢·本神》说：“肝藏血，血舍魂……脾藏营，营舍意……心藏脉，脉舍神……肺藏气，气舍魄……肾藏精，精舍志。”五脏功能正常，精气充足，人即精力充沛。

七情五志生于五脏，如《素问·阴阳应象大论》说：“人有五藏化五气，以生喜怒悲忧恐。”五脏虽分主魂意神魄志的“五神志”与怒喜思悲恐的“五情志”，但心为五脏六腑之大主，五脏所主的“五神志”和“五（七）情志”均受心神调节与控制。《素问·灵兰秘典论》说：“心者，君主之官，神明出焉……故主明则下安……主不明则十二官危，使道闭塞而不通，形乃大伤，以此养生则殃……”所以，古代养生调节情志，首先注重保养心神。

情志由五脏所分主，情志太过则分别损害相应的五脏，如“怒伤肝”“喜伤心”“思伤脾”“忧伤肺”“恐伤肾”。怒为肝志，暴怒则伤肝，导致肝气上逆，气血上冲，出现头胀眩晕，甚至昏仆，如《素问·生气通天论》说：“大怒则形气绝，而血菀于上，使人薄厥。”《灵枢·本神》还叙述了各脏因情志不节的影响所发生的病症，“心怵惕思虑则伤神，神伤则恐惧自失，破䐃脱肉，毛悴色夭，死于冬。脾愁忧而不解则伤意，意伤则悗乱，四肢不举，毛悴色夭，死于春……”因此，预防情志所伤，当以调节七情为主。

同时，情志变化可使人体气机失调，影响脏腑功能。《素问·举痛论》说：“怒则气上，喜则气缓，悲则气消，恐则气下……惊则气乱……思则气结。”情志异常也使人体阴阳平衡失调，损形伤神，导致形体精神俱病。

疾病也可以改变人的精神状态，疾病的痛苦可以使某些患者产生忧郁、恐惧、烦躁、易怒等不良情绪，这些无疑是不利于疾病的康复的。因此，保持患者良好的精神状态，增强患者战胜疾病的信心，能起到一般药物治疗所起不到的作用，这既有利于药物发挥功效，也有利于脏腑功能恢复，可促使疾病好转，加速痊愈，缩短病程。

中医康复在临床治疗中以中医心理康复法为主，既有情志相胜法又有情志导引法治疗情志病变，如“喜胜悲”“悲胜怒”“怒胜思”“思胜恐”“恐胜喜”。也采用心理治疗和语言劝导、劝说开导，“告之以其败”“语之以其善”“导之以其所便”“开之以其所苦”（《灵枢·师传》）同时，重视患者的精神调摄、怡心养神、调畅情志，提倡清心少欲，远名利、少私欲、节财欲、节色欲、保真精，有利于疾病康复。

中医康复除运用情志康复法以外，还采用娱乐康复法来调畅情志。音乐疗法可开郁、安神、制怒，减轻疼痛，使人振奋；歌咏疗法可怡情养性、改善情绪，除忧郁、去悲伤，增强患者抗病信心和勇气；舞蹈疗法既可娱情畅志，又可疏筋活血；琴棋书画疗法则使人心境愉悦、遣情益智、陶冶性情、寄托情怀、抒发郁气、宽心畅志。临床上，娱乐康复法是情志康复的重要手段。

（三）中医康复学的基础观点

一）整体康复观

整体康复观是建立在中医学整体观基础之上，是中医康复学理论体系的重要内容，其基本观点包括人与自然一体观、人自身的形神一体观、人与社会一体观三方面的内容。整体观认为，人体是一个完整统一的有机整体，人体与自然环境及社会因素有着密切的关系。因而中医康复学的主要作用是指导或帮助康复对象顺应自然、适应社会、整体调治，使构成人体的各个组成部分之间协调统一，形体与精神协调统一。这种通过顺应自然、适应社会、调治整体，达到人体形神统一的思想，称之为整体康复观。

1. 人与自然一体观

人类生活在大自然中，人类漫长的自身发展过程与自然界的变化紧密联系，并相互影响。人类在适应自然和改造自然的过程中，形成了适应自然的能力，并随自然界的变化，维持和调整着机体正常的生命活动，这就是人与自然一体的观点，又称为天人相应。

（1）人与自然关系密切

中医整体观强调人的生理活动，病理变化均受自然界的影响。人类作为自然界的产物及其组成部分，其生理活动、病理变化均受自然环境的影响。如《灵枢·岁露论》指出：“人与天地相参也，与日月相应也。”《素问·六节藏象论》也指出：“天食人以五气，地食人以五味。”自然界中对康复患者生理、心理、病理诸方面可以产生影响的因素甚多，如日月星辰、五运六气、山川风土、金石草木、昆虫禽鱼、寒暑燥湿，以及它们按自然法则的运动变化等，其中最主要的是季节气候的变化和地理条件的差异。

（2）重视因时因地而异的康复原则

1）顺应时序变化。四季之变：人体功能与自然界气候变化相适应，随四时阴阳之气的升降和寒热温凉的变化，脏腑功能、气血运行、精神活动等都随之做出适应性的调节。因而在康复医疗过程中，因时制宜是一个重要原则，要顺应自然界的春生、夏长、秋收、冬藏的规律，依据四时气候的变化，调理脏腑、调畅气血、调摄精神，保持和恢复人体脏腑功能，使阴平阳秘，气血流畅，从而达到康复的目的。《素问·四气调神大论》专门论述了“春夏养阳，秋冬养阴”的顺时养生康复规律，指出对慢性阳虚患者当借助春夏自然界阳气升发之际以培扶阳气；对慢性阴虚患者，应借秋冬阴气敛藏之际而滋养阴精。

由于康复患者均为老弱病残，正气亏虚、精血耗损、脏腑虚弱，阳不能固护于外，阴不能营守于内，人体生理调节功能失常，对自然界变化的适应调节功能比正常人差。若自然环境或气候变化过于急剧，更容易加重病情或并发其他疾病。例如，春季精神病的复发率较高，在临床康复医疗中就应特别注意春季的精神调摄；又如某些慢性疾患，往往在气候剧变或季节交替的时候发作或加剧，痹证、喘证患者的临床症状就常随气候剧变而加重。

一日之变；天地有五运六气的节律性周期变化，不但有年节律、月节律，而且还有日节律。人体的气血阴阳不仅随着季节气候的变化而变化，而且也随着昼夜的变化而发生节律性的变化。《灵枢·顺气一日分为四时》指出：“以一日分为四时，朝则为春，日中为夏，日入为秋，夜半为冬。”这种一日之内的天气变化不仅对人体的生理功能，病理变化有一定的影响，而且对人体的康复也有一定影响。正如《灵枢·顺气一日分为四时》所说：“夫百病者，多以旦慧昼安，夕加夜甚。”因此，在康复医疗过程中同样要顺应一日四时的变化。如近年来对高血压病的研究发现，约80％高血压病患者的动态血压曲线呈勺型，即血压昼高夜低，夜间血压比昼间血压低10％～20％。在康复治疗时应根据这一特点，不仅要重视高血压病患者昼间血压控制的情况，还应注意是否存在夜间血压过低的情况，以保障心脑血管等重要脏器的血流灌注。

2）顺应地理环境差异。地理环境也在一定程度上对人体生命活动产生影响。地域不同，因而有地势高下的差异、气候的区别，这些因素直接或间接地影响疾病的康复。如南方湿热，腠理疏松，湿邪易流注筋骨，而多病挛痹；北方燥寒，腠理致密，寒邪易伤阳气，而多病脏寒等。因此，对疾病的康复医疗也应因地制宜，采取不同的康复措施。正如《素问·异法方宜论》所说：“医之治病也，一病而治各不同，皆愈，何也？岐伯对曰；地势使然也。”即使是同一种病症，由于患者所处地域的差异、气候的不同，也需采取不同的康复医疗方法始能奏效。例如，同是痹证后期肢体功能轻度障碍，西北方地势高，冬季气候寒冷而干燥，可采用舞蹈疗法以促使其肢体功能的康复；而东南方地势低，夏季气候温暖而湿润，则可采取游泳的康复方法来进行康复。

2. 人自身的形神一体观

中医理论认为，人体是由脏、腑、经、络、皮、肉、津、血、脉、筋、骨、髓及精、气、神等构成的一个有机的整体。人体的“形”与“神”在生理状态下是相互资生，相互依存的统一整体，以维持正常而协调的生理活动。人体各部分之间在病理上往往也相互影响，人体某一部分的病理变化与身体各部，甚至全身脏腑功能、气血阴阳的盛衰密切相关。形体与精神康复相统一，是中医康复整体观的又一体现，又称为形神一体观。

（1）形与神关系密切

所谓形，是人体一切有形之质的概括，即皮肤、肌肉、血脉、筋骨、脏腑等组织器官，是生命活动的物质基础。所谓神，是人体一切精神活动的概括，即情志、意识、思维等精神活动，又指生命活动的全部外在表现，是人体功能的反映。战国时期荀况的《荀子·天论》说：“形具而神生。”南朝范缜的《神灭论》说：“形者，神之质；神者，形之用。”形是神的物质保证，神又是形的功能表现。形与神之间相互资生，相互制约，相互影响。明代张景岳的《类经·一卷摄生类》：“盖精能生气，气能生神……精盈则气盛，气盛则神全，神全则身健，身健则病少。神气坚强，老而益壮，皆本乎精也。”人的形体与精神之间这种相互依存、协调统一的关系是生命存在的重要保证。正如《素问·上古天真论》指出：“形体不敝，精神不散，亦可以百数。”南朝范缜的《神灭论》指出：“形存则神存，形谢则神灭也。”而当这种关系被破坏时，就可能导致疾病，甚至危及性命。正如明代周之干的《慎斋遗书·阴阳脏腑》说：“故病于形者，不能无害于神；病于神者，不能无害于形。”《素问·移精变气论》所言：“得神者昌，失神者亡。”积极，乐观的精神状态可使人体脏腑功能协调，阴平阳秘，气血通畅，有助于健康，既病之后也有助于康复。厌世、悲观、焦虑、暴躁等不良的情志活动，一方面可削弱人体的抗病能力，直接或间接引发疾病；另一方面，亦不利于疾病的康复。在康复临床中，必须时时注意调整形与神之间的关系，使之恢复统一协调的状态，而促进患者的全面康复。

（2）重视形神共养的康复原则

中医康复学注重形神功能，强调两者的统一，从形体和精神两方面进行调理，即“形神共养”。人体疾病，或重在伤形，或重在伤神；或由形伤及神，或由神伤及形。其康复的原则就是恢复形与神的协调统一关系，只有形的康复与神的康复相统一，才能使形与神协调平衡，促进全面康复，益寿延年。正如《素问·上古天真论》所说：“故能形与神俱，而尽终其天年。”中医康复学在这方面有其独到之处，既有一套以“养形”作用为主的康复疗法，又有一套以“调神”作用为主的精神康复疗法，结合应用可达到形神共养，形与神俱的目的。如中风偏瘫后遗症患者，在具体康复方法的运用时，除运用中药、针灸、推拿、传统体育、饮食康复法等以治形作用为主的康复疗法外，还应结合中医心理康复法、音乐疗法等以养神作用为主的康复疗法，充分体现形神共养的特色，以收到更好的康复疗效。

3. 人与社会一体观

人除了有自然属性外，社会性更是其根本属性，人与社会是密不可分的整体，复杂的、不断变迁的外部社会因素会直接或间接地影响人的性格、思想、嗜好和一些疾病的发生及其康复过程。因此，人与社会一体观认为，人与社会是一个统一的整体。康复时必须注意社会环境的各种因素对患者的影响，根据患者的情况，有针对性地运用社会环境因素的影响来调和情志，促进脏腑功能的恢复，调畅气血，进而使机体渐趋康复。

（1）人与社会的关系密切

构成社会环境的各种因素，包括地位、经济、思想、文化、职业、语言、行为和家人、朋友、同事的关系等，这些都可以给人们心理上和精神上以不同的刺激，影响着人体的生理功能和病理变化。良好和谐的社会环境，有利于促进身心健康与疾病的康复。不良的社会环境则可成为致病因素，且不利于疾病的康复。

在社会环境中，个人地位的高低、经济状况贫富的差别、个人欲望的程度，以及人际关系都直接影响着人体精神状况，并产生喜怒哀乐等情志变化，进而影响脏腑气血的变化。如《素问·疏五过论》指出："故贵脱势，虽不中邪，精神内伤，身必败亡。始富后贫，虽不伤邪，皮焦筋屈，痿躄为挛。"

在康复工作中应注意观察患者社会地位、家境贫富、人际关系变化等因素对人体的影响，采取不同的康复治疗措施，方能取得更佳的疗效。正如《素问·疏五过论》指出："圣人之治病也……从容人事，以明经道，贵贱贫富，各异品理。"《素问·著至教论》指出："而道上知天文，下知地理，中知人事。"明代李中梓更是明确地提出针对患者的不同社会环境常采取的相应治法，《医宗必读·富贵贫贱治病有别论》曰："大抵富贵之人多劳心，贫贱之人多劳力；富贵者膏粱自奉，贫贱者藜藿苟充；富贵者曲房广厦，贫贱者陋巷茅茨。劳心则中虚而筋柔骨脆，劳力则中实而骨劲筋强。膏粱自奉者脏腑恒娇，藜藿苟充者脏腑恒固。曲房广厦者，玄府疏而六淫易客；茅茨陋巷者，腠理密而外邪难干。故富贵之疾，宜于补正，贫贱之疾，利于攻邪。"

（2）重视社会康复的康复原则

社会康复措施在中医康复学中亦占有十分重要的地位。社会康复是指利用有益的社会环境因素，在促进患者身心疾病康复的同时，提高其适应社会生活的能力。不良的社会因素可导致精神和形体疾病，如清代王燕昌的《王氏医存·卷十》载："伶俐子弟，授读严师；敏慧童妇，归奉恶姑；诟责曰甚，则变为痴呆。"阐述因错误教育方法的社会因素可导致小儿的心智残障，如过于严责授读，致使小儿情志不畅，心理压抑，反而"心智"受损，智窦不开，导致"是非之情为害"。因此，构建和谐的社会环境，如社会制度、经济条件、职业环境、家庭关系、邻里关系等，有益于人类的健康长寿，正如东汉王充的《论衡·气寿》篇所载："气和为治平，故太平之世多长寿人。"

利用积极有利的社会因素促进残疾者康复涉及教育、职业、经济、福利、生活条件改善等方面内容，其中以职业和教育的康复更为重要。通过综合的职业康复训练，帮助患者恢复和提高受损的功能，使之获得就业的能力。社会康复是中医康复学横向跨科发展的方向，两者合作，有利于中医康复事业的发展，实现康复的最终目的——让伤残病疾患者功能和能力得以协同恢复，最后重返社会生活。

综上所述，整体康复观通过人与自然环境相统一、人自身的形与神相统一、人与社会环境相统一，来认识中医康复对象的病理变化，确定相应的中医康复原则，指导中医康复的临床实践。

二）辨证康复观

辨证康复观是建立在中医学辨证论治基础上，是中医康复学理论体系中又一重要内容。它既是中医康复学认识和治疗疾病的基本原则和基本方法，也是中医康复学的重要特点。基本观点包括康复辨证的基本原则和康复辨证的运用。中医辨证康复观认为，康复辨证应遵循全面分析病情、掌握病症病机的特点、辨病与辨证相结合的原则，才能得出正确的辨证结果，从而确立相应的康复目标、康复治疗原则和康复治疗疗法。这种通过辨证，做出正确的辨证结论，从而促进康复对象全面康复的认识论和方法学，称之为辨证康复观。

辨证是中医学认识疾病的重要手段，是论治的前提和依据，而论治是辨证的目的，是治疗疾病的重要方法。所谓“证”，又称证候，是机体在致病因素作用下，机体与周围环境之间以及机体内部各系统之间相互关系紊乱的综合表现，是一组特定的、具有内在联系的、全面揭示疾病本质的症状和体征。辨证是指在通过望、闻、问、切四诊全面收集辨证素材的基础上，对所得资料进行分析与综合，以判别疾病、探求病因、确定病位、预测疾病发展趋势的一种诊断方法，是为临床治疗提供依据的。辨证的方法主要包括八纲辨证、病因辨证、气血津液辨证、脏腑辨证、经络辨证、六经辨证、卫气营血辨证、三焦辨证等。辨证康复观是根据中医辨证论治的基本特点，在充分考虑地域和个体差异基础上确立的康复治疗总原则。它要求康复必须与临床辨证结合起来，辨证是确定康复总体方案，选择具体康复疗法的根本前提和依据。只有辨证结果准确，才能确定正确的康复目标、康复治疗原则和康复疗法，而提高康复疗效。

1. 康复辨证的原则

（1）全面分析病情

首先，要收集符合实际的“四诊”材料，参考相关理化检查结果，取得对疾病客观情况的完整认识，这是全面分析病情、确保辨证正确的前提。然后，将中医的整体观运用到中医康复的临床辨证，不仅要看到病症，还必须重视患者的整体和不同患者的特点，以及自然环境、社会因素对人体的影响。只有从整体观念出发，全面考虑问题、分析问题，才能取得比较符合实际的辨证结论。

（2）掌握病症的病机特点

中医康复辨证要抓住病机特点。康复病症有其各自的临床特点和病机变化规律，掌握不同病症的特点和病机，有利于辨证准确。中医康复病症主要包括病残、伤残诸症和老年、慢性病及亚健康状态，慢性疲劳综合征等其他病症。病残诸症主要包括偏瘫、截瘫、脑瘫，其共同的临床表现是肢体运动功能的障碍，根据肝主筋、脾主肌肉、肾主骨生髓的中医理论，此类疾病以肝脾肾功能失调、痰浊瘀血阻滞、肌肉筋骨失养等为共同的病机特点。伤残诸证主要包括脑外伤后遗症、烧烫伤后遗症、骨折、软组织损伤，其病因均有因外伤所致的特点，病机的特点是与外伤所致瘀血的关系尤为密切。老年、慢性病主要包括慢性阻塞性肺病、高血压病、冠心病、糖尿病、高脂血症等病症，这类疾病常有起病缓、病程长、恢复慢的发病特点，其病因与衰老机体的阴阳失衡、气血衰少关系密切，其病机特点是以脾肾亏虚为主，波及多脏受累，阴阳两虚，多痰多瘀。亚健康状态、慢性疲劳综合征等病症，其发生与生活方式不良、精神压力较大等关系密切，虽然在不同的个体其临床表现复杂多样，但都以自主神经功能紊乱，内分泌功能紊乱和器官功能性改变为主。根据中医肾为先天之本，藏元阴与元阳；脾为后天之本，乃气血生化之源；肝为疲极之本，主疏泄而调达情志的基本理论，此类疾病的病机常以脾肾亏虚、肝失疏泄为特点，运用中医康复疗法进行调治具有明显的优势和特色。睡眠障碍、抑郁症、焦虑症等身心疾病，其病因常与所愿不遂、情志不舒关系密切。根据中医心为君主之官，主神明和肝主疏泄，调达情志的理论，此类疾病的病机特点主要表现为肝失疏泄、气机郁滞，或心神被扰或心失所养。

（3）辨证与辨病相结合

“病”即疾病，是指有特定的发病原因，发病形式、病理、发展规律和转归的一种完整过程，如冠心病、糖尿病、类风湿关节炎等。“证”，即证候，是指在疾病发展过程中某一阶段的病机概括，它包括病因、病位、病性以及邪正盛衰变化等病理要素的状态。病和证的关系，表现在同一疾病可以有不同的证，而不同的疾病又可以有相同的证，前者称为“同病异证”，后者称为“异病同证”。辨病而施治，是认识和解决每一疾病的基本矛盾；辨证而施治，是认识和解决疾病过程中的主要矛盾。例如，类风湿关节炎是一种以关节滑膜为主要靶组织的慢性系统性自身免疫性结缔组织病，主要侵犯手足小关节，其他器官或组织如肺、心、神经系统等亦可受累。由于关节炎症反复发作，导致关节结构的破坏，畸形和功能障碍，根据其临床表现属于中医“痹证”范畴。中医康复辨证时，一方面要重视类风湿关节炎基本的病因病机规律，即禀赋不足、正气亏虚、感受风寒湿热之邪，痹阻于骨节、经络之间，气血运行不畅，邪气羁留日久，则正虚邪恋，痰瘀互结，关节畸形。另一方面，应在详细收集四诊资料的基础上，结合患者年龄、性别、职业、病程、治疗经过、四时气候和地方水土等具体情况，辨清类风湿关节炎患者的主要病因、病性、病位、邪正之间的关系等。经过周密的综合分析，归纳概括为某种性质的证候，或辨证为类风湿关节炎风寒湿阻证，或类风湿关节炎风湿热郁证，或类风湿关节炎肝肾亏虚证等。又如，骨折、软组织损伤、颈椎病等虽然是不同的康复病症，但均可以出现“气血瘀滞”的相同证候。

一般来说，疾病在进行中医康复时，其西医辨病大多已经明确，故临床康复时应在辨病明确的基础上进行辨证，以制订更切合患者个体实际的个体化治疗方案，选择正确的康复治疗疗法。即在充分了解某种疾病其特定的发生原因、发病机制、治疗经过和发展转归的基础上进行辨证、制订康复计划、确定治疗方案、拟订康复目标，这将会更好地取得患者和家属的合作，避免人力、物力上的浪费，并能最大限度地减少失误，取得更为满意的康复治疗效果。

2. 康复辨证的运用

在上述康复辨证原则的指导下，康复医师对每一位康复患者所做出的正确的康复辨证结果是确定康复治疗目标、确立康复治疗原则、拟订康复治疗疗法的重要依据，是康复治疗中最核心、最关键的内容，也是实现康复疗效的根本保障。

(1) 确定康复治疗目标

康复的根本目标是使病残、伤残、老年和慢性病等患者，经过综合的康复治疗，最大限度地恢复功能，回归社会。然而，就每一位康复患者而言，即使是相同的疾病，由于病情程度、治疗经过、禀赋强弱、年龄性别、居处环境、饮食结构、地理环境、社会环境等诸方面的不同，其康复治疗的目标也有所差异。因此，必须在辨证观的指导下，根据每一位康复患者个体的辨证结果，在不同的康复治疗阶段确定一个合理的康复治疗目标，使患者了解每一个康复治疗阶段可能有什么样的结果，这样患者才能够摆正心态，积极配合好各方面的康复治疗。

(2) 确立康复治疗原则

中医康复学既重视辨病，也重视辨证，主张辨病与辨证相结合。辨病可以从总体上把握疾病的发展规律和转归、预后，以确定总体上的康复治疗方案和最终目标。辨证则是在辨病明确的基础上，对疾病现阶段病变本质的把握，并以此确定现阶段的康复治疗原则和疗法。

就康复治疗的实质而言，中医康复不仅注重病的异同，而且重视证的异同。中医“同病异治”“异病同治”的治则，对康复而言，更能体现出疗效上的优势。同为中风偏瘫后遗症的患者，由于患者素体体质、正邪盛衰、治疗情况、疾病所处阶段等的不同，临床上表现为不同的证候，其中以气虚血瘀、脾虚痰湿、肝肾亏虚等证候为多见。在康复治疗时，应分别以益气活血通络、健脾益气化痰、补益肝肾为治则，以促进患者康复。而不同的疾病，如果在疾病发展的某一阶段具有相同的证候，即辨证分型相同时，则可以用相同的康复原则指导康复的进行，如中风偏瘫后遗症与退行性骨关节病，虽然是两种不同的疾病，但在康复阶段都可以出现肝肾亏虚的证候，均可以采取补益肝肾为康复治疗原则进行康复，但是要注意不同的疾病其发生、发展、转归、预后仍具有各自的特殊规律。

(3) 拟订康复治疗疗法

康复辨证的结果是确立康复治疗原则，进而指导康复治疗疗法的重要依据。康复辨证观是指导康复疗法的准则和基础，康复辨证观贯穿于康复疗法的具体运用中，以期取得最佳的康复疗效。这是中医学三因制宜、辨证论治理论在康复中的具体体现和实践，如康复疗法中中药的辨证施治、针灸的辨证取穴以及药膳的辨证施膳等。例如，骨折患者辨证为气血不足，康复治疗原则为补益气血，在此康复原则的指导下所选择的各个具体的康复治疗疗法，都要贯穿和体现益气养血的康复治疗思想。例如，中药康复法采用八珍汤补益气血；针灸康复法在局部取穴和循经取穴的基础上，加用脾俞、气海、足三里等穴位，针灸并用，以补气养血；饮食康复法不仅可根据“以脏补脏”的食疗原理，令患者多食动物骨髓类食品，还可配合具有益气养血的药膳，以促进骨折愈合与康复。

综上所述，辨证康复观强调遵循辨证原则，根据中医康复对象个体的具体病情处理，并把康复对象放在自然、社会的联系中去考察疾病的病因和病机，做出准确的病机概括，从而确定个体化的康复治疗目标，康复治疗原则和康复治疗疗法，充分体现了中医康复学“以人为本”的人文关怀思想。

三）功能康复观

功能康复观是建立在中医学整体观和恒动观的基础上，是中医康复学的重要原则之一，也是康复治疗的主要目的之一，其基本观点包括恢复脏腑组织功能、恢复生活及职业能力、功能补偿三方面内容。功能康复观重视加强或恢复脏腑组织功能，强调以加强或恢复生活和职业能力为目标的康复治疗。这种根据中医学的整体观和恒动观，重视神形合一，注重运动形体。促进气血流通，以恢复患者脏腑组织功能和生活、工作能力的思想，称之为功能康复观。

中医学用运动的、变化的、发展的，而不是静止的、不变的、僵化的观点，来认识和分析研究生命、健康和疾病等医学问题，这种观点称之为恒动观念。元代朱丹溪的《格致余论·相火论》说：“太极，动而生阳，静而生阴……天主生物，故恒于动，人有此生，亦恒于动。”《素问·六微旨大论》说：“出入废，则神机化灭；升降息，则气立孤危。”说明生物体不断运动是绝对的。《素问·六微旨大论》说：“故非出入，则无以生长壮老已；非升降，则无以生长化收藏。是以升降出入，无器不有。”说明运动是生物体生存，发展的方式。人体是一个处在阴阳运动状态的整体，人生历程是一个阴阳运动的过程。阴阳运动的盛衰是决定寿命长短的关键，保持阴阳运动的平衡状态是延年益寿的根本，也是康复治疗力求达到的目标。《素问·至真要大论》说：“谨察阴阳所在而调之，以平为期。”《素问·生气通天论》说：“阴平阳秘，精神乃治。”均阐明人体要健康必须调节阴阳运动规律，实现人体内的阴阳平衡。在这种阴阳平衡中，阳动是绝对的、永恒的，阴静是相对的、暂时的。功能康复观正是在整体观和恒动观的指导下，发掘、提高、加强功能障碍者的潜在能力和残存功能，减轻或消除因伤残病等带来的身心障碍，最大限度地恢复受损的各种功能，恢复生活和职业能力。

1. 恢复脏腑组织功能

人体是一个以脏腑为中心的完整统一的整体，任何外在组织器官的生理功能，都是整体功能的组成部分。任何外在组织器官的功能失常，也都是内在脏腑功能失调的外在表现。因此，维护或调整脏腑功能，使其保持或恢复正常的生理活动，是中医康复学的首要任务。

疾病是一个动态的过程，应当仔细观察病情的演变，抓住关键病机，进行恰当的综合康复治疗，治病求本，才有可能恢复受损的脏腑组织功能，正如《素问·至真要大论》所说："谨守病机，各司其属。有者求之，无者求之，盛者责之，虚者责之。必先五脏，疏其血气，令其调达，而致和平。"例如，某慢性阻塞性肺病的患者，中医辨证为肺肾两虚，其功能障碍主要表现为心、肺功能的下降。康复时一方面要重视改善心肺功能，令患者采取缩唇呼吸、腹式呼吸等方法进行训练，可做呼吸体操、太极拳等通过持之以恒的训练，以改善和提高肺主呼吸，朝百脉、心主血的功能。另一方面，由于该病例的病机为肺肾气虚，应配合中药八味肾气丸以温肾摄纳；针太渊、太溪、足三里等腧穴用补法，灸肺俞、脾俞、肾俞、膏肓、大椎等穴，以补益肺肾；施以蜜酒蛤参散等药膳补肺温肾纳气。通过上述综合的治疗措施，治病求本，提高肺主气司呼吸，朝百脉，以及心主血，肾主纳气的功能，从而达到改善患者心肺功能障碍的目的，延缓病情，提高生存质量。

2. 恢复生活及职业能力

康复医学的最终目标，在于减轻或消除伤残病患者功能上的缺陷，帮助其在身体条件许可的范围内，最大限度地利用和强化残存的功能（包括经过训练而恢复的部分功能），以提高日常生活和劳动能力，重返社会。因此，功能恢复是中医康复的重要内容。

生活及职业功能恢复主要包括以下几个方面：①器官组织生理水平上的恢复，如中风偏瘫患侧肢体运动功能的恢复。②个体生活能力，如梳头、洗脸、穿衣服等。③家庭生活能力，如做饭、扫地等。④社会生活能力，如参观展览、郊游等。⑤职业工作能力，如打字等。

中医康复学在恒动观的指导下，重视运动形体对功能恢复所起的重要作用，早在战国时期吕不韦的《吕氏春秋·尽数》中就有"流水不腐，户枢不蠹"的观点。人体的精、气，血处于不断的运动状态之中，"运行不休"是其显著特点。如《灵枢·脉度》说："气之不得无行也，如水之流，如日月之行不休。"精、气、血的流行，除了依赖于脏腑之气的推动之外，与形体动静的关系亦非常密切。运动形体，一方面可以直接作用于气血，促进气血的流动；另一方面由于气血的流动增强，脏腑得以濡养，可以提高脏腑的功能，同时还可间接地起到流通气血的作用。因此，要达到功能恢复的目的，除辨证康复治疗外，还要进行生理、心理、智能、体力、运动技巧等方面的功能训练，如衣、食、住、行及个人卫生等基本动作和技巧训练，以及职业工作所必需的体力、技能、智能和心理等方面的训练等。

在进行功能训练时，要坚持因人制宜的原则。对青少年要重视学习能力、职业工作能力和参与社会生活能力的训练；老年人则应加强日常生活能力的训练；对体力劳动者则重在肌力、肌肉耐力和关节活动能力的训练；脑力劳动者则重在判断力、理解力、记忆力等智能方面的训练；对下肢瘫痪者要加强上肢功能的训练；对偏瘫患者要加强健侧肢体功能的训练。这些代偿性和适应性措施，可以使患者灵活地利用和强化残存的能力，充分参与社会生活。

3. 功能补偿

当患者身体组织结构或功能出现重度缺损，严重影响日常生活能力和职业工作能力，而这些缺损既不可能通过训练恢复，又不可能由其他残存能力代偿时，则需要功能补偿，常用的补偿方法有装配和使用假肢、矫形器、轮椅、手杖及生活辅助器等。如交通意外所致的双下肢截肢，需要安装假肢来进行双下肢功能补偿，但就康复技术而言这是中医康复学的薄弱环节。

中医功能康复观关于功能补偿的特点在于运用中医康复整体观中的形神一体的观点，重视形体功能补偿与精神康复两者的相互影响。因病或因伤肢体残疾者，首当重形体康复，最大限度地促进其功能康复，以提高其适应社会活动的能力，如糖尿病足截肢的患者，应辅以支具代偿。同时，由于形体获得一定程度的康复，又可促进因残疾所致的职业、家庭、外形等方面的精神创伤的康复，改善患者悲观失望、烦躁易怒等不良情绪，提高康复的疗效。

综上所述，功能康复观在整体观尤其是形神一体观和恒动观的指导下，重视神形合一，注重运动形体。以提高患者生活质量，恢复生活和职业能力。

四）综合康复观

综合康复观以中医整体观、辨证论治为基础，是中医康复学独具特色而历经实践检验的重要康复观点之一，其基本观点包括综合康复的优选原则，综合康复的重要意义。这种针对不同的体质和病情，综合运用中医心理康复法、中药康复法、针灸康复法、推拿康复法、传统体育康复法、气功康复法、饮食康复法、自然康复法、传统物理康复法、娱乐康复法等多种康复疗法，使患者全面康复，回归社会的康复治疗思想与方法，称之为综合康复观。

康复病症常由多因素所致，多脏腑受累，病机复杂，不是单一疗法或一方一药能毕其功于一役，而应采取“杂合以治”。《素问·异法方宜论》说：“故圣人杂合以治，各得其所宜。故治所以异而病皆愈者，得病之情，知治之大体也。”明代张景岳的《类经·论治类》注解此条说：“杂合五方之治而随机应变，则各得其宜矣。”即是针对疾病多因素，多脏腑、复杂病机的特点，综合不同的治法进行适宜的治疗。所谓“杂合以治”“随机应变”，还意味着从整体上把握病机变化，把各种具体方法有机地结合起来，进行全面治疗，方能取得良好的治疗效果。

1. 综合康复的优选原则

综合康复不能理解为多种康复疗法简单的堆砌，而应是遵循综合康复的优选原则制订综合康复方案。制订综合康复方案的关键在于根据疾病的规律、患者的证候、各种康复疗法的特点综合分析筛选，选择一组最佳的综合康复治疗疗法，分期或分阶段进行康复。

（1）标本结合

综合康复方案中，有些疗法侧重治其标，以达到解除患者痛苦为目的。有些疗法则侧重治其本，以达到消除病因、疏导郁滞、补其不足、缓图治本为目的。如功能康复观中所列举的慢性阻塞性肺病辨证属肺肾气虚的患者，康复疗法中所采取的训练方法主要为治标之法；而中药、针灸、药膳等康复疗法，补益肺肾，则为治本之法。

（2）动静互涵

康复疗法中，有的疗法以动为主，如传统体育康复法的步行、游泳等；有的疗法则以静为主，如气功康复法。综合康复方案在选择具体的康复疗法时亦应做到动静结合，如针对神欲静而体欲动的患者，应在选择“静心”“安神”康复疗法的同时，配合以活跃情绪、转移注意的治法，力求静中有动，动中有静，以达到动静结合、平衡协调的目的。正如唐代白居易的《动静交相养赋》谓：“天地有常道，万物有常性。道不可以终静，济之以动；性不可以终动，济之以静。养之则两全而交利，不养则两伤而交病。”

（3）内外兼治

中医康复疗法形式多样，中药内服康复法、饮食康复法等主要通过摄入有治疗作用的中药和食物，从而调节和恢复脏腑功能。而针灸疗法、中药外治康复法、自然康复法等主要借助针、灸、中药、矿泉、日光等治疗器具，药物或物理因子作用于体表，以达到祛风散寒、行气活血、疏筋通络等功效。内外兼治，具有良好的协同作用，以期获得更佳的疗效。例如，糖尿病足患者的康复，应选用饮食、中药内服、中医心理康复等内治康复疗法，同时配合中药外洗，推拿等外治康复法。

（4）医患配合

根据康复对象在康复疗法中所处的被动或主动的地位，可以将康复疗法分为两类。一类是医师对康复对象实施的康复疗法，如用中药、针灸、推拿等康复疗法。这一类康复治疗中医师是康复治疗中的主体，同一病例的康复疗效更多地取决于医师的治疗水平、经验、责任心等，患者是康复疗法被动的接受者。另一类康复疗法，是康复患者在医师指导下，由患者来实施的，如中医心理康复法、气功康复法中的自我心理调节以及传统体育康复法的完成情况等。对于此类康复疗法而言，患者是康复疗法主动的执行者。这一类康复治疗的疗效则更多地与患者康复信心的强弱、主观能力性的大小等关系密切。因此，综合康复方案应尽可能选择以上两类康复疗法相结合，既要充分发挥康复医师在康复治疗中的重要作用，也要让康复患者接受康复教育，树立战胜病残，伤残的信心，充分发挥主观能动性，积极配合各种康复治疗，改进不良的生活方式，医患密切配合，共同提高康复的疗效。

2. 综合康复的意义

（1）综合康复更切合康复对象个体的实际状态

基于中医康复辨证观的认识，康复治疗非常注重个体差异，要求因时、因地、因人制宜。康复的对象往往个体差异较大，如年龄的长幼、体质的强弱、形体的肥瘦、生活经历的差异和精神状态，伴随疾病等均有不同，固定而单一的方法缺乏针对性，难以符合患者个体的具体情况。“杂合以治”的综合康复疗法不仅可针对伤残病患者疾病、病机的不同选择康复疗法，还可根据季节、气候条件、地理环境、风俗、饮食习惯、心理素质等全方位有针对性地进行有机地组合，集“五方之法”，选用中医心理康复法、中药康复法、针灸康复法、推拿康复法、传统体育康复法等康复疗法，“杂”中选优，针对性强，最能切合病残、伤残者的实际情况。

（2）综合康复有利于整体康复

基于中医康复整体观的认识，强调人体是一个有机的整体，包括人体与自然、神与形、人与社会三个层次的有机统一。因此，康复的对象也不应该仅仅局限于局部的器官、肢体、骨骼或皮毛，而应着眼于整个人体，否则就可能犯“头痛医头，脚痛医脚”之弊。

一方面，病残或伤残所表现出来的功能障碍可能是局部的，但在整体观指导下应该看到局部功能障碍的形成及局部功能障碍所产生的影响往往不是局部的，需要以综合康复疗法来进行整体康复。例如，中风偏瘫所致的患侧肢体运动功能障碍，其病位不仅在患侧肢体，关键还在于脑，是由血溢脑脉或痰瘀痹阻脑脉所致。同时，由于疾病本身的影响和患侧肢体运动功能障碍，还可影响患者的心理状态，产生焦虑、抑郁、悲观等不良情绪，影响其生活及工作能力，使其社会适应能力下降。因此，只有配合中医心理康复法、传统体育康复法、针灸康复法、推拿康复法、中药康复法、传统物理康复法等杂合而治，才有可能使患者达到整体康复，促进身心全面康复，提高生活和工作能力，早日回归社会。

另一方面，某些康复病症可表现为多种功能的障碍，如老年慢性病残患者常表现为病程缠绵，正虚邪恋，病机演变复杂，并发症多，且往往身患多种疾病，互相影响，单一的康复方法多难以奏效。而“杂合以治”的综合康复疗法从整体观念出发，充分注意伤残病患者的整体状态，运用综合性康复治疗手段，可形神兼顾，标本同治。以阿尔茨海默病患者为例，典型的临床表现为记忆障碍、认知障碍、语言障碍、视空间技能障碍、失认及失用，并伴有主动性减少，情感淡漠或失控、抑郁、不安、幻觉、妄想等精神症状，要以一方一法来对上述诸多的功能障碍进行康复显得势单力薄。因此，应综合中医心理康复法、中药康复法、针灸康复法、传统体育康复法、娱乐康复法等康复疗法，才有可能取得全面康复的疗效。

综上所述，综合康复观是在中医整体观和辨证观的指导下，强调在全面分析和归纳康复对象的疾病、病机、各种康复疗法的特点的基础上，以优先的原则制定个体化的综合康复治疗方案，从而促进患者的全面康复。

五）康复预防观

中医康复预防观以中医学“治未病”的思想为基础，是中医康复学重要的特点之一，其基本观点包括未病先防、既病防变和瘥后防复。“治未病”是中医预防疾病的重要原则，一直为历代医家所强调和重视，正如《素问·四气调神大论》说：“是故圣人不治已病治未病，不治已乱治未乱，此之谓也。夫病已成而后药之，乱已成而后治之，譬犹渴而穿井，斗而铸锥，不亦晚乎！”对于未病先防、既病防变和瘥后防复三个方面的内容，以往主要强调前两者，但由于中医从整体的、动态的观点出发，把疾病看成是一个动态的过程，对疾病初愈之后的预防复发问题也极为重视，故瘥后防复也应是“治未病”范畴中的一个重要内容。康复预防不同于一般意义上的疾病预防，其着眼点在于预防可导致残疾病变的发生以及将残疾降低到最低限度。这种以治未病为指导，采取医学、社会、法律、教育等综合措施，以预防可能导致残疾的各种伤病的发生，或将病残减低到最低程度的康复治疗思想与方法，称之为康复预防观。

1. 未病先防

未病先防是中医预防疾病的重要措施之一，即在疾病尚未发生时就通过调畅情志，合理饮食，运动锻炼等综合措施，减少疾病的发生。中医康复预防观的“未病先防”，强调通过扶持正气，保养真气，以减少致残性疾病的发生，正如《素问·刺法论》说：“正气存内，邪不可干。”《素问·评热病论》说：“邪之所凑，其气必虚。”元代朱丹溪《丹溪心法·不治已病治未病》谓：“今以顺四时，调养神志，而为治未病者，是何意邪？盖保身长全者，所以为圣人之道；治病十全者，所以为上工术。”扶持正气、保养真气主要从以下五个方面着手：畅情志，加强精神修养，注意心理卫生，保持平和舒畅的情绪；适寒温，顺应四时气候变化，适时增减衣物、被褥，避免病邪的侵袭；慎起居，注意生活的调适，起居有常，劳逸适度；调饮食，饮食有节，力戒偏嗜；勤锻炼，增强体质，从而提高机体的适应能力和抗病能力，以减少疾病的发生，进而减少病残的发生。

我国已于2000年进入老龄化社会，目前是世界上老年人口最多的国家，中国老年人口约占全球老年人口总数的五分之一，老年慢性疾病如高血压病、冠心病、糖尿病等发病率呈上升趋势。从未病先防的理念出发，对广大人民群众积极进行健康宣传和教育，重视预防，减少这些疾病的发病率，减少病残，具有极为重要的意义。例如，我国糖尿病发病率约为5%，糖尿病可导致心、脑、肾、视网膜、神经等多个靶器官的损害，从而造成一系列的功能障碍，降低患者生存质量，严重者甚至危及生命。应对广大人民群众进行广泛的糖尿病健康知识教育，力求做到畅情志、调饮食、勤锻炼等，以降低糖尿病的发病率，从而减少糖尿病所致的各种病残。再如，中医学很早就观察到胎儿的某些精神或形体上的残疾与母体孕期的精神状态、身体健康情况关系密切。如小儿癫痫的发病，《素问·奇病论》说："帝曰：人生而有病巅疾者，病名曰何？安所得之？岐伯曰：病名为胎病，此得之在母腹中时，其母有所大惊，气上而不下，精气并居，故令子发为巅疾也。"因此，应宣传教育孕妇谨守礼仪，尽量减少各种不良的精神刺激，慎起居、适寒温、调饮食，从而避免或减少由于母体的精神或身体的原因造成胎儿精神及形体上的残疾。同时，古人认为在恶劣环境，情绪不良或酒后受孕，常常导致胎儿精神或形体上的残疾。其中特别强调"男女同姓，其生不蕃"，这对于优生优育、预防先天性残疾有十分重要的意义。

2. *既病防变*

既病防变指对疾病要积极地进行早期治疗，防止疾病的发展与传变。在疾病发展的过程中，都有其一定的发展传变规律，如伤寒学说的六经传变，脏腑辨证中的脏腑传变和卫气营血辨证中的卫分、气分、营分、血分传变等。掌握了这些基本的传变规律，在治疗疾病的时候，就要积极预防，阻断病邪的深入。如东汉张仲景的《金匮要略·脏腑经络先后病脉证》所说："夫治未病者，见肝之病，知肝传脾，当先实脾。"既病早治，注意防变，对于控制或减少疾病的发展与恶化具有重要的意义。中医康复预防观的"既病防变"包括两个层次的含义，一是强调通过早期医疗及介入综合康复干预与治疗，促进伤病痊愈或好转，预防并发症，防止功能受限，预防残障。例如，脑血管意外的致残率甚高，中风偏瘫是康复医学的主要对象之一。古人总结眩晕等病症可引起中风，平素要治疗眩晕，且一旦出现中风的先兆症状，要及时采取综合性的预防措施，以减少中风的发生，从而减少中风所致的残障，如清代李用粹的《证治汇补·中风》曰："平人手指麻木，不时眩晕，乃中风先兆，须预防之，宜慎起居，节饮食，远房帏，调情志。"医学实践证实，早期治疗高血压、动脉粥样硬化、高脂血症、糖尿病等，对于减少脑血管意外的发生进而减少其引起的残障具有十分重要的意义。二是强调对已出现的残障要通过中医心理康复法、传统体育康复法、中药康复法、针灸康复法等综合康复治疗，改善功能，最大限度地减轻残障的程度。例如，中风偏瘫后遗症、糖尿病足的综合康复治疗。

3. *瘥后防复*

瘥后防复是指疾病经过治疗，证候基本解除至完全康复的一段时间内要注意密切观察病情，配合必要的治疗与康复治疗措施，以避免疾病的再次加重，甚至诱发新的病变。中医康复预防观的"瘥后防复"主要包括三个方面——祛邪务尽，防止复发，和谐体用。

（1）祛邪务尽

通过综合治疗和康复手段阻断疾病的进程，减少病残的发生。疾病初愈之时，正气尚亏，脏腑气化功能未复，痰、瘀等各种内生之邪可能留恋不去。这种正虚邪恋的状态，若失于顾护调治，可延续相当长的时期，并耗伤气血阴阳，影响脏腑功能。清代周学海《读医随笔·病后调补须兼散气破血》云："盖凡大寒大热病后，脉络之中，必有推荡不尽之瘀血，若不驱除，新生之血不能流通，元气终不能复，甚有传为劳损者。又有久病气虚，痰涎结于肠胃，此宜加涤痰之品。”故病后虽大邪已去，恶候皆平，然每有留恋之邪尚存，为防病复，当尽除余邪。

（2）防止复发

疾病初愈，因余邪未尽，或调养不当，可致疾病在一定条件下复发。疾病的复发常使病情日渐严重，复发次数愈频，预后愈险恶。因此，控制病后复发问题，向来为历代医家所重视。南宋郭雍《伤寒补亡论·第十五卷》曰；“盖大病之后，脏腑血气不与平日同也……盖一劳复后，必困于前病时，再复之后，又困于一复时，况有三复，四复，殆不甚其困矣，是以往往以疾复而死。”目前，如何预防中风患者的复中是中西医康复学均极为重视的研究课题。

预防复发之法，主要包括防风复、防劳复、防食复、防药复、防志复、防房复等。①防风复：初愈之人，正气不足，藩篱不固，常易因感受以风邪为首的六淫之邪而引起疾病复发。故应特别注意顾护卫气，避免时邪的侵袭。②防劳复：大病初愈，可因形体劳逸失度而致病复，过劳或过逸均可导致复发。过劳致复，如工作繁重，奔波劳累，致“久行伤筋”“久视伤血”；过逸致复，如过于久卧、久坐，致“久坐伤肉”“久卧伤气”。故量力而行，劳逸结合，可防劳复。③防食复：疾病初愈之体，脾胃气虚，若饮食不当，也可致疾病复发。瘥后食养，当注意食品清洁卫生，易于消化，避免可能伤正或助邪的饮食。如热病瘥后应忌温燥辛辣之品，水肿瘥后应忌多盐，皮肤病瘥后应忌鱼虾海鲜等。④防药复：疾病瘥后，当缓缓调治，以求彻底康复，不可急于求成。如叠进大补而壅滞助邪之剂，或不辨寒热致药证相悖，常使病情复发。⑤防志复：瘥后患者常有急躁、焦虑等各种不良情绪，积久不解，则可致病情复发。预防之法当注意调畅患者情志，以防因情志原因引起脏腑功能失调，气血津液病变。⑥防房复：瘥后应避免房劳，以防致肾精亏虚，疾病复发。

（3）和谐体用促进身心全面康复

体者，躯体脏腑；用者，功能活动。疾病之后，脏腑、躯体虽无形质损害，但其功能活动尚未恢复到正常水平，甚至废而不用。如长期疾病折磨，虽经治疗形体虽无异常，但精神仍萎弱不振，意志消沉；某些形体伤残者，其伤残治愈后，功能恢复尚需一段较长时间等。故当注重调神以复形，治形以全神，从而达到形神合一，体用相谐。

综上所述，中医康复预防观以中医学“治未病”的思想为基础，强调康复应贯穿于疾病的全过程，即疾病发生之前的未病先防、疾病进展过程中的既病防变和疾病初愈阶段的瘥后防复，通过对疾病全程的康复干预和治疗，预防残疾的发生，减轻残疾的程度，减少残疾的复发。

第三节　中医养生的基本原则

一、天人相应，阴阳平衡

“天人相应”的思想观念最早是由老子阐述的。《老子》指出：“人法地，地法天，天法道，道法自然。”即表明人与自然界是一致与相通的，人体的生命活动都与大自然息息相关。“天人相应”也是《黄帝内经》的基本学术思想，是中医养生的精髓。所以，人类自身的生存和发展应当建立在与自然界的规律协调一致的基础之上。正如《灵枢·岁露论》所指出的“人与天地相参也，与日月相应也”，这正是对人与自然关系的高度概括。人若能顺应自然来养生，人体内外的阴阳即可达到平衡协调，各脏腑的生理活动就能规律有序，身体健康才得以保持。若不能顺应自然，适应自然环境的变化，人体内外的阴阳则会失衡，各种脏腑的生理活动也会紊乱无序，人体的健康便会受到威胁。

（一）天人相应

人与自然具有相通、相应的关系，不论四时气候，昼夜晨昏，还是日月运行，地理环境，各种变化都会对人体产生一定影响。

一）四时变化与人体的关系

自然界四时气候变化对生物和人体的影响是很大的，而且是多方面的。

1. 四时与情志

人的情志变化是与四时变化密切相关的，所以《素问》有“四气调神”之论。清代高士宗《黄帝内经直解》指出：“四气调神者，随着春夏秋冬四时之气，调肝心脾肺肾五脏之神志也。”这就明确告诉人们，调摄精神要遵照自然界生长收藏的变化规律，才能达到阴阳的相对平衡。

2. 四时与气血

《素问·八正神明论》指出：“天温日明，则人血淖液而卫气浮，故血易泻，气易行；天寒日阴，则人血凝泣而卫气沉。”《灵枢·五癃津液别》强调：“天暑衣厚则腠理开，故汗……天寒则腠理闭，气湿不行，水下留于膀胱，则为溺与气。”说明春夏阳气发泄，气血易趋向于表，故皮肤汗孔开泄多汗；秋冬阳气收藏，气血易趋向于里，表现为皮肤致密少汗多溺。

3. 四时与脏腑经络

自然界四时阴阳与人体五脏在生理和病理上有密切关系。故《黄帝内经》有“肝旺于春”“心旺于夏”“脾旺于长夏”“肺旺于秋”“肾旺于冬”之说。《素问·四时刺逆从论》又指出：“春气在经脉，夏气在孙络，长夏在肌肉，秋气在皮肤，冬气在骨髓中。”说明经气运行随季节而发生变化。所以，要根据四时变化，五行生克制化之规律，保养五脏，进行针刺保健治疗。

4. 四时与发病

四时气候有异，每一季节各有不同特点，因此除了一般疾病外，还有些季节性多发病。例如，春季多温病，秋季多疟疾等。《素问·金匮真言论》说：“故春善病鼽衄，仲夏善病胸胁，长夏善病洞泄寒中，秋善病风疟，冬善病痹厥。”此外，某些慢性宿疾，往往与季节变化和节气交换有关，或发作或增剧，例如，心肌梗死、冠心病、气管炎、肺气肿等常在秋末冬初和气候突变时发作，精神分裂症易在春秋季发作，青光眼好发于冬季等。掌握和了解四季与疾病的关系以及疾病的流行情况，对防病保健是有一定意义的。

二）昼夜晨昏与人体的关系

一天之内随昼夜阴阳消长进退，人的新陈代谢也发生相应的改变。《灵枢》指出：“以一日分为四时，朝则为春、日中为夏、日入为秋、夜半为冬。”虽然昼夜寒温变化的幅度并没有像四季那样明显，但对人体仍有一定的影响。所以《素问·生气通天论》说：“故阳气者，一日而主外，平旦人气生，日中而阳气隆，日西而阳气已虚，气门乃闭。”说明人体阳气白天多趋向于表，夜晚多趋向于里。由于人体阳气有昼夜的周期变化，所以对人体病理变化亦有直接影响。《灵枢》还指出：“夫百病者，多以旦慧。昼安，夕加夜甚……朝则人气始生，病气衰，故旦慧；日中人气长，长则胜邪，故安；夕则人气始衰，邪气始生，故加；夜半人气入脏，邪气独居于身，故甚也。”正如现代科学实践证明，正常小鼠血清溶菌酶含量和白细胞的总数，表现为白天逐渐升高，夜晚降低的昼夜节律性变化。这与中医阴阳学说毫无二致。根据此理论，人们可以利用阳气的日节律，安排工作、学习，发挥人的智慧和潜能，以求达到最佳的效果。同时，还可以指导人们的日常生活，提高人体适应自然环境的能力，使之为人们养生服务。

三）日月星辰与人体的关系

人体的生物节律不仅受太阳的影响，而且还受月亮盈亏的影响。《素问·八正神明论》指出：“月始生，则血气始精，卫气始行；月廓满，则血气实，肌肉坚；月廓空，则肌肉减，经络虚，卫气去，形独居。”说明人体生理的气血盛衰与月亮盈亏直接相关。《素问·八正神明论》又指出：“月生无泻，月满无补。”这是因为人体的大部分是由液体组成，月球吸引力就像引起海洋潮汐那样对人体中的体液发生作用，这就叫作生物潮。它随着月相的盈亏，对人体产生不同影响。满月时，人头部气血最充实，内分泌最旺盛，容易激动。月相变化为何对人体产生影响呢？美国精神病学家利伯解释为：人体的每个细胞就像微型的太阳系，具有微弱的电磁场，月亮产生的强大的电磁力能影响人的激素、体液和兴奋神经的电解质的复杂平衡，这就引起了人的情绪和生理相应变化。

四）地理环境与人体的关系

地理环境的不同和地区气候的差异，在一定程度上，也影响着人体的生理活动。例如，南方多湿热，人体腠理多疏松；北方多燥寒，人体腠理多致密。若一旦易地而居，需要一个适应过程。《素问·异法方宜论》以："东方之域……其民皆黑色疏理，其病皆为痈疡，其治宜砭石。西方者……其民华食而脂肥，故邪不能伤其形体，其病生于内，其治宜毒药。北方者……其民乐野处而乳食，脏寒生满病，其治宜灸焫。南方者……其民嗜酸而食胕，故其民皆致理而赤色，其病挛痹，其治宜微针。中央者……其民食杂而不劳，故其病多痿厥寒热，其治宜导引按跷。"这些论述的基本精神是，由于地域环境的不同，人们的体质和疾病情况也不一样。因此，要根据具体情况，做出不同的处理。

五）社会环境与人体的关系

《素问·著至教论》指出："上知天文，下知地理，中知人事，可以长久。"《黄帝内经》明确把天文、地理、人事作为一个整体看待。人不仅是自然的一部分，而且是社会的一部分，不仅有自然属性，更重要的还有社会属性。人体和自然环境是辩证的统一，人体和社会环境也是辩证的统一。所谓社会环境，包括社会政治、社会生产力、生产关系、经济条件、劳动条件、卫生条件、生活方式以及文化教育、家庭结交等各种社会联系。社会环境一方面供给人们所需要的物质生活资料，满足人们的生理需要，另一方面又形成和制约着人的心理活动，影响着人们生理和心理上的动态平衡。一旦"人体—社会"稳态失调，就可以导致疾病。

社会的各种因素都可以通过情绪改变和机体功能的失调引起疾病。随着医学模式的演变，社会医学、心身医学都取得了长足的进步，越来越显示出社会因素和心理保健对人类健康的重要性。当代社会的人口结构正在发生着重大变化，健康的标准有了新的改变，疾病谱也发生了变化。目前危害人类生命的是心血管病、脑血管病、癌症和意外死亡（车祸、自杀等)，这四项的死亡人数占全年死亡人数的80%以上。据国内外大量的资料分析说明，这些疾病的致病与死亡原因多与社会因素、心理因素密切相关，这充分说明人类的疾病和健康是随着社会的发展变化而出现相应的变化的。因为人是生活在社会中，社会的道德观念、经济状况、生活水平、生活方式、饮食起居、政治地位、人际关系等，都会对人的精神状态和身体素质产生直接影响。就人类寿命而言，历史发展的总趋势是随着科学的发展和社会的进步而增长。可见，防病保健并非单纯医学本身的问题，而是需要用社会学的基本理论和研究方法结合医学知识，全面认识疾病，防治疾病，才能从根本上提高人类的健康水平。

（二）阴阳平衡

中医养生学从阴阳对立统一、相互依存的观点出发，认为脏腑、经络、气血津液等，必须保持相对稳定和协调，才能维持"阴平阳秘"的正常生理状态，从而保证机体的健康。无论精神、饮食、起居的调摄，还是自我保健或药物的使用，都离不开阴阳协调平衡，“以平为期”的宗旨。

一）遵循昼夜节律，协调阴阳

一天之内随昼夜的改变，阴阳也在不断地消长变化，故随着昼夜的变化，人的新陈代谢也发生相应的改变，必然也会影响到人体的病理变化。现代研究也证明，人体的生理活动都受年节律、季节律、月节律、昼夜节律等自然规律的影响。人体必须随时随地与其保持和谐一致，才能维持人体的“阴平阳秘”状态。太阳为阳，月亮为阴；昼为阳，夜为阴。中医养生要顺应昼夜晨昏的变化采取不同的措施。正如唐代著名养生家孙思邈所说：“善摄生者，卧起有四时之早晚，兴居有至和之常制。”也就是说，为了资助阳气的发生，早晨应多进行户外活动，吐故纳新，导引肢体，舒展筋骨，流通气血；晚上，最重要的养生手段就是保证充足的睡眠、充分休息，涵养阴精。只有这样阴阳才能得以协调，生命才能健康。

二）顺应四时变化，养阴养阳

人体阴阳受四季气候变化的影响。春夏阳气发泄，气血易趋于体表，故皮肤松弛，疏泄多汗；秋冬阳气收藏，气血易趋向于里，表现为皮肤致密、少汗多溺。一年四季中，春夏属阳，秋冬属阴，自然节气也随着气候变迁而发生春生、夏长、秋收、冬藏的变化。因此，中医养生提出“春夏养阳，秋冬养阴”的养生原则。人在春夏之时，要顺应春生夏长的阳气生发之势，夜卧早起，舒畅情志，舒展形体，进行户外活动，养护人体之阳气；秋冬之时，阴气收敛，要顺应秋收冬藏的阴精潜藏之势，适当调整作息时间，早卧晚起，防寒保暖，以避肃杀寒凉之气，藏护人体之阴精，同时使阳气不致妄泄。如在寒冷的冬天，阳气内敛，万物蛰伏，人应该加衣保暖，勿扰阳气；如追求所谓时髦，薄衣逞强，必致损伤阳气，危害健康，而致“折寿而不彰”。人体的生命活动只有遵循四时阴阳消长的客观规律，才会阴阳平衡，防治疾病，保持健康。

三）顺从地域环境，调整阴阳

人的体质与所处的地域环境，气候条件也有密切关系。不同的地理环境下，由于受水土性质、气候类型、饮食习惯的影响，形成了不同的体质。一般而言，东南方人，体质多瘦弱，腠理偏疏松，阴虚内热体质多见，易感受风、热、湿之邪。西北方人，形体多壮实，腠理偏致密，阳虚内寒体质多见，易感受风、寒、燥邪。因此在日常养生中，应根据具体情况，选择合理的养生方法，调整阴阳的平衡，保养身体的健康。

二、形神共养，养神为先

“形”，主要是指脏腑、经络、精、气、血、津液。五官九窍、肢体及筋、脉、皮、肉、骨等形体和组织器官。“神”有广义和狭义之分，广义之神是指整个人体生命活动的外在体现，包括表现在外的各种生理病理征象；狭义之神，主要是指精神、意识和思维活动，包括情绪思想性格等一系列的心理活动。“形”与“神”二者的辩证关系是相互依存、相互影响，是密不可分的一个整体。神本于形而生，依附于形而存，形为神之基；神为形之主，神为生命的主宰。因此，“形神共养”就是中医养生学一条重要养生原则。

（一）形神共养

基于形与神的密切关系，中医养生学形成了“形神共养”的养生原则。形神共养，即不仅要注意形体的保养，而且还要注意精神的摄养，使得形体健壮，精力充沛，二者相辅相成，相得益彰，从而使身体和精神都得到均衡统一的发展。

一）静以养神

我国历代养生家都十分重视神与人体健康的关系，认为神气清静，可致健康长寿。神有任万物而理万机的作用，常处于易动难静的状态，故清静养神就显得特别重要。《素问·生气通天论》提出：“清静则肉腠闭拒，虽有大风苛毒，弗之能害。”元代罗天益《卫生宝鉴》强调：“心乱则百病生，心静则万病息。”南朝陶弘景《养生延命录·教诫》则指出：“静者寿，躁者亡。”明代高濂《遵生八笺》亦强调：“心静可以固元气，万病不生，百岁可活。”静神养生的方法是多方面的，如少私寡欲、调摄情志、顺应四时、常练静功等。

二）动以养形

《吕氏春秋·达郁》指出：“形不动则精不流，精不流则气郁。”宋金时期张子和《儒门事亲》强调：“惟以血气流通为贵。”适当运动形体能使气血运行通畅，脏腑功能平衡，提高人体的生理功能和素质，培养人的坚强意志和勇敢精神，使人保持快乐的性格。动以养形的方法多种多样，如劳动、散步、舞蹈、导引、按跷等。

三）动静适宜

明代张介宾《类经附翼·医易》强调：“天下之万理，出于一动一静。”我国古代养生家们一直很重视动静适宜，主张动静结合、刚柔相济。从《黄帝内经》的“不妄作劳”，到孙思邈的“养性之道，常欲小劳”，都强调动静适度，只有把形与神、动和静有机结合起来，才能符合生命运动的客观规律，有益于强身防病。

（二）养神为先

在机体新陈代谢过程中，各种生理功能都需要神的调节。《素问·上古天真论》认为：“精神内守，病安从来?”《灵枢·天年》指出：“失神者死，得神者生也。”可见“神”在人的生命活动中所起的重要作用。“得神”“守神”，就能保持健康、祛病延年；反之，神伤则病，无神则死。中医养生学历来主张形神共养、养神为先。如《艺文类聚·养生》指出“太上养神，其次养形”，孙思邈“养生十要”把“啬神”放在首位。因此，中医养生学以养神为第一要务。

三、调养脏腑，重在脾肾

中医学认为具有生命活力的人体是以五脏为中心，以精气血津液为物质基础，通过经络系统沟通联络脏腑、形体、官窍的统一的有机的整体。构成人体的各个部分、各个脏腑形体官窍之间，在结构、功能、生理、病理等各个方面都是互相协调、互相作用、互相影响的。生理上，各个部分密切配合，共同完成人体的生理活动，维持生命的健康。相反，如果脏腑平衡协调失常，就必然会发生疾病。因此，调养脏腑是一个重要的养生原则。

（一）调养脏腑

脏腑之间的协调，即是通过相互依赖、相互制约。生克制化的关系来实现的。脏腑有生有制，则可保持一种动态平衡，以保证生理活动的顺利进行。

脏腑的生理，以“藏”“泻”有序为其特点。五脏是以化生和贮藏精、神、气、血、津液为主要生理功能；六腑是以受盛和传化水谷、排泄糟粕为其生理功能。藏、泻得宜，机体才有充足的营养来源，以保证生命活动的正常进行。任何一个环节发生了故障，都会影响整体生命活动而发生疾病。

脏腑协调在生理上的重要意义决定了其在养生中的重要作用。从养生角度而言，调养脏腑、协调脏腑功能是通过一系列养生手段和措施来实现的。调养的含义大致有二：一是强化脏腑的协同作用，以增强机体新陈代谢的活力。二是纠偏，当脏腑间偶有失和，及时予以调整，以纠正其偏差。此作为养生的指导原则之一，贯彻在各种养生方法之中，如四时养生中强调春养肝、夏养心、长夏养脾、秋养肺、冬养肾；精神养生中强调情志舒畅，避免五志过极伤害五脏；饮食养生中强调五味调和，不可过偏等，都是遵循协调脏腑这一指导原则而具体实施的。又如运动养生中的“六字诀”“八段锦”“五禽戏”等功法，也都是以增强和调养脏腑功能为目的而创编的。

（二）重在脾肾

中医养生学认为调养脏腑，宜重脾肾两脏的调养。

一）健脾

中医学认为脾为“后天之本”，脾为“气血生化之源”。故人体脏腑器官、形体官窍、营卫经络，无不仰仗于脾胃，而脾胃的强弱关系到人体正气的盛衰，寿命的长短。脾胃健旺，水谷精微化源充足，气血充足，脏腑功能强盛，形健神旺；脾胃虚弱，水谷精微化源不足，气血亏虚，脏腑功能失常，形弱神衰。此外，脾胃又为气机升降之枢纽，脾胃协调，气机条畅，能够促进和调节机体的新陈代谢，保证生命活动的正常进行。现代研究认为，脾胃功能与消化系统、呼吸系统、泌尿生殖系统、神经系统、循环系统、免疫系统等，都有密切关系，脾胃是生命之本、健康之本，而金代李东垣《脾胃论》更是明确指出："内伤脾胃，百病由生"，所以调养脾胃是强身健体、延年益寿的重要保障。调养脾胃的原则是：益脾气，养胃阴；适寒热，节饮食；调情绪，疏肝脾；常运动，健脾胃等。在日常生活中调养的方法是极其丰富多彩的，如饮食、起居、药物、针刺等都可以获得健运脾胃的效果。

二）益肾

肾是人体生命活动的根基，肾主封藏，是阴精、元气的生发之地。肾藏先天之精，主骨，生髓，主生长、生殖和发育，为人体生命之本源，被称为"先天之本"。肾之精气不仅是繁衍人类的生命之源，有促进人体生长发育的作用，也是维持人体生命活动最重要的基本物质。肾中精气的功能可概括为肾阴、肾阳两个方面，肾阴、肾阳是一身阴阳的根本，肾阴、肾阳的盛衰，直接影响着人的健康及衰老的进程。肾的精气充足，精足则神旺，身体健康，生命力强盛，寿命延长；肾的精气衰少，精疲则神惫，体弱多病，生命力衰弱，寿命缩短。故有"人之有肾，如树之有根"之说。现代研究认为，肾与性腺、免疫系统、自主神经系统、甲状腺、肾上腺皮质、下视丘等，都有密切关系，当肾的精气虚损时，这些功能就会发生紊乱，继而可导致各种病理变化和早衰。正如明代虞抟《医学正传·医学或问》所言："肾元盛则寿延，肾元衰则寿夭。"因此，明代张介宾《类经》明确指出："善养生者，必宝其精，精盈则气盛，气盛则神全，神全则身健。身健则病少，神气坚强，老而益壮，皆本乎精也。"精不可耗伤，节欲可防止阴精的过分泄漏，保精护肾实为养生健体、防衰抗老的中心环节。在中医养生法中，如房事保健、气功、导引等，均是节欲保精这一养生原则的具体体现。

补益精气是补肾强身的关键，增强运化是健脾养胃的关键。这二者有相互促进、相互补充的作用，即所谓"先天养后天""后天补先天"。在养生的原则中协调五脏功能，维护和促进脾肾功能的强健，必须高度重视。

四、疏通经络，和调气血

经络是气血运行的通道。中医养生学认为只有经络通畅，气血才能营运于全身；只有经络通畅，才能使脏腑相通、阴阳交贯、内外相通，从而养脏腑、生气血、布津液、传糟粕、御精神，以确保生命活动顺利进行，新陈代谢旺盛。所以说，经络通畅、气血和调与生命活动息息相关。《素问·调经论》指出："五脏之道，皆出于经隧，以行血气，血气不和，百病乃变化而生"。所以，疏通经络。和调气血就成为养生保健的重要法则，贯穿于各种养生方法之中。

（一）经络以疏通为要

《素问·五常政大论》曰："夫经络以通，血气以从，复其不足，与众齐同，养之和之，静以待时，谨守其气，无使倾移，其形乃彰，生气以长，命曰圣王。"就是说养生保健必须疏畅经络、和调气血，以使脏腑功能安和，才能健康长寿。三国名医华佗指出："人体欲得劳动，但不当使极尔。动摇则谷气得消，血脉畅通，病不得生。"人体通过运动能使经络通畅，可以推动气血在经脉中畅流，从而发挥气血、脏腑正常的生理功能，这就是运动强身健体、预防疾病的机制。中医学中独树一帜的针刺、按摩、气功等方法，其主要作用就在于疏通人体的经络，使全身气血顺畅，阴阳协调平衡，从而达到阴平阳秘、精神乃治、健康长寿的目的。

（二）经络通则气血和

经络是运行气血的通路，经络得通则气血得和。疏通经络在养生方法中主要作用形式有二：一是活动筋骨，以求气血通畅。如太极拳、五禽戏、八段锦、易筋经等，都是用动作形体达到所谓"动形以达郁"的锻炼目的。活动筋骨，则促使气血周流，经络畅通。气血脏腑调和，则身健而无病。二是开通任督二脉，营运大小周天。在气功导引法中，有开通任督二脉，营运大、小周天之说，任脉起于胞中，循行于胸、腹部正中线，总任一身之阴经，可调节阴经气血；督脉亦起于胞中，下出会阴，沿脊柱内上行，循行于背部正中，总督一身之阳经，可调节阳经之气血。任、督二脉的相互沟通，可使阴经、阳经的气血周流。互相交贯。《奇经八脉考》指出："任督二脉，此元气之所由生，真气之所由起。"因而，任督二脉相通。可促进真气运行，协调阴阳经脉，增强新陈代谢的活力。开通任督二脉、营运大小周天，其养生健身作用都是以疏通经络、气血调和为基础的，由此也可以看出，疏通经络、和调气血这一养生原则的重要意义。

（三）调气机为其关键

人体的气，是不断运动着的具有很强活力的精微物质。它流行于全身各脏腑、经络等组织器官，无处不到，时刻推动和激发着人体的各种生理活动。气的运动，称作"气机"。气的运动形式虽是多种多样，但在理论上可将它们归纳为升、降、出、入四种基本运动形式。人体的脏腑、经络及组织器官，都是气的运动场所。气的升降出入运动，是人体生命活动的根本，气的升降出入运动一旦止息，也就意味着生命活动的终止。气的升降出入运动之间的协调平衡，称作气机调畅，气机调畅则经络得通，气血和调。

至于调畅气机，则多以调息为主。《类经·摄生类》指出："善养生者导息，此言养气当从呼吸也。"呼吸吐纳，可调理气息，畅通气机，宣发宗气，周流营卫，进而促使气血流通、经脉通畅。故古之吐纳、胎息、气功诸法，均重调息以养气。在调息的基础上，还有导引、按跷、健身术诸法。都是通过不同的方法，活动筋骨、激发经气、畅通经络，以促进气血周流，达到增强真气运行的作用，以旺盛新陈代谢的活力。因此，调畅气机是疏通经络、和调气血的关键。

五、扶正祛邪，扶正为主

所谓“扶正”，就是扶助正气，即人体内在维持正常生命活动的能力，包括机体适应环境的能力、抵御疾病的能力和自我康复的能力。“祛邪”，就是祛除邪气即各种致病因素。中医认为，疾病的过程是正气与邪气斗争的过程。正气增长，疾病就向好的方面发展；邪气增长，疾病就向坏的方面发展。正邪之间的消长与盛衰，决定着疾病的发生、发展变化与转归。因此扶助正气、祛除邪气既是中医临床的重要治则，也是中医养生的重要原则。

（一）正气、邪气及其发病

一）正气是发病的内在原因

人体发生疾病，引起早衰的根本原因，在于机体正气的虚衰。中医发病学十分重视人体的正气，强调人体正气在发病过程中的主导作用。正气充足，人体阴阳协调。气血充盈、脏腑经络功能正常、卫外固密，病邪难于侵犯人体，疾病则无从发生，或虽有邪气侵犯，正气亦能抗邪外出而免于发病。人体正气是抵御外邪、防病健身和促进机体康复的最根本的要素，疾病的过程就是“正气”和“邪气”相互作用的结果。正气不足是机体功能失调产生疾病的根本原因。《素问·刺法论》指出：“正气存内，邪不可干。”《素问·评热病论》强调：“邪之所凑，其气必虚。”《灵枢·百病始生》进一步指出：“风雨寒热，不得虚邪，不能独伤人。卒然逢疾风暴雨而不病者，盖无虚，故邪不能独伤人。此必因虚邪之风，与其身形，两虚相得乃客其形。”这些论述从正反两个方面阐明了中医的正虚发病观。就是说，正气充沛，虽有外邪侵犯，也能抵抗，而使机体免于生病，患病后亦能较快地康复。

二）邪气是发病的重要条件

中医学一方面强调正气在发病中的主导地位，另一方面也重视邪气侵袭是发病的重要条件。在某些情况下，邪气甚至起主导作用。如疠气引发疫疠大流行之时，有如明代吴有性《温疫论》所描述的“此气之来，无论老少强弱，触之者即病”，这也说明了多种传染病的发生与流行，邪气都是起主导作用的。因此中医养生主张主动采取某些措施，“避其毒气”“避虚邪以安其正”，以免引起机体邪正失衡、阴阳失调而发病。

（二）扶正祛邪，重在扶正

中医养生学特别重视保养人体正气，正气越强，机体适应环境的能力越强，才能保持机体的内外平衡，达到“正气存内，邪不可干”的良好状态，长久保持健康。正气越强，机体抵御各种病邪侵袭的能力越强，面对外界各种致病因素，都岿然不动；正气越强，自我康复的能力越强，同样的疾病、同样的用药，正气越充盈，治疗的效果越明显。可见，扶助正气，是强身健体、预防疾病的根本大法。

历代医家和养生家都非常重视护养人体正气。元代邹铉《寿亲养老新书》对保养人体正气概括：“一者少言语，养内气；二者戒色欲，养精气；三者薄滋味，养血气；四者咽津液，养脏气；五者莫嗔怒，养肝气；六者美饮食，养胃气；七者少思虑，养心气……”人体诸气得养，脏腑功能协调，使机体按一定规律生生化化，则正气旺盛，人之精力充沛，健康长寿；正气虚弱，则精神不振，多病早衰。一旦人体生理活动的动力源泉断绝，生命运动也就停止了。因此，保养正气亦是延年益寿之根本大法。

中医养生学所指的“正气”，实际上是维护人体健康的脏腑生理功能的动力和抵抗病邪的抗病能力，它包括了人体卫外功能、免疫功能、调节功能以及各种代偿功能等。正气充盛，可保持体内阴阳平衡，更好地适应外在变化，故保养正气是养生的根本任务。

保养正气，就是保养精、气、神。从人体生理功能特点来看，保养精、气、神的根本，在于护养脾肾。明代李中梓《医宗必读·脾为后天之本论》强调：“故善为医者，必责其本，而本有先天后天之辨。先天之本在肾，肾应北方之水，水为天一之源。后天之本在脾，脾应中宫之土，土为万物之母。”在生理上，脾肾二脏关系极为密切，先天生后天，后天充先天。脾气健运，必借肾阳之温煦；肾精充盈，有赖脾所化生的水谷精微的补养。要想维护人体生理功能的协调统一，保养脾肾至关重要。

此外，保养正气还要顺四时、慎起居、调情志、省言语等，做到不使正气耗伤、气不过散，这些都是保养正气的措施。

六、三因调养，知行并重

（一）三因调养

三因调养，主要包括因时、因地、因人不同而分别施养。

一）因时施养

在天人相应整体观念的指导下，中医养生学认为，人体的一切生理和心理活动都必须顺四时阴阳消长、转化的客观规律，否则将引起疾病，甚至危及生命。因此，人体必须顺应自然规律进行养生实践活动。故《灵枢》指出：“智者之养生也，必顺四时而适寒暑，和喜怒而安居处。”要求人们精神活动、起居作息、饮食五味、运动锻炼、药物保健等都要根据四时的变化，进行适当的调节。

在一年四季中，要遵循四季自然界春生、夏长、秋收、冬藏的变化特点和“春夏养阳，秋冬养阴”的原则。春天要顺应自然界阳气的生发，“春生”重点是养好肝；夏天自然界万物繁茂，更要保护人体的阳气，“夏长”重点是养好心；秋天是收获季节，要保护阴气，“秋收”重点是养好肺；冬天万物潜藏，要保护阴精，“冬藏”重点是养好肾。另外，一日也分四时。中医四时养生法，就是从精神、起居、饮食、运动等方面进行相应调养。

二）因地施养

地域环境对人类健康和疾病的影响与作用是永恒的。地域环境不同，人们对其环境产生不同适应性而形成不同体质，掌握地域环境特点，是古今养生家辨证施养的重要体现。俗话说“一方水土养一方人”，说明了因地施养的道理。以饮食为例，同一种食物在不同的地区对人体会产生不同的食用价值。例如，在湖南、四川等地，酷暑盛夏食用一定量的辣椒对人体会有一定的保健作用，因为这些地区潮湿多雨，多吃一些辛辣食物，可以使腠理开泄以排除汗液、祛除湿气，这样，机体就可以适应气压低、湿度大的自然环境。相反，如果生活在北方干燥地区的人们，过食辛辣就会给身体带来伤害。

地域环境对人的寿命有直接影响。《素问·五常政论》指出：“一州之气，生化寿夭不同，其故何也？岐伯曰：高下之理，地势使然也。崇高则阴气治之，污下则阳气治之。阳胜者先天，阴胜者后天，此地理之常，生化之道也。帝曰：其有寿夭乎？岐伯曰：高者其气寿，下者其气夭，地之小大异也，小者小异，大者大异。”说明居住在空气清新、气候寒冷的高山地区的人长寿，而那些居住在空气污浊、气候炎热的低洼地区的人则寿命相对较短。

事物的利弊总是两面性的。有些地域，因某些元素存在的不平衡会导致地方性疾病。如碘缺乏引起缺碘性地方性甲状腺肿；高原地区空气稀薄，从平原去的人容易得高山缺氧病；湖泊沼泽水网密集的地方钉螺很多，容易患血吸虫病等。了解这些地域环境因素对人体的影响，在养生过程中，就可以趋利避害，充分利用对我们有利的自然条件进行全面养生。

三）因人施养

因人养生，就是根据年龄、性别、体质、职业、生活习惯等的不同特点，有针对性地选择相应的养生保健方法。

婴幼儿期、青少年期、中年期、老年期等不同年龄段应有不同的养生保健方法。如对于老年人来说，肌肉力量减退、神经系统反应慢、体质较差，在运动养生方面宜选择动作缓慢柔和、肌肉协调放松的运动，如步行、太极拳、慢跑等。而对于年轻力壮、体质好的人，可选择运动量大的项目，如长跑、打篮球、踢足球等。

又如，不同的体质，在精神心理、饮食起居、文化娱乐、运动锻炼、药物调养等方面应各有不同，必须因人而异，方可有的放矢。《灵枢·阴阳二十五人》就将人分为二十五种类型，现代一般将体质分为九种，即平和质、气虚质、阳虚质、阴虚质、湿热质、痰湿质、气郁质、瘀血质及特禀质。如气虚体质的人，抵抗力、免疫力差，易于感冒，养生重在补气，应加强饮食营养，多食补气之品，如八宝粥、黄芪粥、山药粥、大枣粥等。“久卧伤气”，故宜适当运动，避免运动过量；气功宜习练内养功、强壮功；药物调养宜选用黄芪精口服液、西洋参口含片、人参蜂王浆、补中益气丸、参苓白术散等；精神心理养生应多朗诵豪言壮语，“自信人生二百年，会当水击三千里”“吾养吾浩然之气”应成为座右铭。

总之，因人施养，就是要将天地万物之精华，拿来为我所用。既要符合自己的兴趣爱好，又要适合自身体质特点，才能获得较好的养生保健效果，所谓知己知彼，方能百战百胜。

（二）知行并重

中医养生学非常强调知行并重。养生，首先要“知”。“知”是指学习健康知识，获得健康信息，树立养生保健意识，增强养生保健观念，掌握养生保健方法。不少人身体由壮变衰，进而疾病缠身，常常在于对养生保健的无“知”，没有正确的养生观念，不懂养生之要，不知健康长寿之法。

“行”是指身体力行，持之以恒，进行养生实践。养生之道，知之不易，而行之更难。《素问·四气调神大论》提出“道者，圣人行之，愚者佩之”，指出养生的规律，高明的人都能够奉行，愚昧的人却只是把它挂在嘴边说说，像装饰物一样。即口能言之，不能行之，没有落实在行动上。正如冯梦龙在《醒世恒言》中所指出的“神仙本是凡人做，只为凡人不肯修”。养生，必须要落实到行动上才可能达到健康长寿的目的。

世卫组织指出“千万不要死于无知”，也不要死于“知之而不为之”。《庄子》强调：“善养生者，若牧羊然，视其后者而鞭之。”指出养生要时时刻刻鞭策自己，坚持不懈，才能持续改善脏腑功能和体质，达到健康长寿之目的。

养生应贯穿人的一生，养生应从胎教胎养、优生优育开始。医圣张仲景早就提出“胎养”一词。金代刘完素在《素问·病机气宜保命集》指出：“人欲抗御早衰，尽终天年，应从小入手，苟能注重摄养，可收防微杜渐之功。”明代张景岳特别强调胎孕养生保健和中年调理的重要性，其在《类经》中指出：“凡寡欲而得之男女，贵而寿，多欲而得之男女，浊而夭。”告诫为人父母者，小生命出生之前常为一生寿夭强弱的决定性时期，应当高度重视节欲，以保全精血，造福后代，不要让孩子的健康输在起跑线上。出生之后，从婴幼儿到青少年，以至中老年的不同年龄阶段，都要进行相应的养生保健。张景岳更强调指出：“人于中年左右，当大为修理一番，则再振根基，尚余强半。”人到老年，刘完素《素问·病机气宜保命集》指出：“其治之之道，餐精华，处奥庭，燮理阴阳，周流和气，宜延年之药，以全其真。”就是要根据老年人的生理特点，注意饮食和生活起居，取天地精华之气，以保养自身，顺应阴阳变化之理，保持心理平衡。促使气血通畅，适当锻炼，辅以药养，以延年益寿。

中医养生重在生活化，要将养生思想深深贯穿于实际生活之中，积极主动地把养生方法融于日常生活，包括衣食住行、劳作起居等方方面面。按照生命活动的规律，调养应做到合其常度，恰到好处，养勿过偏，才能真正达到“尽终其天年”的目的。诚如孙思邈所说：“不多不少，几于道矣。”

第二章　中医养生的“歧途观”

第一节　只知进补，不知排毒

人们通过饮食摄取人体生命所需的营养物质，这并不等于所食入的食品都能成为机体所需要的营养物质，其中一部分化为渣滓、废料、毒素，即中医学所说的“糟粕”“浊气”，这些糟粕必须通过肠道由肛门排出体外。如若肠道不通，糟粕就会滞留，同时还会影响食物的再摄入，使得营养物质生成无源。古人云：“五味入口，即入于胃，留毒不散，积聚既久，致伤冲和，诸病生也。”说明人们对排出糟粕、畅通养生的意义早有认识。

随着社会的不断发展，人们生活习惯和饮食习惯的改变，便秘的患病率有上升的趋势。在美国，每年有250万人因受便秘困扰去医院治疗，用于支付便秘的医疗费用竟然超过800万美金。在北京和天津这两个城市的自然人群中，便秘的患病率竟然达到了4.4%～4.6%。对于60岁以上的老年人，发生便秘的比例就更高了，达到18%～23%。而且这些数据还在上升，这不能不说是养生中的败笔之一。

一、新陈代谢

我们每天食入五谷杂粮、瓜果蔬菜是为了维持正常的生命。但是，我们所摄入的食品并不是都能变成人体所需精华，它们需要机体的加工分解，将其精华部分提供给机体利用吸收，分解后不能被机体利用的糟粕需要机体及时地排出体外。这一分解、利用、排泻过程主要在消化道中实现。如果大便不通，糟粕不能排出体外，郁而化毒，这些“毒”会严重地危害着我们的健康。我们的祖先对畅通养生非常重视。《吕氏春秋·达郁》有记载：“用其新，弃其陈……精气日新，邪气尽去，及其天年。”汉朝王允在《论衡》中说：“欲得长生，肠中常清，欲得不死，肠中无滓。”这些论述都说明了新陈代谢的重要性。

现代医学将以上所述分解、利用、排泻过程称之为新陈代谢，是维持生命的基本条件。人们摄入的食物，在消化液的作用下，一部分成为机体所需的营养物质，一部分化为残渣通过大便排出体外。如若这些残渣长时间滞留肠中，就会被人体肠腔内存在的大量细菌分解，产生一系列有毒物质，如醛类、酮类、氨类等。这些毒素被肠道重新吸收进入血液循环，就会给健康造成极大的危害，可诱发多种疾病。只有新陈代谢正常，才能获得长寿健康。

专家以为，人每周排便不能少于三次。如排便次数减少，排量很少，或排便很困难，医学上叫作“便秘”。“秘”字在字典里并不是指干燥的意思，秘乃闭也，闭是不通畅的意思，所以便秘的实质是不畅通。具体说便秘是指排便次数减少，排便周期延长；或粪质坚硬，便下困难；或排出无力，出而不畅。有专家将其概括为“三太”，即大便太少、太硬、排出太困难。大便不通就等于毒素的积存，毒素对人体的危害是不可低估的，因此要积极预防便秘，治疗便秘。

二、便秘非小病

便秘不像某些急症、绝症直接危及生命，所以常常被人们视为小病，不算是一件什么大事。但大便秘结不畅，会直接影响到毒素的排泄，排毒不畅会发生许多疾病。大便在体内多滞留一分钟，毒素就多毒害机体一分钟，因此我们不能把便秘视为小病。有句顺口溜说得好：“要想身体健康，必须大便通畅，废渣糟粕不去，就会断肠遭殃。”当然便秘倒不一定会“断肠”，但它确实会给人体健康带来很大的不良影响，给我们的生活带来了无穷无尽的痛苦和烦恼，并且可以导致很多疾病。

1. 胃肠神经功能紊乱

粪便中的有害气体及毒素不能随粪便及时排出，就会造成胃肠神经功能紊乱，出现腹胀嗳气，食欲不振，甚至有时候有腹痛的情况。假如大便阻塞到直肠、肛门排不出来，就会有直肠胀气和下坠感。或者排出极少量大便后肛门处有便不尽的感觉。这些症状使得我们一整天都不舒服，干什么都没兴趣，严重地影响生活质量，影响工作和学习。

2. 焦虑、抑郁

由于便秘而出现各种不舒服，所以一天老是把注意力放在排便上。很多患者整天坐立不安、无精打采、无心参加正常的工作和学习。更有甚者，由此患上焦虑症和抑郁症。

3. 认知功能下降

便秘时肠内的有害物质，长期潜移默化地毒害着大脑神经细胞，干扰大脑功能，引起记忆力下降、精力不集中、反应迟钝、思维不敏锐，出现早老性痴呆。日本有过统计，患早老性痴呆的患者中大概有一半在青壮年时期，都患有慢性便秘。

4. 胆石症

正常情况下，每天都要有相当数量的胆固醇从大便中排泻，而便秘的患者胆固醇不能从大便顺利地排出体外，容易在胆囊中沉积形成结石。这就是临床中便秘患者易患胆结石的原因。

5. 高血压、冠心病

由于便秘使胆固醇排泻受阻，血液中胆固醇含量上升，进而形成血管粥样硬化，血管腔变细，外周阻力增加便引起高血压。冠状动脉粥样硬化可导致冠心病。个别高血压或脑血管畸形的便秘患者还会因为便秘，在排便时过于用力使腹腔内压力上升，导致血压突然升高，引起脑血管破裂出血，发生猝死；同样有冠心病便秘患者也会由于排便时用力过猛而诱发心肌梗死。

6. 前列腺疾患

对于中老年男性患者来说，便秘还会加重前列腺疾病。前列腺是生长在会阴部深处，患者若发生便秘，坚硬的大便会直接挤压前列腺，造成其血流不畅。特别是前列腺增生症患者和处于前列腺炎、前列腺癌发作期的患者，因便秘带来的影响会更突出。

7. 痤疮

据医生观察，相当一部分痤疮患者同时伴有不同程度的便秘症状。因此，推测痤疮的形成与体内毒素不能及时排出体外有关。中医认为，毒素蕴结体内，郁而化热，熏蒸颜面，形成痤疮。治疗时应用“通便排毒”法，往往会取得很好的效果。

8. 肠癌

据调查，大多数肠癌患者在发病前曾有相当一段时间的便秘史，至于为什么并不十分清楚。有人认为，粪便中有多种致癌物，如胆汁酸的分解物就有致癌性，便秘使肠黏膜与致癌物接触增加，因此便秘患者肠癌的发病率会增高。

9. 肛裂、痔疮

由于排便困难导致肛裂、便血，日久引起痔疮等。

10. 性功能障碍

由于每次长时间用力排便，使直肠疲劳，肛门收缩过紧及盆腔底部痉挛性收缩的缘故，以致不射精或性欲减退，性生活没有高潮等。还可以使妇女发生痛经、阴道痉挛，并产生尿潴留、尿路感染等病症。

11. 肝病

肝脏是解毒的脏器，便秘时，由于体内有很多的毒素不能通过大便及时排出而增加肝脏解毒的负担，这样容易患上肝病。尤其是有肝病基础的患者伴有便秘者，可加速肝纤维化及肝硬化的形成速度，还可以发生肝性脑病。

三、养成饮食好习惯

在多种便秘原因中，饮食因素是相当重要的一项。一些人食物过于精细，或饮水量过少，缺少粗纤维食物和水分不足，对肠道不能形成一定的刺激，导致肠蠕动缓慢，不能及时有力地将食物残渣推向直肠。食物残渣在肠内停留时间延长，水分被肠壁吸收而使粪便干燥。另外进入直肠后的粪便残渣量过少，没有足够的压力去刺激直肠和肛门产生排便反射而引起便秘。

研究证明，饮食中的纤维素能使粪便量增加，成为肠道运动的有效刺激物，又可保留水分，而免致粪便过分干燥。所以戒除偏食的不良习惯，多摄取一些含纤维素的食品，忌食烈酒、浓茶、咖啡、咖喱、辣椒等刺激性食物，少吃荤腥厚味的食品，对便秘患者有一定意义。

第二节　不注重对情绪的克制

中医强调情绪对于养生的重要性。如果知道养生，却让情绪失控，实在也是败笔之一。

一、惊恐伤肾

人体若受到过度的惊吓和恐惧就会损伤肾脏。

惊，是指突然遇到意外、非常事变，心理上骤然紧张，如耳闻巨响、目睹怪物、夜做噩梦等都会受惊。受惊后可表现为颜面失色、神飞魂荡、目瞪口呆、冷汗出、肢体运动失灵，或手中持物失落、重则惊叫、神昏僵仆、二便失禁、常谓如“惊弓之鸟”。几乎谁都有这样的体验，惊慌时会感到心脏怦怦乱跳，这是由于情绪引起交感神经系统处于兴奋状态的缘故。血压升高，也是最常见的表现，有人特制了一张靠背椅，一按电钮，椅背便立刻向后倾倒。他让受试者紧靠椅背而坐，并测量血压，随后突然按动电钮，椅背立刻倒下，受试者突然受惊，血压便骤然上升。科学试验表明，由惊恐所致血压升高，大多表现为收缩压升高，其机理是心脏搏出的血量增加。

恐，是指恐惧不安、心中害怕、精神过分紧张，如临深渊、如履薄冰等，严重者亦可致神昏、二便失禁。中医认为，恐惧过度消耗肾气，使清气下陷不能上升，升降失调而出现大小便失禁、遗精、滑泻等症，严重的会发生精神错乱、癫痫或惊厥。恐与惊密切相关，略有不同，多先有惊而继则生恐，故常惊恐并提。然惊多自外来，恐常由内生。

二、过喜伤心

人若大喜，狂喜，就会严重损伤人体心脏功能。

喜，指狂喜。旧时有所谓“四喜”：“十年久旱逢甘霖，千里他乡遇故知，和尚洞房花烛夜，寒儒金榜题名时。”这种突然的狂喜，可导致“气缓”，即心气涣散，血运无力而瘀滞，便出现心悸、心痛、失眠、健忘等一类病症。成语“得意忘形”，即能说明由于大喜而神不藏，不能控制形体活动之故。清代医学家喻昌写的《寓意草》里记载了这样一个案例：“昔有新贵人，马上洋洋得意，未及回寓，一笑而逝。”《岳飞传》中牛皋因打败了完颜兀术，兴奋过度，大笑三声，气不得续，当即倒地身亡，可见过喜、暴喜、大喜、狂喜都对人体健康不利。

三、悲忧伤肺

人若过分的忧伤、悲哀就会严重损伤人体肺脏功能。

悲，是指悲伤、悲痛、悲哀，如幼年丧母、中年丧偶、老年丧子，或者是失恋，或者是丢失了心爱的珍贵的物品，或者是遭劫受灾等，都会感到非常难过和伤心，伤心到极点便会变成沮丧和绝望。总之，悲的产生与失去所追求、所盼望的事物和目的有关，悲哀的程度与失去的事物的价值有关。若悲哀太甚，可致心肺郁结，意志消沉，正如《黄帝内经》所说：“悲则气消。”悲痛欲绝，还能引起昏厥或突然死亡，容易悲伤的人，比其他人更容易得癌症或别的疑难重症。

忧，是指忧愁、苦闷、担心。表现在情绪上，失去欢乐，悲伤恸哭，气怯神弱。轻者，愁眉苦脸、闷闷不乐、少言少语、忧郁寡欢、意志消沉、独坐叹息。重者，难以入眠、精神萎顿或紧张、心中烦躁，并会导致咳喘、呃逆、呕吐、食呆、失眠、便秘、阳痿、癫痫等症，甚至诱发癌症或其他疑难重症。俗话说，“多愁多病，越忧越病”“忧愁烦恼，使人易老”“愁一愁，白了头”。

四、大怒伤肝

人若大怒，暴跳如雷，可损伤人体肝脏功能。

怒，指暴怒或怒气太盛。它是由于某种目的和愿望不能达到，逐渐加深紧张状态，终于发怒，可表现为暴跳如雷、拍桌大骂、拳打脚踢、伤杀人畜、毁坏器物。轻者会肝气郁滞，食欲减退；重者便会出现面色苍白、四肢发抖，甚至昏厥死亡。《三国演义》中周瑜是一位“雄姿英发”的帅才，但好生气发怒，被诸葛亮“三气”之下，大怒不止而死。

当然，若轻度的发怒，有利于压抑情绪的抒发，有益于健康。

五、思虑伤脾

人若思虑过度，就会严重损伤脾的功能。

思，是集中精神考虑问题，但思虑过度也会导致多种病症，其中最易伤脾。脾胃运化失职，则食欲大减，饮食不化，故中医有“思虑伤脾”之说。据《吕氏春秋》记载，齐闵王因为思虑过度，损伤了脾胃功能，以致积食内停，久治不愈，后经文挚用激怒的方法，令其吐出胃中积食而告愈。现代医学研究证实，长期从事脑力劳动，大脑高度紧张的知识分子，易患心脑血管疾病和消化道溃疡病，这和中医学的“思虑损伤心脾”的理论是一致的。

第三节　忽视“亚健康”

对亚健康状态的忽视，是当代人们养生的一大败笔。

一、认识“亚健康”

人体的健康可分为三个阶段

第一是健康阶段。中医与西医的健康标准不完全相同。西医认为：只要体检时的各项检查数据或细胞和组织器官的形态结构都正常，就可以说身体是健康的；而中医对健康的标准往往是用“症”来判断，也就是说在某一时刻的具体表现和感觉。中医认为，只有人体的五脏六腑的功能都正常，即机体达到“四平一顺”（“四平”即阴阳平衡、出入平衡、动静平衡和心理平衡，“一顺”即五脏六腑功能顺通安和）的状态，机体才能称之为健康。这和世界卫生组织倡导的人类健康的“四大基石”比较接近。健康的表现如下：①能吃能睡，气色好。②心情愉快，精神好。③应激能力强，对不良情况适应能力好。④耐受疲劳好。⑤抵抗一般疾病好。

第二是未病阶段。中医健康的第二阶段就是未病阶段，也就是身体刚刚开始感觉不舒服，但是还没有发生组织细胞的结构损伤和数据变化，只是感觉上和功能上的异常阶段。这个阶段就是我们现在西医所说的亚健康。亚健康的人是处于疾病与健康状态之间的人，他们和健康人差不多，同样能工作、能生活，然而他们却不知自己已经不是健康人了。亚健康有三个下降：①生命活力下降（包括应激力、抵抗力、适应力）。②生理本能（食、眠、性）下降。③心理承受能力下降。

如果能在这个阶段加以干预，将会起到事半功倍的效果，身体会向健康转变。一旦错过这个时机，就会病到临头了。

第三是已病阶段。其机体的组织细胞的机构、功能、组成都发生了改变，也就是西医所说的疾病阶段。到了已病后，患者就剩下积极配合医生治疗的份儿了。

《素问·四气调神大论》曰：“是故，圣人不治已病治未病，不治已乱治未乱，此之谓也。夫病已成而后药之，乱已成而后治之，譬犹渴而穿井，斗而铸锥，不亦晚乎？”

在身体处于健康阶段进行养生保健，预防疾病的发生，保持身体的持续健康。在身体处于亚健康状态时，积极进行康复调控，促使“亚健康”向健康转化，而不是向疾病发展。在身体处于疾病的早期，就早期发现，早期治疗，将疾病扼杀在摇篮中，而不使之恶化和转移，是我们要特别注意的一个问题。

二、中医诊断亚健康

（一）心脏导致的潜变

如一反往常，稍累就感到心慌气短，或止不住的兴奋激动、出汗都应警惕是否为心的阴阳平衡，是否暗伏着心病和内分泌失调。

（二）肝脏导致的潜变

如渐渐出现生机不振，易疲劳，精神萎靡，情绪低落，肝区不适或头眩头晕，烦躁易怒时有发生，都应考虑是否已是肝阴阳失调的病态平衡，内里可能已潜匿着肝病、高血压、内分泌失调等潜病。

（三）脾脏导致的潜变

如渐渐出现饱食后头眩，或食后腹胀，或出现不明原因的多食，就应考虑是不是脾的阴阳失调引起的病态平衡。就要检查是否有糖尿病，内分泌紊乱的存在。

（四）肺脏导致的潜变

如出现不明原因的动则气短、咳而乏力或气粗、咳声洪亮，都应考虑是否是肺阴阳失调的病态平衡，背后可能有肺病、气管炎、肺胀（肺气肿）等潜病已在暗暗进展着。

（五）肾脏导致的潜变

如发现不明原因的疲劳、怕冷、尿频、抑郁要考虑是肾阴性失衡的信号。莫名其妙地出现体胖汗多、兴奋、性欲、食欲亢进，也要注意是否是肾阳性失衡，内里可能隐伏着内分泌紊乱（降低或亢进）或肾病等，就应就医。

三、亚健康的状态

中医认为“亚健康”状态的产生，主要是由于脏腑功能失调，导致虚、郁、湿、瘀、痰等。其基本证候由心脾两虚、肝郁脾虚、脾虚湿困、脾气虚弱等内在原因引发的：浑身无力、容易疲倦、头脑不清爽、思想涣散、头痛、面部疼痛、鼻塞眩晕、起立时眼前发黑、耳鸣、咽喉异物感、胃闷不适、颈肩僵硬、早晨起床有不快感、睡眠不良、手足发凉、手掌发黏、便秘、心悸气短、手足麻木感、容易晕车、坐立不安、心烦意乱、视力下降、眼睛干涩酸胀、性生活满意度低、疼痛、入睡困难、早醒、睡眠质量差、烦躁易怒、精神不集中等无器质性病变的功能性改变。也称人体的第三状态或“灰色状态”。其主诉症状多种多样，又不固定。最近世界卫生组织提出，要实行“预防性健康策略”，这就是要重点防治亚健康。

四、生活中导致亚健康出现的因素

生活中导致亚健康出现的因素，主要是生理、心理和社会适应三个方面。

(一) 亚健康生理方面的表现

1) 心血管系统症状表现为经常感到心慌、胸闷、憋气、心前区不适。

2) 消化系统症状表现为见到饭菜没有胃口，有时觉得饿，但不想吃饭，有时腹胀、便秘或腹泻。

3) 呼吸系统症状表现为有时气短、干咳。

4) 泌尿生殖系统症状表现为有时尿频、尿急、腰疼等。

5) 神经系统症状表现为经常头晕头痛、记忆力差、全身无力，特别容易疲劳，注意力不集中，有时总感到喉中有痰咳不出来。

6) 骨关节症状表现为经常感到腰酸背痛或者浑身不舒服。

7) 睡眠状况表现为想睡睡不着、睡着睡不深、睡沉睡不久、睡久睡不安、噩梦纷纭等。

(二) 亚健康心理方面的表现

1) 总感叹“活得累”“特别烦”“精力不足”。

2) 总觉得什么事情都提不起兴趣。

3) 总愿意独处，郁郁寡欢，不愿意和他人交流。

4) 总有恐惧感，担心工作做不好，担心领导不满意，担心失业。

5) 精神打击是走向亚健康低谷的催化剂。

(三) 亚健康社会适应方面的表现

1) 工作效率下降，总感到力不从心，不能承担和完成相应的社会角色，工作、学习存在困难。

2) 人际关系紧张，难以进行正常的社会交往，家庭关系不和谐。

3) 超负荷工作，如加班加点后又失于调理，常是导致亚健康的元凶。

4) 营养不良、饥饿、睡眠不足也是引起亚健康的杀手之一。

五、亚健康的危害

由于人体有着惊人的适应力和代偿能力，所以，即使长期处于病态平衡也发觉不了。这样就会掩盖了一些疾病，等到发现时，已进入晚期。这样就告诫我们亚健康如不能阻截，就会向潜病进展，最后显现为疾病，其阴阳病态平衡，就会由轻度变为重度，于是疾病显现，身体情况恶化。所以亚健康不是健康，它的后面危机四伏！

（一）亚健康是一种轻度病态平衡

神奇的人体具有令人震惊的自调能力，亚健康就是自调的结果。中医认为人体内阴阳要维持在一种平衡状态下，人才能健康，如果阴阳平衡失调，就会出现疾病。如果把阴阳勉强维持在一种平衡状态下就叫病态平衡，而轻度的病态平衡就叫亚健康。

（二）病态平衡分为阴性病态平衡及阳性病态平衡两种

1）阴性病态平衡，本质属虚，病机是阴盛阳虚，属反应低下状态。特点为易疲劳，感到活得很累，但仍能坚持工作。情绪有些低落，对周围发生的事不感兴趣，情绪高涨不起来，注意力不集中，莫名其妙地变得有点呆板，工作效率下降，对疾病抵抗力下降，变得好生病、好感冒。生理本能下降，食欲、睡眠及性事都有些低落，又找不出原因。

2）阳性病态平衡，本质属实，或虚中夹实。病机以阳亢或阴虚阳亢为主。特点为精力旺盛，精力不明原因地旺盛起来，易激动，情绪常处在莫名其妙的高涨状态下，思维活跃，自己感到大脑灵活起来了，免疫力忽然变得“好”了起来，暂时也不生小病了。生理本能亢进，食欲、睡眠及性事都明显增高，而且不知道为什么。

第四节　轻视对危害的避让

养生与避免危害是相辅相成的。事实上对于避让危害，可以说是人人知道，但概念模糊。这也是中医养生所认定的一大败笔。

一、饮食中的隐性危害

过甜、过酸、过苦、过辣、过咸，这五种食味充塞形体，那么生命就受到危害了。过喜、过怒、过忧、过恐、过衰，这五种情绪和精神交接，那么生命就受到危害了。过寒、过热、过燥、过多风、过多雨、过多雾气，这六种自然界气候的异常变化扰乱了体内的精气，那么生命就受到危害了。所以凡是保养身体，不能不知道这个根本。

凡饮食，不要强求多吃肥腻丰味的食物，不饮过多烈性的酒，这些是致病的开端。饮食能按时有节制，身体必然没有灾祸。凡饮食的规律，要不饥不饱，目的是要五脏得到安宁。口吃食物一定要使食物甘美，进食时使精神调和，借助它用精气促进运化食物，使躯体百节舒畅，能吸收受纳水谷精气的滋养。吃的时候必须小口细咽，姿势要端正，不要暴饮。

二、环境中的隐性危害

（一）气候恶劣的自然环境

有些地区天生气候恶劣，例如沙漠地区、热带雨林地区以及南北极寒冷地区，这些地区或者干旱无雨，或者高温多雨，或者寒冷干燥，这些都是养生的负面条件，不利于养生的进行。

（二）缺乏某些微量元素的自然环境

有些地区，尤其是山区，往往会缺乏人体所必需的微量元素，如果长期在此类地区生活，就会导致体内微量元素缺乏，使人体患病。

（三）具有有害放射性物质的自然环境

有些地方含有的矿物质具有放射性，能够导致贫血、白血病、癌症等疾病的产生。

（四）自然灾害较多的自然环境

有些地方看似风平浪静，却是地震、洪水、泥石流、海啸的高发区域，这些自然灾害不仅仅会对人体健康造成不良影响，更为严重的是还会威胁人的生命。

三、大环境的隐性危害

随着科学技术的发展以及现代化程度的提高，人们改造自然的水平也在不断提高，但是有些规划者在经济发展中缺乏远见性，过于盲目、急于求成，违背了自然规律，造成环境污染。环境污染成为威胁人体健康的杀手之一，环境污染主要包括水污染、大气污染两类。

（一）水污染

水污染主要是由于人们将污染物排入江河湖海中引起的，被污染的水中含有大量的对人体有害的物质，如果人们长期饮用被污染的水，就会出现腹泻、中毒、癌症等病症。

（二）大气污染

大气污染主要是由于能源的过度利用造成的，被污染的大气中含有二氧化硫、二氧化碳、一氧化碳等有害物质。如果人们长期在空气污染严重的环境中生存，易患心血管病、呼吸系统疾病、癌症等疾病。

（三）自然形成的不良居住环境

自然形成的不良居住环境指的是原来就存在的不利于人类居住、养生的居住环境。常见的自然形成的不良居住环境多是自然环境，如地理位置较差、植被较少等。例如，有些人把房子建在山坡下面，如果下雨，大量的水就会顺着山坡流下来，冲刷山坡下的房子，这样，不但会影响房子的质量，还会导致室内湿气过重，因此，会影响人们的身体健康。

四、小环境的隐性危害

人为引起的不良居住环境。主要指的是人的行为使得原来良好的环境发生变化而导致的环境污染，人们常见的不良居住环境主要分为以下几个方面：

（一）绿化带过少

绿化带过少主要发生在城市里。在城市中，随着人口的急剧膨胀，人们对房子的需求也在不断增加。为了满足日益膨胀的住房需求，很多城市大肆毁掉树林、花园、草坪等绿化带，建筑了大量的高楼大厦，这一做法虽然在一定程度上满足了人们的住房需求，但另一方面，也减少了城市中的绿化带。许多居住在城市中的人们打开窗子，放眼望去，全是钢筋水泥，全无绿色。绿色植物是人们生存、生活所必不可少的，它具有净化空气、减弱噪声、调节气候、消灭病菌等积极的作用，一旦城市中缺乏了这些绿色植物，人们的生活质量就会大打折扣。

（二）噪声

噪声是声音的一种，指的是干扰人们正常睡眠、工作、学习和生活的声音，例如马路上的车声、飞机场飞机起落的声音、厂房里机器的轰鸣声等。另外，在有些特殊情景中，原本悦耳的音乐也有可能成为噪音，例如午夜从某个窗子中飘出的钢琴曲即使再优美，也会因为影响人们的正常睡眠而被列入噪音这一行列。

1. 噪声的分类

按照噪声的来源，我们可以把噪声分为工业噪声、施工噪声、社会噪声和交通噪声几种。其中工业噪声、施工噪声的分贝相对较高，而社会噪声、交通噪声的分贝相对较低。

2. 噪声对养生的危害

如果长期在噪声的环境下生活或工作，人们的神经系统、内分泌系统和心血管系统都会出现一定程度的功能紊乱，出现血压升高、神经衰弱、心跳加快、月经不调等病症。另外，人们在心理上也会出现烦躁、抑郁等不良状态。

（三）空气污染

空气污染是影响室内环境的一个重要因素。据专家调查表明，在人们的日常生活中，室内污染往往比室外污染更加严重。

1. 空气污染的来源

室内空气与室外空气从根本说是一体的，因此，如果室外空气污浊，则室内空气的质量也会下降；人们的呼吸是一个吐故纳新的过程，人体通过呼吸把体内大量的二氧化碳呼出，同时还把空气中的氧气吸入体内，这样，室内空气中的二氧化碳就会增多；人们的皮肤、日常生活用品也会散发出不良气体，影响室内空气的质量；再者，刚刚装修过的房子，也含有污染空气的危险分子，在各种涂料、绝缘材料、装潢材料、黏合剂层等装修材料中，含有如高分子化合物等毒性物质，还有一定的挥发性，它们挥发在空气中也会对空气造成污染。

2. 空气污染的危害

如果人们长期在空气受到污染的室内生活，人们的身体健康就会受到危害。例如，如果室内二氧化碳浓度过高时，有些人就会出现过敏反应；如果装潢材料中易挥发的有害物质在空气中达到一定浓度时，就会出现咳嗽、流泪等异常反应，严重的还能致癌。

3. 自然异臭和人工异臭

其中自然异臭指的是自然界生物中的蛋白质被细菌腐败分解所产生的臭气，人工异臭指的是由废水、垃圾、动物饲养、燃料加工厂所产生的臭气。异臭对人体的影响也比较大，它会抑制人的呼吸系统、消化道系统和神经系统功能；使得人们出现呼吸困难、恶心、呕吐、厌食、注意力不集中、烦躁不安等不良症状。

4. 湿气过重

湿气过重在我国南方地区较为常见，而在北方地区则相对较少。无论是潮湿低温还是潮湿高温的环境都不利于人们的养生，如果长期生活在潮湿低温环境中，人们容易出现风湿病、心血管疾病、感冒等不良症状。而如果长期生活在潮湿高温的环境中，人们会有浑身乏力、闷热等不良感觉，这会影响人们正常的工作和学习。

5. 光照不足

随着人口的增加，人们的住房也日渐紧张，许多居室的建筑不再坐北朝南，甚至出现了地下室、半地下室等。在此类房间中，光照效果非常差，每天只有很少的光照时间，更有甚者，一年到头不见阳光。室内光照不足不但会影响人的视力，还会引起佝偻病等疾病。

第三章　情志养生康复技术

第一节　情志养生的概述

一、什么是情志

情志是指七情和五志。七情即喜、怒、忧、思、悲、恐、惊七种正常的情志变化。七情分属五脏即为五志。心在志为喜，肝在志为怒，脾在志为思，肺在志为悲，肾在志为恐。

二、什么是情志内伤

七情是人体对外界客观事物的不同反映，是生命活动的正常现象，不会使人发病。但在突然、强烈或长期性的情志刺激下，超过了正常的生理活动范围，而又不能适应时，脏腑气血功能紊乱，就会导致疾病的发生，这时的七情就成为致病因素，而且是导致内伤疾病的主要因素之一，称为七情内伤或内伤七情。故有“惊恐伤肾、过喜伤心、悲忧伤肺、大怒伤肝、思虑伤脾”之说。情志失调可以导致很多疾病的发生，如失眠、月经不调、便秘、郁症等，严重者还会危及生命。

第二节　情志致病的特点

一、直接伤及内脏

惊恐伤肾、过喜伤心、悲忧伤肺、大怒伤肝、思虑伤脾。

其中内容详述请见“第二章的第二节”。

二、影响脏腑气机

《素问·举痛论》曰："怒则气上""喜则气缓""悲则气消""恐则气下""惊则气乱"。所谓"怒则气上"是指过于愤怒，可使肝气的疏泄功能失常，横逆上冲，甚则血随气逆，易使自身性情冲动无度，牢骚频发，烦躁加剧，易引发心动过速，血液循环加快，往往易发生晕厥。所谓"喜则气缓"，是指过度的喜笑，可使心气涣散，精神不能集中，极易使机体交感神经系统超度兴奋，出现幻视幻听，导致心悸失眠。所谓"悲则气消"，是指过度的悲哀，伤心凄凉情绪的反应。可使意志消沉，肺气耗伤，大失所望，悲痛欲绝。所谓"恐则气下"，是指过于恐怖，可使肾气不固，气陷于下，二便失禁，即恐惧心理在异常情况下的应激反应。所谓"惊则气乱"，是指突然受惊，则心中动荡不安，神无归藏，慌乱而不知所措，是一种劣势环境中的心理创伤。

三、影响病情转归

七情不仅是多种疾病发生的原因，而且异常的情志波动对许多疾病的变化转归有着重要的影响。

现代生理学、心理学研究证实，情志活动与直接控制人体生命活动和物质代谢的大脑边缘系统有密切的关系。高兴、欢欣、愉快等积极的情绪能提高整个神经系统的张力，提高脑力、体力、机体的耐受力，使各个器官功能协调一致，增强人的抗病能力。情绪乐观者，可使五脏安和，气机调畅，有利于疾病的恢复；相反，情志波动，可使病情加重或恶化。所以，七情既可以促进病情的好转或痊愈，也可以使病情加重或急剧恶化，甚至引起死亡。如心血瘀阻的真心痛患者，过喜或过忧，可突然发生心前区剧烈疼痛，甚至猝然死亡；肝火犯肺的肺疾患者，每因情志不遂，咳喘加重，甚则出现大咯血等。

在临床中患者疾病演变过程中，若七情受到刺激，情绪波动往往病情加重，而遇有愉快、振奋人心的喜事，患者心情舒畅，身体就康复得快些。

第三节　如何进行情志养生

一、如何防治过喜

（一）提高对过喜危害的认知

在思想认识上，时刻牢记乐极生悲的道理，未喜之时防过喜，过喜之后积极纠正治疗过喜。

（二）以静制喜

养神百法静为先，清静养神是中医养神的重要手段之一。平素要使自己的情志处于一种自然、和谐的中性状态，不偏不倚，恬惔虚无，不为一时一事而过喜，也不为一人一物而动怒，不存非分之想，不图非分之欲，以安定平静的心情对待自己所取得的成绩、所获得的财色、所获得的名誉等，顺其自然，不要得意忘形，以防乐极生悲。

（三）树立忧患意识

我们应正确对待自己已经取得的成绩，看到和别人的差距，要不断地发扬自己的优点，克服缺点，而不必停留在对过去成绩的沾沾自喜上；另一方面，时刻牢记欢乐与痛苦，往往仅一步之隔，两者在一定条件下会相互转化，所以当有令人心情愉快欢乐的事情发生后，应结合自己的身体状态、年龄因素等，克制过度兴奋，以防诱发各种疾病。

（四）以恐胜喜

中医学认为，喜为心志，恐为肾志，因水能克火，而心属火，肾属水，所以可用肾之志——“恐”来治疗内心之志——“喜”引起的各种疾患。当然，以恐胜喜，须掌握恐的程度不能太过，以防反过来造成“过恐”的情志危害，得不偿失。

二、如何防治大怒

（一）提高对大怒危害的认知

正确对待各种挫折，每个人的一生都会遇到挫折，不要动辄发怒，时刻牢记过怒的“副作用”。

（二）学会忍怒

平时注意培养对怒的忍受能力，这样在遇到突然的、重大的挫折时，便不致过怒而伤身。古代养生家就曾有“百战百胜，不如一忍；万言万当，不如一默”的经验之谈。

（三）学会泄怒

心有不平之事，应设法宣泄掉，以防悲愤进一步加剧。可向知己、亲朋倾诉自己的委屈，求得别人的开导和安慰；或者大哭一场，也能减轻心中的郁闷情绪；或者面对着沙包、人的头像猛击几拳，也可达到松弛神经的目的。

（四）学会移怒

不要让自己的情绪一直陷在愤怒之中，学会将情绪从愤怒中转移。在发怒时，强制自己去做一些平时感兴趣的事，如唱歌、看电影、听音乐、散步、做操等，使头脑冷静下来；还可以有意识地转移话题等。

（五）化怒为力量

如能化怒为力量，不仅能消除不良的情绪，而且也能为社会做出有益的贡献。

（六）以悲胜怒

中医学认为，怒为肝志，悲为肺志，因金能克木，而肝属木、肺属金，所以可用“悲”来治疗各种因“怒”引起的疾患。

三、如何防治惊恐

（一）提高对过恐危害的认识

灾祸是客观存在的，而恐惧是一种本能的反应，产生恐惧反应的目的是告诉机体尽快对所遭遇的威胁采取有效的措施，迅速摆脱、逃避这种伤害，恐惧本身不能解决问题，所以应正确面对各种威胁。

（二）培养果敢精神

平素应注意培养自己的果敢精神，遇事不要优柔寡断，树立辩证唯物主义思想，破除迷信，避免各种人为的紧张恐惧。

（三）学会避恐

对于患高血压、冠心病、失眠等疾患的人，应注意避免各种恐怖因素。如不要观看带有恐怖画面的电影电视，不要一个人夜晚独处，不要攀登高山等。

（四）以思胜恐

中医学认为，恐为肾志，思为脾志，因土能克水，而肾属水、脾属土，所以可用脾之志——“思”来治疗各种由肾之志——“恐”引起的疾患。

四、如何防治思虑

（一）要提高对过思危害的认识

忧思太过则伤身，应走出高期望的心理误区。

（二）有张有弛

经常参加一些有益于身心健康的社交活动和文体活动，广交朋友，促膝谈心，交流情感。根据个人的兴趣爱好进行各种活动，诸如读书、唱歌、绘画、弈棋、集邮、养花、垂钓等，促进身心健康，放松思想，劳逸结合，张弛有度。

（三）广闻博览多请教

有时对于自己冥思苦想不得其解的问题，也许请教别人往往能豁然而解；亦可通过其他学科的知识，使其迎刃而解，而有效地避免自己陷入“过思”之中。再如，当你受了委屈时，通过向家人或朋友倾诉，往往也可在他们的劝慰后，心里的不平感能减轻，而避免自己“一直想不通”

（四）主动解脱

对于身边不好解决的事务，既要积极思索，又要防止思虑过度。在适当的时机，当机立断，果断结束思虑，以免愁绪不断，愁丝缠身。

（五）以怒胜思

中医学认为，思为脾志，怒为肝志，因木能克土，而脾属土、肝属木，所以可用肝之志——“怒”来治疗各种由脾之志——“思”引起的疾患。

五、如何防治悲忧

（一）要提高对过忧危害的认识

正确面对那些令人担心、忧郁、愁闷的事情。既然痛苦忧愁在人的生命旅途中谁都不能避免、无法逃避，我们如果仍一味地沉迷其中，不但于解除问题无益，反而会进一步造成身体的损害。

（二）化悲痛为力量

痛苦与忧愁，虽可伤害人，但亦可磨难成就人。有人说，痛苦也是人生的一笔宝贵财富，关键就在于你如何面对它。

（三）助人为乐

越来越多的医生相信，教会患者帮助别人，往往可使他们早日从病痛导致的忧伤中走出来。

（四）移情山水

当你在忧伤痛苦中无法自我摆脱时，不妨外出旅游，投身于大自然的怀抱，移情于山水之中，往往能帮助你走出痛苦。寄情山水，对遭受挫折、情绪消沉的人，是一种良好的宣泄郁闷的渠道，是一剂排忧解烦的良药。

（五）知足常乐

许多忧伤，是因人对于名誉、地位及物质利益等私利看得太重引起的。因此，人们凡事应循其自然，不要过分追求，不贪、不躁、不妄，以理收心，凡事知足，抑目静耳，如是则诸多忧愁便会与你无缘了。

（六）以喜胜忧

中医学认为，忧为肺志，喜为心志，因火能克金，而肺属金，心属火，所以可用心之志——“喜”来治疗肺之志——“忧”引起的各种疾患。

第四章　雅趣养生康复技术

第一节　雅趣养生的概述

各种富有情趣的娱乐活动，如琴棋书画、花木鸟鱼、旅游观光、艺术欣赏等，是通过轻松愉快，情趣雅致的活动，在美好的生活气氛和高雅的情趣之中，使人们舒畅情志、怡养心神、增加智慧、增强体质，寓养生于娱乐之中，从而达到养神健形，益寿延年的目的。这种养生方法称之为雅趣养生。高雅的情趣活动，主要有音乐、弈棋、书画、鉴赏、垂钓、花鸟、旅游、品茗等，皆具有很重要的养生功能。

雅趣养生强调养生娱乐活动不仅要有“趣”的环节，还必须要有“雅”的取向。仅拘泥于“乐”，纵乐过度，不仅不是“养”生，还可能是“害”生。从事各种娱乐活动，必须掌握“养”和“害”之间的度，“雅”就是强调以一种高雅的情趣来规范日常的娱乐活动。

雅趣养生康复活动有别于一般娱乐活动，其特点是具有养生康复的治疗意义，正如《群经音辨》说：“乐者，治也。”雅趣养生康复技术是康复医学独特的疗法，也是提高康复患者精神生活质量，“得享康福”之乐的重要内容。

第二节　如何进行雅趣养生

一、音乐养生

音乐养生是指通过聆听音乐，使人的精神状态、脏腑机能、阴阳气血等内环境得到改善，从而调养身心，保持健康的养生方法。

琴棋书画古代称为“四雅趣”，琴居四雅之首，是各种美妙乐声奔流飘逸出来的工具，说明在修身养性方面，音乐最有力量。一曲活泼欢快的乐曲能使人振奋精神，激发情趣；一首优美雅静的乐曲却让人畅志舒怀，安定情绪；而一曲悲哀低沉的音乐，能催人泪下。说明音乐可用来调节心理上的不平衡状态，对于人的心理具有重要的养生意义。

（一）养生机理

《黄帝内经》探讨了音乐与人体生理、病理、养生益寿及防病治病的关系，认为角为木音通于肝，徵为火音通于心，宫为土音通于脾，商为金音通于肺，羽为水音通于肾，阐明了五音、五脏和气的运动的内在联系。人体机能有许多规律的振动，人的脑电波运动、心脏搏动、肺的收缩、肠胃的蠕动等都有一定的节奏。当人患病时，体内节奏处于异常状态，选择适当的乐曲，借音乐产生的和谐音频，可使人体各种振频活动协调，从而有益于保持和恢复健康。

（二）养生要领

心：徵调式乐曲调心，心为五脏六腑之主，精神之所舍。如果生活和工作压力大、睡眠减少以及运动过少等不良因素长期作用，就会伤害心气，引起心慌、胸闷、烦躁等症状。微调式乐曲活泼轻松，代表曲如《紫竹调》，其对调理心脏功能有较好效果。

肝：角调式乐曲调肝。如果长期被一些烦恼的事情所困扰，会逐渐引起肝气郁结，产生抑郁、易怒、乳房胀痛、痛经、眼部干涩等症。角调式乐曲亲切爽朗，代表曲如《胡茄十八拍》，欣赏该曲，有利于平调旺盛的肝气，起到疏理肝气的作用。

脾：宫调式乐曲调脾。脾胃为后天之本，气血生化之源。饮食不节、思虑过度等常损害脾胃之气，产生腹胀、便糖、口唇溃疡、肥胖、面黄、月经量少色淡、疲乏、内脏下垂等。宫调式乐曲悠扬沉静，代表曲如《十面埋伏》。在进餐期间，或餐后一小时内欣赏这类乐曲，有助于调节脾胃功能。

肺：商调式乐曲调肺。肺主气，司呼吸，主管人体气体交换，与环境直接相通。环境污染，空气质量下降，各种病邪容易袭肺，引起咳嗽、咯痰、鼻塞、气喘等症状。商调式乐曲高亢悲壮，铿锵雄伟，代表曲如《阳春白雪》。在这类音乐旋律中，不断调理呼吸，能起到调补肺气、促进肺脏宣发肃降的作用。

肾：羽调式乐曲调肾。肾藏元阴元阳，是人体精气的储藏之所。当人体精气较长时间耗损，会产生面色晦暗、形寒肢冷、小便清长、腰酸膝软、性欲低等现象。羽调式乐曲清纯，如行云流水，可调理肾气。代表曲如《梅花三弄》，欣赏此类乐曲，可以促长肾中精气。

（三）注意事项

要达到比较好的养生效果，首先应当营造一个良好的环境。最好能选择静谧、优雅、空气清新的地方，泡上一杯茶，排除心理上的紧张烦乱情绪，使用高保真音响播放音乐。只是在不得已情况下，可利用随身听，用封闭式耳机来欣赏音乐。

选择适当的乐曲，在起床、午休或就寝时，用作背景音乐，闭目养神，静心体味。最好能在比较固定的时间段，让音乐有规律地对身体机能产生作用。需要的是坚持不懈的恒心，才能收到效果。

欣赏音乐时，音量的大小，对人体的良性作用只有很小的区别，但太大的音量具有不良作用，甚至变成一种噪声，给身体带来不适。

不同体质、不同身体状态的人对音乐的感受不同，除五音选择外，音乐种类的选择主要根据自己的体验。当聆听不同音乐的时候，某种音乐能让欣赏者感到身心舒畅，能很快地调整心情的时候，一般来说，那就是比较适合身心需要的音乐。

还需注意空腹时忌听进行曲及节奏强烈的音乐，会加剧饥饿感；进餐时忌听打击乐，打击乐节奏明快，铿锵有力，会分散对食物的注意力，影响食欲，有碍食物消化；生气忌听摇滚乐，怒气未消又听到疯狂而富有刺激性的摇滚乐，会火上加油，助长怒气；睡眠时上面几种音乐也不宜，会使人情绪激动，难以入眠，特别是失眠人群，更不宜听这类音乐。

二、弈棋养生

弈棋养生是指人们在对弈的过程中，享受弈棋的乐趣，使人的精神情绪专一宁静，从而使脏腑机能、阴阳气血等内环境得到改善，达到调养身心，保持健康的养生方法。弈棋不仅是智力竞赛，更是有利身心，延年益寿的娱乐活动，是一种良好的养生之道。

中国棋类有很多，如围棋、象棋、军棋、跳棋、五子棋等，民间还有很多简约的棋法，如打三棋等。有些棋法很繁复，需要较长时间的学习练习，或研究前人的相关著述，才能达到一定水平；如围棋、象棋。而军棋、跳棋、五子棋类则比较简单易学，适宜于普通大众娱乐。

（一）养生机理

弈棋需要精神专一、凝神静气、意守棋局、全神贯注、消除杂念、谋定而动、谈笑之间决胜负，可起到气功练习中的调息、吐纳作用，从而有益于健康，培养良好的性情。棋局变化使人精神有弛有张，神凝则心气平静，专注则杂念全消。棋局的变化，又可以锻炼人的应变能力，既是一种休息、消遣，也是一种益智养性的活动。下棋是一种积极的脑力活动，棋盘上瞬息万变的形势，要求对弈者全力以赴，开动脑筋，以适应不同的棋局变幻。两军对垒，这是智力的角逐，行兵布阵，是思维的较量。经常下棋，能锻炼思维，保持智力聪慧不衰。特别是中老年人，经常弈棋可以保持活跃的脑神经活动，防止老年性痴呆。与棋会友，切磋技艺，能增进朋友之间的往来，特别是中老年人，下棋作为一种活动，还可使人精神愉快，有所寄托，使身心舒畅。

（二）养生要领

首先要选择良好的下棋环境。一盘棋的胜负，往往难以在短时间内决出，对弈双方会较长时间处在单一环境中，因而要选择良好的环境，以使身心舒适。一般来说，可选择在棋室或家中对弈，这样能方便地获取茶水、点心等，增加对弈舒适度。若在户外对弈，夏天可在树荫之下，凉爽而不受暴晒；春秋季节宜选择风小之时，避风、避寒而弈；冬天应避免在户外对弈。

其次要选择水平相当的棋友。下棋既是一种雅趣，也是一个学习提高的过程，因此与水平相当或稍高的棋友下棋，才能更好地提高自身的棋艺。若总是与水平低的棋友下棋，胜利得来太易，对棋的热情反而会很快消退。

再者，利用棋局间隙活动身体。在对弈过程中，双方往往都会长时间处在一种姿势，直至棋局结束，这样不利于周身气血的流通，尤其对于深蹲或坐低凳弈棋的人，骤然站起会引起直立性低血压，老年人甚至会因此而危及生命。所以弈棋期间，可在等待对方落子的间隙起身稍做活动，以流通气血。

（三）注意事项

下棋固然是有益的活动，但不掌握适度，以致废寝忘食，反而有损于健康，故而应注意以下几点：

1. 饭后不宜立即弈棋

饭后应稍事休息，以利于对食物的消化吸收。若饭后立即面对棋局，必然会使大脑紧张，减少消化道的供血，导致消化不良和肠胃病。

2. 棋局间要适度活动

下棋时间要适度，要注意活动肢体，适当地站立、伸腿，活动颈、肩、腰、臂，保持良好的气血循环。坐的时间过长会使下肢静脉血液回流不畅，出现下肢麻木、疼痛等症。

3. 不要得失心过重

两军对垒，总会有输有赢，不要因为棋局的输赢而过分激动或争强好胜，要有一笑对输赢的宽阔胸怀，不计较得失，以探讨技艺为出发点和目的，才能心平气和。过度激动对老年人十分有害，往往可诱发中风、心绞痛。

4. 不要挑灯夜战

老年人生理功能减退，容易疲劳，且难以快速恢复，若夜间休息减少，身体抵抗力下降，容易发生疾病。

三、书画养生

书指书法，画指绘画。书画养生是通过凝神静气、心神专注于书法绘画中，用以陶冶性情、活跃心智、愉悦心理的一种养生方法，是传统的养生方法之一。

中国书画，特别是书法，是汉字独有的艺术，是具有浓郁民族特色的艺术表现形式。汉字的书写不仅仅是一种表意的方法，而且通过对字的不同书写手法，形成了一种独特的艺术形式。几万年传承的书法，无论楷书、行书，还是草书，其神韵、美妙都足以令人神往。无论是临摹习字，还是信手挥毫，都能让人有一种心旷神怡的良好心境。在生活中经常练字或作画，融学习、健身及艺术欣赏于一体，是养生的良好途径。

（一）养生机理

书画可调血气，通经脉。写字作画必须集中精力，心正气和，灵活而协调地运用手、腕、肘、臂等部位，从而调动全身的气和力。这样，身体内气血畅达，五脏和谐，百脉疏通，机体各部分功能得到调整，大脑神经兴奋和抑制得到平衡，精力自然旺盛。

书画活动可以静心宁神，使心理达到平衡。书画作者在创作过程中往往注意力高度集中在构思上，运笔时呼吸与笔画的运行自然地协调配合，形成了精神、动作、呼吸三者的和谐统一关系，对人的身心健康、神经系统和心肺等脏腑均能起到调节作用。作画习书必须用意念控制手中之笔，绝虑凝神，志趣高雅，便能以“静”制“动”，消除紧张而变得遇事沉着。

书画创作又是一个培养高尚情操的理想行为。在书画创作中体现出来的高尚情操古人称“书卷气”。这种书卷气又使书画娱乐的境界提高，从而增强了书画养生中的智慧含量和解郁力量。

书画也是一种防病、治病的手段。在心理方面，楷书能除烦，隶书使人恬静，行草给人激情，所以，有人称书法是纸上进行的气功和太极拳。写字要求凝神静虑，集中精力，心平气和，意沉丹田，气运形体，灵活自如地运动手、腕、臂以至全身，这就会自然地通融全身的气血，使体内各部机能得到调整，促进血液循环和新陈代谢。

（二）养生要领

习书作画要头部端正，两肩平齐，胸张背直，两脚平放，这样才能使全身松紧有度，才能在书画时养成良好的习惯，也不至于太疲倦。

作为一种养生方法来习字绘画，要有规律地进行，最好制定并遵照一个时间表，按规划从事这一艺术，坚持下来，才能取得书画技艺方面的提高，又有养生延年方面的收获。

作书绘画必须要保持平静的心态，烦躁激动都难以入静，起不到养生的效果。中国书画都特别注重追求意、气、神，意指意境，气指气势，神指神韵。既要求书画时要静息凝神，精神专注，也要求全神贯注于笔端，令作品体现出自身的气势和神韵。习书时心要完全静下来，排除一切杂念，思想高度集中。

（三）注意事项

劳累之后或病后体虚，不必强打精神，勉力而为，本已气虚，再耗气伤身，会加重身体负担，不易恢复。

大怒、惊恐或心情不舒，不宜立刻写字作画。此时气机不畅，心情难静，很难写出好字、绘出好画，会使情绪更糟，影响身体。

饭后不宜马上写字作画。饭后伏案，会使食物壅滞胃肠，不利于食物的消化吸收。

四、品读养生

品读养生是指以读唱为主要方式的养生方法，包括品读诗文、吟诵歌赋、品鉴书画、学唱戏曲等。

人类在几千年的历史中积淀了无数的文化精品，是用来进行养生品鉴的优秀资源。品鉴它们能增长智慧、涵养德行、陶冶情操、优化生活，归根到底就是养心。在养心这一基点上，传统诗书词画就和养生有共同的渊源。

传统文化都是以书为载体（包括画卷）的，书是人们品鉴文化的主要方式。古人说“书香”，把读书人脱尘出俗的气质称为“书香气”，把喜爱读书的人家称为“书香门第”，把喜爱读书的国家称为“书香国度”。要培养自身高尚的气质，多读书、读好书是非常有效的方法。

（一）养生机理

读书具有养心怡神的作用。中华民族养生理念中最重要的一点是“养神”，很多养生家都认为养神重于养形。古今各种优秀的文化成果，无论是诗词、书画，还是散文、小说，那些深远的意境、优雅的情趣、激扬的精神、精深的哲理，都能使人沉醉，在心理上获得不同感受，不断提高自身的心理素养。

读书能激励心智。健康的身体需要有健康的心态、良好的素质，很重要的途径就是品读欣赏古今的文化成果。平常欣赏阅读大量的书画诗词的人，多会保有优雅的精神气质和良好的精神境界，就是得益于此。

读书能调整情绪。一书在手，受苦而不悲，受挫而不馁，受宠而不惊，如闲云野鹤，能保持着一种雍容淡雅、潇洒达观的境界。

读书可延缓衰老。中国古代养生家认为，书卷乃养生第一妙物。人的衰老，首先是脑的衰老。大脑用则进，不用则退。读书可使脑功能得到锻炼，延缓大脑衰老，有助于预防老年性痴呆，进而延年益寿。

（二）养生要领

对于每一个人来说，品读欣赏书画都是一个需要终身矢志不渝的工程。但从养生的角度来品读欣赏书画，则需要掌握一些要领。

1. 有益身心书长读

品读内容需要选择，应当有计划地购置积累积极健康高雅的书籍和画作，培养自己读书、赏画的兴趣爱好，有益身心的书画应当包容广泛，不仅仅局限于一种一类，要有书法的鉴赏、名画的品鉴、名著的咀嚼、诗词的韵味，从不同的艺术角度去品味，才能有益于养生。

2. 要读出兴趣、读出营养

优秀的书法作品秀美飘逸、雄浑豪迈，需要细细欣赏；诗词的激扬豪壮、凄婉缠绵，需要慢慢咀嚼；文章的潇洒激越，需要反复领会。养生的读书品画，不能如过眼云烟，蜻蜓点水。一部好的作品，需要仔细品味，反复吟咏，甚至熟读成诵，铭记于心，真正领会到作品的精彩，这样才能读出兴趣，吸取到营养，达到养生的目的。

3. 养成读书品画的习惯

书画欣赏是一种高雅的情趣，并不是所有人都有这样的爱好，大多需要自我培养，持之以恒，才能养成品读欣赏的能力，成为养生的有益方法。特别是老年人，离开了工作岗位，没有规律性的工作做，又多半在生活上静多动少，可以用读书来填补这一空缺，从而养成一种勤读书、善品鉴、会欣赏的习惯，这对于预防很多老年性的生理退化，如老年性痴呆，都是很好的途径。

（三）注意事项

品读具有良好的养生效果，但也要注意正确的品读习惯，否则达不到养生的目的。

1. 建立品读养生的信心

首先，对诗词书画、妙文博论的爱好和欣赏并不仅仅是读书人的专利，要意识到欣赏品读具有养生的良好效果，并不仅仅只是闲来无事的浏览，要选择一些优秀文化成果，细细咀嚼，反复品味，品出了其中的真味，发现了其中的情趣，养成品鉴阅读的习惯，才能登堂入室，取得理想的养生效果。

2. 要选择广泛的品读

内容不要仅仅局限于通俗流行的小说，应该根据养生的要求，唐诗宋词、书法画卷、散文哲学、古今中外各种优秀文化，都应根据自身的条件纳入养生品读的范围，才能广泛获取营养。

3. 养成良好的品读习惯

如制定一个适合自身的品读时间表，持之以恒；饭后不宜立即读书，以防影响消化功能，应先活动一会儿再开始品读，使气血流通；不宜长时间坐着不动，要注意肢体活动；不宜单一进行某一种活动，品读期间要适当地改换姿势，如极目远眺、伸腰蹬腿、听听音乐等，或者穿插施行其他养生方法；注意良好的体位，躺在床上、蹲在马桶上均不宜长时间阅读，容易阻滞气血流行。

五、垂钓养生

垂钓养生是指通过钓鱼为主的野外活动，以得到恬惔凝注、悠闲清爽心境的养生方法。自古以来，垂钓就是人们所喜爱的活动。尤其对久病康复、年老体弱者，是一种积极的修身养性，益智养神的好方法。

（一）养生机理

1. 强身健体

环境优美的大自然，本身就是养生保健的良好场所。垂钓于江河湖畔，空气清新，阳光充足，避开污染，没有噪声，有碧波粼粼的湖光，有苍青翠绿的田园，有利于身体健康。经常呼吸新鲜空气，可引起人体各种相应的良好生理反应；经日光中紫外线照射后，可以增强皮肤和内脏器官的血液循环，促进体内的新陈代谢，可使人获得健美的皮肤、红润健康的面容，有助于保持良好的身体功能。另外，城市噪声已构成环境的严重污染，经常到空旷宁静的水域垂钓，幽静的环境能消除两耳的疲劳，有助于保持良好的听觉功能。

2. 宁神静心

心神的静谧对人体阴阳、气血的运行、调理非常重要。垂钓在青山绿水，薄雾蒙蒙之中，投竿于湖塘江河，眼神贯注着浮漂的动静，心神宁静闲逸，会自然而然地排除杂念，达到静心怡神的功效。因此，垂钓有助于提高生活情趣，活跃各种生理功能，是保持心理健康，防止抑郁、精神沮丧、焦急、暴躁等不良情绪及疾病的好方法。而垂钓归来，精神松弛，心舒体健，又可获得香甜一梦，醒来一身轻松，许多失眠患者通过钓鱼而能安眠就是最好的说明。

3. 移情易性

垂钓环境的清幽，垂钓所需要的专注，守候浮漂的雅致，钓来鱼儿的愉悦，都可以移浮躁于平静，转愤激于悠闲，使人融入自然、净化身心，达到移情易性的效果。

（二）养生要领

1. 气候适宜

最好在天气暖和，气候宜人的时候从事垂钓。太热的天气容易中暑，出汗太多对心脑血管患者均不适宜。

2. 钓友合宜

选择性情脾气相宜的钓友，既可相互照应，又可闲谈交流，于悠闲中获得一份感情的深化。

（三）注意事项

1. 得失心不要太重

垂钓以悠闲娱乐、愉悦身心为主，收获大固然可喜，空手而回也无须失落，把垂钓的良好心境作为最大的成果，才是养生的要领。

2. 把握自身的健康状态

垂钓活动常常需要较长的时间，需要正确估计自身的健康水平，天有不测风云，风雨无常，烈日暴虐，身体需要有一定承受能力，以防意外发生。

尽可能不独钓。孤身独处并不利于垂钓养生，特别是中老年人，无论身体的意外，还是气候环境的突变，都需要相互关照。

六、花鸟养生

花鸟养生指通过培植花卉、驯养鸟兽宠物、养鱼等，达到愉悦身心的养生方法。尽管现代人们居住环境拥挤，很少能拥有供栽花种树的庭院，但在有限的空间里，只要兴趣所在，养花种草、养鸟训宠物，赏心悦目，可锻炼身体、可修身养性。即便在阳台少量养些花草，也可以给生活带来美的享受，绿的生机、花的芬芳，带来好的心情和体魄，别有一番情趣。繁茂的花草还能在家庭中创造一种恬静和快乐的气氛，使人获得精神上的愉悦和享受，消除生活中的单调和烦闷。至于宠物的活泼可爱，亲昵怡人，更能增加生活的气息。

（一）养生机理

1. 调节情绪

现代人的生活环境、工作环境充满压力、竞争，也充斥着空气、食物、噪声的污染，很容易使人烦躁、情绪不稳定，影响正常的心理健康。若能时常在家中侍弄花草，或逗弄鸟儿，或观赏金鱼，或与驯养的宠物嬉戏，可使情绪平静，起到调节心境的养生作用。特别是老年人，手提鸟笼，或遛宠物，在花园、在树荫、在路边花坛，聆听鸟儿的鸣叫，欣赏美丽的鲜花，呼吸清新的空气，能愉悦情志，是非常好的养生方法。

2. 疏通气血

中医认为，一种相对固定的姿势都会影响气血流通，导致人体机能的障碍。看电视、读书、作画、写作，以及其他工作，都需要保持某一姿势，而观花赏鱼，逗弄笼鸟等，既可活动肢体，也可休养视力，转移脑力，使气血流畅，精神松弛。

（二）养生要领

1. 充分利用闲散空间与时间

有私家庭院者应当合理规划，选择种植一些花草树木蔬菜，精心培植，利于欣赏。城市居民在高楼林立中，可在阳台、客厅、露台、屋顶等处，根据兴趣所在，或训宠物，或养鸟，或种花卉，不要让生活了无生气。有了这些，就必须经常去侍弄它们，无形中增加了生活情趣，增加了身体的机会，增进身体健康。

2. 培养观赏逗弄兴趣

对于花卉虫鱼、猫狗宠物，不是任何人都有兴趣。人们应该把这些作为养生的方法，渐渐培养自己的兴趣，经常细心观赏，耐心侍弄，建立和它们的感情，发现它们的灵性。

3. 持之以恒

半途而废的任何养生方法，都起不到养生作用，只有坚持下来，品到个中妙趣，才能深刻地体会到那种途径的养生乐趣和良好的养生效果。

（三）注意事项

1. 顾及家庭成员的适应性

不是所有人都适合饲养猫狗鸟鱼这类宠物，有些人对某种宠物的气味、毛羽过敏，则这类宠物显然不宜在家庭中饲养。如家庭中有小孩子则最好不要养大型宠物或鸟类，以防其受到危害。

2. 要有良好的卫生习惯

一方面要训导好动物的卫生习惯，另一方面需注意预防宠物病，及时清理打扫粪便羽毛，经常进行消毒，以预防宠物可能带来的疾病。养花草时，要注意定期清除花盆内的杂草和植株上的害虫，定期用水喷冲叶片上的灰尘，以保持清洁。

七、旅游养生

旅游养生是通过长距离旅游、远足郊游，以观赏风景、游乐嬉戏的方式，来舒缓心情、缓解压力、恢复精力、愉悦心境。

旅游是一种综合性的养生活动，不仅可以欣赏自然美景、人文景观，又可以锻炼身体、锤炼意志，更可以开阔眼界、拓展知识、舒畅情怀、锻炼身体、增长见识，还是一种有益于身心调养的活动。古人非常推崇远足郊游活动，特别是文人墨客，常悠游于山水之间，激发创作灵感，很多佳句诗作由此而成。尤其是道家、佛家的庵、观、寺、庙，大多建立在环山抱水，风景优美之处，得山水之清气，修身养性。

（一）养生机理

1. 领略自然风光，呼吸新鲜空气

当人们投身于大自然，欣赏领略深山密林、江河湖海、溪泉潭瀑、田园花草风光时，能使人耳目一新；呼吸大自然的新鲜空气，神情为之一爽。新鲜空气主要指含污染物，如粉尘等极少，负氧离子含量高，清新洁净的空气。研究表明，负氧离子含量若$<25/m^3$，人就会头痛、恶心、眩晕、疲劳；含量>1万$/m^3$，人就会因代谢活跃、心情舒畅、精力充沛、食欲增加；>10万$/m^3$，就可用来治疗某些疾病。可见，空气是否清新对人的健康很重要。负气离子在乡村、山地含量较多，海边、瀑布等地含量最多。经常能够去空气新鲜的地方游玩，对人的身体会有好处，既可预防疾病，保持身体健康，又能对某些疾病起到良好的康复治疗作用。

2. 陶冶性情，增长知识

登高望远、临水听涛、濒海观潮、花丛漫步、山谷跋涉、林中暇游之时，广阔无垠的原野、苍翠幽深的崇山峻岭、变幻莫测的云雾、奔腾不息的江河大海，可以使人神清气爽、消除不良情绪。诗人、音乐家、书画家更可以从中找到艺术创造的灵感。所以旅游不但可以陶冶性情，还能增长知识、开阔眼界，既有修身养性的作用，又能提高文化和鉴赏水平。

3. 锻炼体魄

在远足跋山涉水之中，可以活动身体的筋骨、关节，锻炼体魄，使人气血流通、关节灵活、筋骨强健。年老体弱者不必求快求远，可于漫步闲游中获得锻炼。对体胖者，旅行是减轻体重的好方法。

（二）养生要领

1. 郊游为主，适当远游

他乡异国的远游固然很好，但不可能经常进行，最具养生价值的是短距离、短时间的郊游。宜选取较近的田园旷野、江河湖海、林谷幽泉，或一家游乐，或呼朋聚会，以欢愉畅快情绪、呼吸新鲜空气、缓解疲劳、消除压力。

2. 适当的群体活动

群体活动既能沟通情感、相互交流，又可制造出更多的欢乐气氛。适宜的游伴有利于身心愉快感，独自一人的旅游容易产生孤独感，不利于身心健康。

（三）注意事项

1. 劳逸适度，注意安全

过度活动容易影响健康，甚或导致组织器官的损伤。旅游时应注意防范野外环境的不安全因素，另外还得考虑自身的健康因素，如患有心脏病、高血压、神经精神类疾病时，必须注意活动的种类和强度，避免发生意外。

不要做超过自身能力和承受力的攀爬游泳、登高涉险，必须量力而为，不可硬充好汉、争强好胜，特别是年老体弱者，在身体状态不好时，更要倍加小心。

2. 注意季节因素

一般来说，逢春季应顺应自然之生机，踏青便是一项有益活动。夏季天气炎热，若去海滨或森林，则可避暑养气。若旅游外出，也应择时而往，避免太阳直射，尤避免长时间在阳光下暴晒。傍晚时分，泛舟湖上，观赏荷花，能使人顿感凉爽。秋高气爽的季节，是旅游的最佳时候，无论登山临水，还是游览古迹，均不失为惬意的黄金季节。

八、品茗养生

品茗养生是指在品赏茶饮的过程中，享受茶茗的韵味、茶友交流的乐趣、饮茶趣谈的氛围，从而获得养生保健的效果。

茶与咖啡、可可被公认为世界三大天然饮料，而以茶叶的饮用流传最广。世界卫生组织认为，茶为中老年人的最佳饮料。源远流长的中国茶文化堪称世界之最、中华国粹。中国古人就认为茶有十德：以茶散郁气，以茶驱睡气，以茶养生气，以茶除病气，以茶利礼仁，以茶表敬意，以茶尝滋味，以茶养身体，以茶可行道，以茶可雅志。

古人认为真正的喝茶不为解渴，只在辨味，在“品”，体味那苦涩中一点回甘。品茗固然可以独享，但更多的则是茶友的共同品赏，才能品出个中的真味，达到养生的境界。

（一）养生机理

1. 提神醒脑

茶具有提神醒脑的功效。对于健康长寿者来说，饮茶更是功不可没。没有茶，人就难得清醒脱困。所以疲倦、劳累、酒困之后，人们都寄望于饮茶解困、消倦、醒酒。

2. 趣谈养性

品茗养生之“品”，不仅要求细细体会茶中滋味，还包括对饮茶而来的各种有益身心健康因素的体味。品茗养生之乐并不全在于品饮，更在于茶友之间天南海北地聊侃，交流趣谈，从而愉悦身心。作家老舍的《茶馆》以及现实生活中的茶厅茶馆，起意只在提供休闲趣谈的场所，让人们在一杯茶中体味生活、消除烦恼、平静心绪、调整情绪。

3. 祛病延年

茶的本身具有养生保健作用，茶有助消化、降血脂、减肥、利尿消肿、抗菌消炎、抗辐射、防治冠心病、抗疲劳、防癌、抗癌、生津解渴、抗病毒、解毒、抗动脉硬化、保护牙齿等作用，经常品茶，不仅能预防疾病，还能延年益寿。

（二）养生要领

1. 养成饮茶的习惯

很多人不喜饮茶，认为茶水的颜色深暗而会影响皮肤颜色。其实，茶叶的保健作用本身就可以清除皮肤的色素沉着，保持皮肤的正常颜色，有美肤效果。至于茶饮的苦涩，也只是未解其中味，坚持品饮一段时间，习惯之后，就能体会到苦涩之后的甘甜回味，从而得到饮茶之乐。

2. 用茶饮代替其他饮料

茶水含有天然的营养成分，是上佳的饮料。茶叶种类繁多，香味清雅，且绿茶、白茶、黄茶、青茶、红茶等，寒温各具，各类人群均可找到适合自己的茶叶品种，这种特点是其他饮料所不具备的。

3. 邀朋结友共品茗

品茗，最好的方式是与茶友共同品味。无论何种茶，在茶友的共同品赏中，其价值都不尽在饮茶中，而在品茶的乐趣，品茶中的交流。客人来家以茶相待，或邀约于茶馆，一杯茶在手，一边品味茶饮，一边品味人生，吐出腹中牢骚，抒发心胸浩气，可达到舒展情绪的良好效果。

4. 茶具不可或缺

品茗需要特定器具和茶叶。茶叶可根据喜好，无论绿茶花茶，红茶黑茶，均有益于养生。而饮茶还应当配备相应的茶具。江南沿海地区工夫茶的器具非常讲究，品茶也很讲究。内地和北方相对较少使用专门的茶具，但至少要有专用的茶具，最好是陶、瓷杯具，不锈钢和搪瓷杯并不是饮茶的好器具。

（三）注意事项

1. 浓淡适宜

茶的浓淡可根据个人喜好和茶的种类而调整，但不宜过浓，过浓则伤胃。一般来说，干茶一次用3～4克为宜。其中，绿茶用300mL 80～90℃热水冲泡1～3分钟后品饮。可反复加水三次；青茶、红茶用沸水冲泡，为达到最佳的品饮效果，最好使用专门的器具和手法；其他茶类则根据茶叶的各自特性进行冲泡。品茗养生的目的是利用茶叶防病保健，因此重在养成习惯和爱好，日日品饮，渐渐积累养生效果，决不能追求浓茶极苦回甘的口感和快速醒神的作用。

2. 掌握品茶时间

人在饱餐后、睡觉前均不宜喝茶，更忌浓茶，茶对大脑的刺激作用会影响食物的消化，也会影响睡眠。

3. 隔夜茶最好不饮

有人认为茶叶浸泡时间太久，会有过多的单宁酸溶解于茶叶中，对健康不利，也有研究认为并不构成对健康的影响。但不管结论如何，浸泡时间太长，特别是炎夏时节，茶水容易变质，故饮茶以新鲜泡制的为好，特别是隔夜茶，放置时间若过久，则不要饮用。

第五章　沐浴养生康复技术

第一节　沐浴养生的概述

沐浴，不仅有清洁作用，同时根据沐浴的方式不同，祖国医学认为可分别起到发汗解表、祛风除湿、行气活血、舒筋活络、调和阴阳、振奋精神等作用。现代医学认为，沐浴可促进机体体温调节，改善血液循环和神经系统的功能状态，加速各组织器官的新陈代谢，利于强身健体，益寿延年。另外，通过沐浴时的温水浸泡，还能治疗某些疾病。

第二节　如何进行沐浴养生

一、沐浴养生时的注意事项

首先，消化不良，食欲不振时，饭前 30 分钟入浴，用热水刺激胃部，待身体暖和后，再用热水在胸口周围喷水，每冲 5 秒钟休息一分钟，重复 5 次；池浴时，在 40℃以下的热水中泡澡 20～30 分钟，同时进行腹式呼吸，然后用稍冷的水刺激腹部，能促进胃液分泌，提高食欲。

其次，高血压患者在 39～40℃的温水中洗 20～30 分钟，血压可以比洗澡前降低 5～20 毫米汞柱。

再次，肌肉疼痛，脖子僵硬时，在疼痛部位以 40℃左右的热水喷 5 分钟左右。特别是容易疼痛的头、肩和腰部，可边冲边做柔软运动，促进血液循环。

第四，心脏病患者在洗澡时，把胸部以下的部位浸泡在 40℃的温水中 20 分钟，能使末梢血管扩张，增加心脏的血液供应量，以防供血不足，但因人而异，须征求专业医生意见方能使用此法。

此外，便秘患者在洗澡时，用手掌在腹部按顺时针方向按摩，同时腹部一鼓一收大口呼吸，用水淋浴腹部，可治疗慢性便秘病并防治痔疮。

二、不同人群在沐浴养生时的温度要求

（一）老人沐浴 35℃——健康长寿

老年人沐浴时如果水温太高，会引起心跳加快血压升高的现象。但随后又由于全身血管扩张血压下降，大量血液滞留在外周血管，使大脑和心脏等重要器官的血液供应减少。这种血压波动和血液分布改变，对老年人来说是极其危险的，极易发生意外。因此老年人沐浴，应以略低于体温的 35℃最合适。

（二）孕妇沐浴 36℃——优生优育

妇女怀孕后，由于机体内分泌的改变，新陈代谢逐渐增强，汗腺及皮脂腺分泌也会随之旺盛，因此，孕妇比常人更需要沐浴，以保证皮肤清洁、预防尿路感染等。据近代医学研究表明，过高的温度会损害胎儿的中枢神经系统，胎儿出生后可出现智力障碍，甚至可形成胎儿畸形。一般来讲，水的温度越高，持续时间越长，损害越重。所以，怀孕沐浴时水的温度应掌握在与体温接近的 36℃，沐浴时间应控制在 20 分钟内为佳。

（三）少女沐浴 38℃——减肥新方

少女新陈代谢旺盛，水温可偏热，这样能有效促进新陈代谢，将身体汗垢彻底排出。人体每排出一千克汗水，约可带走 540 kcal 热量。夏天，在 38℃的热水里沐浴 10 分钟左右，就可消耗 200 kcal 热量，这样在轻松的沐浴中即可达到减肥的效果。

三、沐浴养生的具体疗法

（一）耐寒锻炼冷水浴

1. 冷水浴的作用

冷水浴——水温低于 25℃而浴，可以增强血管的弹性提高心脏的舒缩功能，减少胆固醇在血管壁的沉积，而有助于增强心血管功能，防止动脉硬化，预防高血压、冠心病的发生。冷水浴还能增强中枢神经系统功能，减缓脑细胞的衰老死亡，加强呼吸器官功能，提高人体抗寒能力，增强胃肠蠕动，提高消化能力，并使皮肤柔润光滑，减少皱纹。

2. 冷水浴的操作方法

冷水浴包括头面浴、擦浴、足浴、浸浴、淋浴、冬泳等多种形式。

除全身冷水浴外，最好取面浴和足浴两种形式，安排在晨间进行，从夏季开始坚持到冬季，不要间断。先浴面，将面部浸入冷水中，用鼻呼气，呼毕抬头吸气，反复几次，再

用毛巾蘸冷水摩擦脸、耳、颈部10次，擦干后用手掌按摩双足心涌泉穴30次。

3. 冷水浴的注意事项

冷水浴主要用于健身，适应范围较广，但有些特殊人群不宜进行冷水浴，如高热患者，皮肤对冷水敏感者，患有严重心脏病、高血压、癫痫的患者；有开放性肺结核或其他严重肝脏、肺部疾病者；患急性、亚急性传染病尚未康复者；风湿病、坐骨神经痛的患者。此外，月经期和孕产期妇女、酒后、空腹、饱食、疲劳或剧烈运动之人，均不宜进行冷水浴锻炼。

（二）发汗祛病温泉浴

1. 温泉浴的作用

温泉浴，又称矿泉浴。中医学认为，温泉多性味辛热有微毒，外浴以除疥癣诸疮毒，并有温通经络，促进毛细血管扩张，加快血液循环，其机械浮力和静压力可起到按摩、收敛、消肿、止痛的功效。其中的化学成分对身体也有药效，如硫可以兴奋神经、消除疲劳，碳酸可以帮助消化，氡能刺激造血、降低血脂；钾、钠能增强心血管功能、调节神经和内分泌，镁可镇静安神。

2. 温泉浴的操作方法

温泉浴的方法很多，较常见的方法有浸浴、直喷浴、运动浴三种。

一般可取全身浸浴法，浸泡15～30分钟，水温应在37～38℃，在水中同时用手轻摩肌体，增其效应。浴后要适当休息，并补充水分，可以每天1次，连续3天，休息1天再浴，20次为1个疗程。出浴时，不要突然起立，以防发生直立性低血压而摔伤。

3. 温泉浴的注意事项

凡一切急性发热性疾病、急性传染病、活动性结核病、恶性肿瘤、出血性疾病、白血病、严重心肾疾病、高血压、动脉硬化者、妇女在经期、妊娠期、急性湿疹、急性皮炎、急性脓皮病、天疱疮、红皮病、剥脱性皮炎、慢性湿疹急性发作、急性淋病等患者均不宜施行温泉浴。另外，在一天内入浴次数过多、入浴时间过长、浴温过高或疗程过长，都是不适宜的，可能有碍健康，或降低温泉浴的效果，均为禁忌之列。

（三）与光对话日光浴

1. 日光浴的作用

日光浴，俗称“晒疗”。研究表明：适度的日光照晒，可以使皮肤血管扩张，促进皮肤的新陈代谢以增进皮肤的功能，使皮肤红润健美。日光中的紫外线，还可以抑制和杀灭皮肤表面的微生物，有助于预防疾病。日晒还可以使皮脂和汗液的分泌增多，保持皮肤润泽，特别是皮肤干燥的人更应接受适度的日晒；能增加维生素D的合成和吸收，有助于骨的生长发育，预防成人骨质疏松症和小儿佝偻病；久见风日，还可以使人堪耐寒热，不致发病。总之，适度的日晒对皮肤的保健和人体健康都是有益的，应养成多在室外活动的习惯，进行充分的日光照晒。

2. 日光浴的操作方法

日光浴的时间，夏季上午 8—10 点，下午 3—5 点，其余三季上午 9—12 点，取卧位或坐位，并不断变换体位，以便均匀采光，每次最多 15 分钟。皮肤要涂防晒霜，要戴草帽和遮阳镜。日光浴也可同运动结合进行。

3. 日光浴的注意事项

1）时间不能过长，在日光浴的过程中不要让皮肤出汗，出汗是日光浴过度的标志；如果皮肤出现明显红肿，为烧灼的表现，要立刻停止日光浴。

2）夏日要防止中暑和日射病，最好戴草帽和墨镜以保护头部和眼睛，如果出现中暑要立刻离开高温环境，并给予相应的治疗；冬天则要防止受凉感冒。

3）气温高达 30℃时不宜进行日光浴，气温低于 20℃和（或）风速高于 3 米/秒时也不宜进行日光浴。

4）日光浴时，水分和盐类消耗明显增多，应随时补充含有维生素和盐的清凉饮料。

5）进行日光浴时不可睡觉或进行阅读，最好闭目养神，也可聊天或收听广播。

6）要密切观察日光浴后的效果。如果浴后精力旺盛，睡眠好，胃口佳，体重增加者为正常反应；相反如果浴后出现食欲减退，头痛、恶心，心悸、失眠、烦躁、神疲乏力，体温升高，皮肤脱屑等则为不良反应，此时应相应减少甚至停止进行日光浴。

（四）休闲养生森林浴

1. 森林浴的作用

森林浴，又称空气浴。在森林中裸露肢体，呼吸森林散发的物质和新鲜空气。森林中的白桦、柏树、雪松、樟树、白皮松都有很强的杀菌能力，森林中的空气清新芳香，富含阴离子，能增强肺功能，改善心肌营养，促进新陈代谢。优美的景色，又能改善人体的精神，放松紧张心态。森林浴宜同散步、慢跑、做操相结合。

2. 森林浴的操作方法

森林浴一年四季皆可，但以夏秋两季最合适。这时的太阳辐射强，树木的光合作用好，森林中的气温，湿度也十分适宜人体的生理要求。而一天之中，早晨并不是进行森林浴的好时机，因为这时空气中负氧离子含量较低。进行森林浴最为合适的时间是在下午 4 时，因为此时阳光较为充沛，森林含氧量高、尘埃少。下过雨最好，因为雨后的森林，空气中所含有的负离子会更加丰富。另外，森林浴的时间不宜过短，最好在 30 分钟到 2 个小时之间，直到身体微微出汗，这样才能达到养生效果。

3. 森林浴的注意事项

进行森林浴时最好穿上吸汗、透气的衣服，穿得太厚或太薄都容易感冒。此外，因森林中树叶的覆盖，太阳辐射不易达到地面，因此，长期做森林浴的人，应穿插做些日光浴。另外，对花粉过敏者，不宜进行森林浴。

（五）碧波荡漾海水浴

1. 海水浴的作用

海水浴——在天然的海水中浸泡、冲浪、游泳。

海水对人体的作用主要包括三个方面：首先，温度作用是海水的基本作用，海水温度与体温差异愈大，对机体的刺激作用越强，机体各期反应过程同冷水浴，可以提高机体对寒冷和温度变化的适应能力，可以提高免疫功能，增加对感冒等传染性疾病的抵抗力；其次是化学作用，海水中的各种化学元素，能附着于皮肤或通过皮肤进入体内，作为酶、激素、维生素、核酸的成分，在机体内产生重要作用；再次是机械作用，包括海水的浮力、静水压力和水流的冲击作用等可以构成机械性的按摩，有助于肢体的功能锻炼和改善心肺功能。

2. 海水浴的操作方法

海水浴的主要方法是游泳锻炼和浸浴，前者适用于身体健康、体质较好者。浸浴又根据体质分为半身浸浴法、浅水站立法、浅水坐浴法几种。一般开始 3～5 分钟，最长不超过 20 分钟，逐渐延长时间，健康锻炼者可延长至 60～90 分钟，以不觉十分疲劳为度。亦可采用间歇浴法，海水浴 20 分钟，日光浴 20 分钟，以此反复 2～3 次，可每日或隔日 1 次，最好选大气温较高的季节进行（海水温度 20℃以上，风速每秒钟在 4 米以下）。

3. 海水浴的注意事项

进行海水浴前要充分活动肢体，入水时先在浅水中冲洗身体，适应后再进入深水区，初次入浴时间不宜太长，要防止阳光长时间曝晒，以免皮肤晒伤；空腹或餐后不宜立即进行海水浴；身体过度虚弱、高血压病、脑血管病、心衰、肝硬化、肾炎、妇女经期、癔症及各种精神疾病等也不宜海水浴。

（六）祛病除疾泥土浴

1. 泥土浴的作用

泥疗是用淤泥、黏土、泥煤等泥土加湿后，缠裹身体。泥疗对人体有三种刺激：一是湿热刺激；二是泥的密度大，对体表有机械性的压力刺激，犹如按摩推拿；三是用泥土中的硫化氢、氨、盐泥等的化学刺激。泥疗适用于关节、骨骼、肌肉的慢性炎性疼痛，神经炎、神经痛，腹腔器官的慢性炎症及各种外伤的后遗症。

2. 泥土浴的操作方法

（1）全身泥土浴

首先需要等到日光把泥沙加热到需要的温度，然后把泥沙覆盖到身体上，但是脸部、颈部和胸部要露出。覆盖在身体上的泥沙厚度约为 10～20 cm，腹部的厚度应约 6～8 cm。泥土浴的时间不宜过长。在沐浴之后记得要先用清水清洗全身，然后在阴凉处休息一段时间。

（2）局部泥土浴

局部泥土浴根据需要治疗部位的不同，方法也会有所不同。可以把加热的泥沙放入一个口袋中，然后把沙袋放在需要治疗的部位，如果沙袋中的泥沙的热量下降，还可以随意调整；如果需要治疗的部位是四肢，可以把泥沙放入一个桶中，然后把胳膊和腿放入桶中的泥沙中，用泥沙把四肢全部覆盖；如果受伤的是腰部，可以平躺在地上，把温度适宜的泥沙覆盖在腰部。

3. 泥土浴的注意事项

1）泥浴过程中可以用冷毛巾敷住头部，如果出现头晕、恶心、大汗等身体不适症状，要立即停止泥浴。

2）泥浴当天应该避免剧烈运动和强烈的日光浴。

3）矿泥具有强力吸附性，几乎在15～20分钟内就能完成对肌肤的作用，超过20分后会使肌肤产生失水现象，所以要注意泥浴的时间。

4）出浴后要注意休息，多喝能够补充糖分和盐分的饮料，进食高蛋白、高热量的食物，如蛋、肉等。

5）各种皮肤感染、开放性换伤及患有严重器质性病变者，妇女经期、孕产期均不宜进行泥浴。

第六章　运动养生康复技术

第一节　运动养生的概述

中医将精、气、神称为“三宝”，与人体生命息息相关。运动养生则紧紧抓住了这三个要素，调意识以养神；以意领气，调呼吸以练气，以气行推动血运，周流全身；以气导形，通过形体、筋骨、关节的运动，使周身经脉畅通，营养整个机体。如是，则形神兼备，百脉流畅，内外相和，脏腑谐调，机体达到“阴平阳秘”的状态，从而增进机体健康，以保持旺盛的生命力。现代医学研究证明，经常而适度地进行体育锻炼，对身体健康好处多多。

第二节　运动养生的特点

一、以中医学理论指导健身运动

无论哪一种传统健身法，都是以中医的阴阳、脏腑、气血、经络等理论为基础，以养精、练气、调神为运动的基本要点，以动形为基本锻炼形式，用阴阳理论指导运动的虚实动静，用开阖升降指导运动的屈伸、俯仰，用整体观念说明运动健身中行、神、气、血、表、里的协调统一。健身运动的每一招式，都与中医理论密切相关。

二、注重意守、调息和动形的协调统一

强调意念、呼吸和躯体运动的配合，即所谓意守、调息、动形的统一。意守指意念专注；调息指呼吸调节；动形指形体运动，统一是指三者之间的协调配合，要达到形、神一致，意、气相随，形、气相感，使形体内外和谐，动静得宜。

三、融导引、气功、武术、医理为一体

传统的运动养生法是我国劳动人民智慧的结晶。千百年来，人们在养生实践中总结出许多宝贵的经验，使运动养生不断地得到充实和发展，形成了融导引、气功、武术、医理为一体的具有中华民族特色的养生方法。源于导引气功的功法有五禽戏、八段锦等，源于武术的功法有太极拳、太极剑等。然而，无论哪种功法，运用到养生方面，则都讲求调息、意守、动形，都是以畅通气血经络、活动筋骨、和调脏腑为目的。

第三节 如何进行运动养生

一、运动养生的原则

（一）掌握运动养生的要领

传统运动养生的练功要领就是意守、调息、动形的统一。这三方面中，最关键的是意守，只有精神专注，方可宁神静息，呼吸均匀，导气血运行。要做到以意领气，以气动形。这样，在锻炼过程中，内练精神、脏腑、气血，外练经脉、筋骨、四肢，使内外和谐，气血周流。

（二）强调适度，不宜过量

运动养生是通过锻炼以达到健身的目的，因此，要注意运动量的大小。运动量太小则达不到锻炼目的，起不到健身作用；太大则超过了机体耐受的限度，反而会使身体因过劳而受损。孙思邈在《千金要方》中指出："养性之道，常欲小劳，但莫大疲及强所不能堪耳。"西方一家保险公司调查了5000名已故运动员的生前健康状况后发现，其中有些人40～50岁就患了心脏病，许多人的寿命比普通人短。这是因为剧烈运动会破坏人体内外运动平衡，加速某些器官的磨损和生理功能的失调，结果缩短生命进程，出现早衰和早夭。所以，运动健身强调适量锻炼，要循序渐进，不可急于求成。

（三）持之以恒，坚持不懈

锻炼身体并非一朝一夕的事，要经常而不间断。"流水不腐，户枢不蠹"，这句话一方面说明了"动则不衰"的道理，另一方面，也强调了经常、不间断的重要性，水长流方能

不腐，户枢常转才能不被虫蠹。只有持之以恒才能收到健身效果。应该明白一个道理：运动养生不仅是身体锻炼，也是意志和毅力的锻炼。

（四）因时制宜，因地制宜

运动的时间宜在饭后1～2小时后，以傍晚或睡前1小时内锻炼最为适宜。早晨锻炼注意不可过早，古人说“早起不在鸡鸣前”。所以，不可太早起床活动，心脑血管疾病患者尤其要注意不可过早起床。一般在太阳出来后出门锻炼较好，而且锻炼前最好喝杯温开水。辨证运用中医特有的时间治疗学，如早晨锻炼对脾胃较好，中午对心脏保健较好，下午对肺脏较好，而晚上对肝肾较好，太晚与太早都不适宜锻炼。

锻炼的环境也要有讲究。运动可在室内、室外进行，但是总体要求光线充足，空气清新，空间不能太小，安静祥和。室外运动不可在马路上及空气污浊的地方，最好是公园、江河湖海边。遇到大风、雷雨、大雾、大雪等异常天气时不可到室外运动。

（五）辨证练功，因人制宜

人的体质、疾病、个人爱好不同，均决定了运动养生的辨证性，即不同的人应当选用最适合自己的功法，即使同一个功法，其中动作也有所侧重。如阳性体质的人可以选择动作明快、幅度较大的功法以符合舒展阳气的作用；而阴性体质的人，则可选用动作柔缓、幅度较小的功法以符合内敛阴气的作用。

二、传统运动养生术

（一）五禽戏

1. 功法介绍

五禽戏是一种中国传统健身方法，由模仿虎、鹿、熊、猿、鹤五种动物的动作创编的一套防病、治病、延年益寿的医疗气功。它是一种“外动内静”“动中求静”“动静兼备”、有刚有柔、刚柔并济、练内练外、内外兼练的仿生功法。五禽戏又称“五禽操”“五禽气功”“百步汗戏”等。据说是东汉名医华佗发明的，但也有人认为华佗是五禽戏的整理改编者，在汉代以前已经有许多类似的健身法。最早记载了“五禽戏”之名的书籍是南北朝时期陶弘景的《养性延命录》。

五禽戏是中国民间广为流传的、也是流传时间最长的健身方法之一，其健身效果被历代养生家称赞，据传华佗的徒弟吴普因长年习练此法而达到百岁高龄。1982年6月28日，卫生部（国家卫生健康委）、教育部和国家体委（国家体育总局）发出通知，把五禽戏等中国传统健身法作为在医学类大学中推广的“保健体育课”的内容之一。2003年国家体育总局把重新编排后的五禽戏等健身法作为“健身气功”的内容向全国推广。

2. 养生功效

五禽戏属导引范畴，强调意守、调息、动形三者的有机结合。意守可以使精神宁静，神静则可以培育真气；调息可以行气，通调经脉；动形可以强筋骨，利关节。由于是模仿五种禽兽的动作，所以，意守的部位有所不同，动作不同，所起的作用也有所区别。

虎戏即模仿虎的形象，取其神气，善用爪力和摇首摆尾、鼓荡周身的动作，要求意守命门，命门乃元阳之所居，精血之海，元气之根，水火之宅，意守此处，有益肾强腰、壮骨生髓的作用，可以通督脉、祛风邪。

鹿戏即模仿鹿的形象，取其长寿而性灵，善用尾闾，尾闾是任、督二脉通会之处，鹿戏意守尾闾，可以引气周营于身，通经络，行血脉，舒展筋骨。

熊戏即模仿熊的形象，熊体笨力大，外静而内动，要求意守中宫（脐内），以调和气血。练熊戏时，着重于内动而外静。这样，可以使头脑虚静，意气相合，真气贯通，且有健脾益胃之功效。

猿戏即模仿猿的形象，猿机警灵活，好动无定。练此戏就是要外练肢体的灵活性，内练抑制思想活动，达到思想清净、体轻身健的目的。要求意守脐中，以求行动而神静。

鸟戏又称鹤戏，即模仿鹤的形象，动作轻翔舒展。练此戏要意守气海，气海乃任脉之要穴，为生气之海。鹤戏可以调达气血，疏通经络，活动筋骨关节。

五禽戏的五种功法各有侧重，但又是一个整体。一套有系统的功法，如果经常练习而不间断，则具有养精神、调气血、益脏腑、通经络、活筋骨、利关节的作用。神静而气足，气足而生精，精足而化气动形，达到三元（精、气、神）合一，则可以收到祛病、健身的效果。恰如华佗所言："亦以除疾，兼利蹄足。"

3. 习练要领

总体来说，要从"形、神、意、气"四个方面加以训练，最终达到形神合一，并根据个体情况掌握好练功的强度和进度。

形态正直，动作规范：开始习练时，要做到头身正直，调匀呼吸，身心放松，体态自然。在习练每戏时，要确保每个动作都到位，符合规范。

呼吸调匀，意气相随：基本动作学会后，还要结合身体姿势变化，逐步有意识地调整呼吸，最终达到呼吸缓慢、均匀、细长的水平。呼吸与动作配合的基本规律是：起吸落呼，开吸合呼，先吸后呼，蓄吸发呼。

神情专注，安宁自然：练功时，可将意念集中在丹田，排除杂念，精神专注于所习练之功。可通过将自己想象为所模仿之禽兽，想象其所处环境、形象神韵和性格特征等，进而模仿其动作，做到意、气、形三者合一，以达到疏通经络、调畅气血的功效。

练习时间：为达保健养生之功效，每次至少锻炼 30 分钟。

注意事项：习练时要由浅入深、循序渐进，如先模仿练习动作，再充分体悟神韵、意境和调整呼吸，做到“形神兼备、内外合一”。还要需根据身体状况，把握好动作的快慢、幅度的大小、锻炼的时间和次数等，不可急于求成。

（二）易筋经

1. 功法介绍

相传易筋经是中国佛教禅宗的创始者菩提达摩所授，起初的主要是为了缓解弟子们坐禅修炼的困倦，故动作多以伸腰踢腿等动作，后又多以效仿古代的各种劳动姿势为主，动作以屈伸、俯仰、扭转等为主要特点，可起到“伸筋拔骨”的锻炼功效。

“易”是变通、改换、脱换之意、“筋”指筋骨、筋膜，“经”则带有指南、法典之意。《易筋经》就是改变筋骨，通过修炼丹田真气打通全身经络的内功方法，有强身健气，祛病延年的效果。

2. 养生功效

长期习练易筋经，可以通气血、调五脏，使机体保持旺盛的生命力。老年人习练，可以增强肌肉、韧带的营养和弹性，防止老年性肌肉性萎缩，有益于慢性病的康复、延年益寿。

3. 习练要领

精神放松，形意合一：习练者要精神放松，意识平静，去除多余的意念或妄想。习练某些动作时，要配合恰当的意识活动，做到意随形走，形意合一。

呼吸自然：习练时要保持自然、柔和、流畅的呼吸，无须刻意追求呼吸与动作的配合。

刚柔相济，虚实相兼：习练易筋经时，应力求虚实适宜，刚柔相济。动作姿势应做到刚与柔、虚与实的协调配合，即刚中含柔、柔中寓刚。

练习时间：易筋经可早晚各行一次，每次可练习两遍。

注意事项：循易筋经总体功法难度较高，因此，习练者需根据实际情况由易到难、由浅到深、循序渐进练习。练习强度一般以微微出汗为宜，不可过量。

（三）八段锦

1. 功法介绍

八段锦是从北宋起便开始流传的一项健身运动，历经千年仍经久不衰，其魅力可见一斑。相信很多人都会做广播体操，却没有几个人知道广播体操的起源就是八段锦。其实，八段锦就是古人创编的八节不同动作组成的一套医疗、康复体操。古人把这套动作比喻为“锦”，意为动作舒展优美，如锦缎般优美、柔顺，又因为功法共为八段，每段一个动作，故名为“八段锦”。八段锦动作简单，易记易学，适合男女老少等不同人群练习。

2. 养生功效

八段锦属于古代导引法的一种，是形体活动与呼吸活动相结合的健身法。活动肢体可舒展筋骨，疏通经络；与呼吸相合，则可行气活血，周流营卫，斡旋气机，经常练习八段锦可起到保健、防病治病的作用。八段锦的每段锻炼都有其重点，整体锻炼则是对五官、头颈、躯干、四肢、腰、腹等全身各部位进行锻炼，对其相应内脏以及气血、经络起到保健、调理作用。因此整体锻炼八段锦是机体全面调养的健身功法。

3. 习练要领

呼吸自然：要均匀、平稳，以腹式呼吸为主。

意守丹田：精神放松，注意力集中于脐。

柔刚结合：全身放松，用力轻缓，切不可用僵力。

练习时间：一般情况下，一周应不少于 5 次练习，每次练习 40 分钟。

（四）太极拳

1. 功法介绍

提到传统运动养生术，就必然绕不开《太极拳》。“太极”一词源出《周易·系辞》：“易有太极，是生两仪。”含有至高、至极、绝对、唯一之意。太极始于无极，分两仪。由两仪分三才，由三才显四象，再演变八卦。依据“易经”阴阳之理、中医经络学、道家导引、吐纳综合地创造一套有阴阳性质、符合人体结构、大自然运转规律的拳术，深受广大人民群众的喜爱。

2. 养生功效

养生太极拳是一种身心兼修的练拳健身运动。练拳时注重意气运动，以心行气，疏通经络，平衡阴阳气血，以提高阴阳自和能力——即西医所说的抗病康复能力和免疫力。

养生太极拳内外兼修。内练意气劲力，运太极阴阳；外练拳势招式，显气势神态。通俗说法：形体力量和精神气质同时锻炼。

养生太极拳练身、心、意三家，合精、气、神三元的太极修炼功法。符合中西医学科学原理，具有神奇的疗疾健身、修性养生功效。

练习养生太极拳，有疗疾健身、修身养性、健美益智、开悟智慧、激发潜能、技击防卫，达到维持健康、提升气质、提高生活质量的目的。

3. 习练要领

神静、意导：习练者要精神平静放松、排除杂念、全神贯注，用意识引导动作。身体放松、气沉丹田：练习太极拳时，需气沉丹田，身体放松，胸略内含，背自然外凸，沉肩坠肘，松胯松腰，不可僵直迟滞。

全身协调、以腰为轴，连绵自如：太极拳要求根在于脚，发于腿，主宰于腰（以腰为动作的中轴），形于手指，手、足、腰的动作要协调一致，浑然一体。练时动作要用意不用力，轻柔自然，连绵不断，不可用僵硬之拙劲。

呼吸均匀：太极拳强调意、气、形的统一和协调，呼吸应深长均匀。

练习时间：宜选择每日的凌晨和傍晚习练太极拳，每天练习40～90分钟。但要根据个人实际情况调整。

三、现代流行的运动养生术

（一）瑜伽

1．基础知识

“瑜伽”是一个汉语词汇，最早是从印度梵语“yug”或“yuj”而来，其含义为“一致”“结合”或“和谐”。瑜伽源于古印度，是古印度六大哲学派别中的一系，探寻“梵我合一”的道理与方法。而现代人所称的瑜伽则主要是一系列的修身养性方法。

瑜伽姿势运用古老而易于掌握的技巧，改善人们生理、心理、情感和精神方面的能力，是一种达到身体、心灵与精神和谐统一的运动方式，包括调身的体位法、调息的呼吸法、调心的冥想法等，以达至身心的合一。

2．养生功效

（1）活动脊柱，缓解病痛

瑜伽对内可影响五脏六腑的健康，对外可影响肢体的形态。瑜伽中的体位法通过站、坐、跪、卧、倒立等各种姿势弯曲、伸展、扭转身体各部位，对于人体的脊柱以及肌肉和内脏起到很好的按摩及牵引作用，既可以活化细胞、舒展肌肉、关节和脊柱，改善腰酸背痛等病痛，又能作用于内部器官、腺体，甚至作用于精神，使身体各系统保持良好的状态，提高机体免疫力。

（2）健身减肥，塑体养颜

瑜伽属于中小强度的有氧运动，在整个运动中人体吸收的氧气和需求大致相当，在这种强度的运动中，主要是脂肪提供人体运动所需的能量。由于瑜伽的强度相对较低，练习时可以持续较长时间，因此全身减脂的效果明显。另外，在练习中对练习者所要求的挺直脊柱、双肩下沉等可纠正驼背含胸等不良姿势，以培养良好的体态和体型，同时，通过协调平衡各体内腺体，从而达到美容养颜的作用。

（3）安神减压，聚精会神

现代生活节奏快，竞争激烈，压力较大，如果这种压力超过我们所能承受的限度，身体就会感到紧张不适。瑜伽体位是把紧张和放松结合到良好状态的练习，它使身体在有限的范围内高度紧张，然后彻底地放松，在肌肉伸展、心灵放松、呼吸调节中减缓压力，排除一切杂念的干扰，回归到平和、宁静、呼吸深长而轻松的状态。

（4）厚德载物，修身养性

瑜伽的宗旨强调身心以及人与自然的结合和协调，瑜伽练习者通过体位法、调息法与冥想法来维持与发展身心和精神品德上的健康。瑜伽注重心灵层面的净化，培养高尚的情操，端正人生态度，培养积极的人生观、价值观和世界观。瑜伽还提倡健康的生活态度，让人自然地戒掉吸烟、酗酒等不良习惯，通过不断地超越自我，增强人的自信心。

3. 锻炼要点

（1）树立对瑜伽的正确认知

只有当呼吸、意识和姿势三者结合成一体时，才是真正意义上的瑜伽练习。瑜伽注重身心和姿势的结合以及内心冥想的修炼。瑜伽是一种极其温和的练习方式，因为它的姿势很容易适应每个人的需求。练习者需根据自己的身体状况，从而有针对性地挑选瑜伽体位进行练习。

（2）需保持乐观、平和的心态

练习瑜伽时不可操之过急、过分勉强，更不能与他人攀比，否则容易造成运动损伤。同时，练习瑜伽也不要过度在乎自己动作的美丑。练习瑜伽最重要的是身、心、灵的协调统一，至于动作做的美与丑并不重要，把握好练瑜伽时身体被充分伸展的舒适感，比做出漂亮的动作更重要。

（3）选择合适的练习场所

瑜伽练习场所的选择有如下一些基本要求：①在室外练习，选择周围环境安宁、洁净、舒适、温暖，尽可能保证在进行瑜伽练习时不会被外界事物干扰，这样有助于尽快进入练习状态；不要在大风、寒冷、烈日或有污染的空气中练习瑜伽。②在室内练习，要求通风条件好，最好摆上绿色植物或鲜花，也可播放轻柔的音乐来帮助松弛神经。周边尽量没有家具或其他遮挡物，以免妨碍自己身体的自由舒展。③无论室内或室外都要选择干净、平坦的地方练习，并在地面上铺上瑜伽垫或地毯、毛巾、软垫等，以防脚下打滑，不要在冷硬的地面练习，这样会导致肌肉紧张，不利于全身肌肉伸展和放松。

（4）选择规范的练习时间

练习瑜伽没有具体的时间规定，只要符合自己生活工作规律的时间就是适宜的时间。一天当中，清晨、黄昏、晚上睡前都是练习瑜伽的好时机。一般来说，除进餐后（2～3小时内）不宜立即练习瑜伽，一天中任何时间都可以练习。每天尽可能在固定的时间内练习瑜伽，这样既可以不断取得进步，也有助于形成规律的作息，以取得长期的良好效果。即使时间不允许，每周最少也要进行 3 次瑜伽练习。

（5）选择合理的练习服装和用具

瑜伽练习服装：要求衣服舒适宽松，以棉麻质地为佳，有条件的话，尽量穿瑜伽专用服。夏天瑜伽练习，赤足最好；冬季可穿棉袜或软底布鞋练习。瑜伽练习时应除去手表、腰带及其他饰物，以避免分散注意力妨碍动作练习，甚至出现意外伤害。

瑜伽练习用具：选择一块由天然材料制成的厚薄适宜的瑜伽垫子，因其能发挥缓冲作用，有助于保持平衡，可以支撑和保护好练习者的脊柱。如没有专业的瑜伽垫子，铺上地毯或对折的毛毯也可，注意不能让脚下打滑。初学者也可使用一些辅助工具来加以练习某些姿势，可用的辅助用具有瑜伽砖、瑜伽绳，甚至墙壁、桌椅等。

（6）做好事先的热身运动

瑜伽有大量伸展和屈曲肌肉的动作，在练习时必须确保肌肉和关节有一定程度的灵活性，否则贸然去做瑜伽伸展或屈曲动作则容易受伤。通过热身能改善身体末端的血液循环，降低肌肉间的黏滞性，有助于身体姿势的伸展，更好地完成瑜伽动作。

（7）饮食

尽量多吃原生食物、粗粮，多吃新鲜蔬菜和水果，少食多餐，细嚼慢咽。进食后 3 小时之内不宜练习瑜伽，但可以在练习前 1 小时左右进食少量的流质食物，如牛奶、酸奶或果蔬汁等。练习结束后，约需半小时的舒缓调节时间再进食，一般在瑜伽结束 1 小时后进食最好。

（8）沐浴

瑜伽练习前后是否沐浴可根据练习者的方便自行决定，可在练习前后至少 15 分钟进行，另外在长时间的阳光浴后不要练习瑜伽，在练习瑜伽前 1 小时左右洗个冷水澡，能达到更好的练习效果。

（9）音乐

练习时若伴随瑜伽音乐或轻音乐，可以提高练习者的兴趣，也可使练习者神经更加安宁、心灵更加祥和，有助于练习者进入瑜伽练习状态。适合瑜伽的音乐特点是抒情、自然、休闲、宁静，这样的音乐能使人放松，获得内心的和平安宁与快乐幸福。舒缓的轻音乐，树林里的鸟鸣声、大海的海浪声，均是不错的选择，如班得瑞的《春野》《迷雾森林》，神秘园的《Song From A Secret》都是很好的音乐选择。

（二）散步

1. 基础知识

散步在保健养生医疗中的价值不可低估。中国自古就有“饭后百步走”的养生习俗，现代医学表明：散步可以影响生物酶代谢，对糖尿病、高脂血症、高血压、骨质疏松、抑郁症等有治疗效果。随着“有氧运动”和“生物运动平衡理论”的提出，散步已在医疗中被广泛使用。

在现实社会中，散步是最简单、最经济、最有效、最适合人类预防疾病，健康养生和疾病治疗的好疗法，也是被人们熟知的运动方式。然而，正是因为熟知，人们对散步在养生、预防、康复、临床治疗以及科学研究价值等方面并没有充分重视。多年来人们只是更多地把它当成茶余饭后、休闲养生的一种随意活动。随着社会的进步、科技的发展，散步在医学领域中的重要价值正越来越受到人们的普遍关注。

2. 养生功效

(1) 调整心态

散步可以开阔眼界，调整心态；可以使人愉悦，精力旺盛，朝气蓬勃；可以提高观察力和欣赏力，释放精神压力；可以使人暂时忘记挫折和遗憾，使得心态较为平和。散步的时候大脑会产生“吗啡肽”物质，可以使人的神经系统兴奋，产生欣快感，提高痛阈值，和药物有相似的效果。

(2) 提升精神追求

一个人散步时，思想不受束缚，思维充满活力，有利于人们做出正确的判断。散步营造了一个轻松的思维空间，有超然、大气的心态，思想不局限于“小情小调”“小风小景”，心理上更不会在意“杯水风波”。“放宽心胸看未来，立稳脚跟做事业”，散步提升了精神追求。

(3) 有助于消除疲劳

散步可以缓和神经肌肉的紧张，是治疗情绪紧张的一副理想的“解毒剂”。散步时全身血液循环加快，使得脑血流量增加，神经细胞获取营养，从而有助于缓解精神、心理紧张和消除疲劳。

(4) 提高社会交往能力

散步的时候会遇见各种各样的人，了解他们的爱好和情趣、理想和信念，伴随散步时间的延长，人们由陌生变为熟悉。而散步的“举手礼”“注目礼”则使交往变得简单、自然，社会交往的能力在不知不觉中提高了。散步可以相互交流信息，及时了解社会上发生的事情，以豁达从容的心态面对社会，充实自己，感染他人。

(5) 增强心血管的功能

经常散步可以调节整个血液循环系统和呼吸系统的功能，防止肌肉萎缩，保持关节的灵活性。人在散步时下肢要支持体重，使小腿、大腿和臀部肌肉及骨骼都能得到锻炼，同时身体向前位移，需参加活动的下肢肌肉群和身体其他部位协调配合，心脏则必然要加强收缩，加大心脏的血液输出量，从而对心脏是一个很好的锻炼。

(6) 提高机体代谢率

中老年人如果以每分钟 50 米的速度散步，代谢率将会提高 48%。若每天步行 1 小时，约行走 4000～5000 米，消耗大约 300kcal 的热量。

3. 锻炼要点

应身心放松、面带笑容、调匀呼吸、抬头挺胸、腹部微收、手握空拳、穿软鞋底、脚后跟先着地。应步子大一点、双臂甩开一些、速度快一点、充满活力地走，达到身有微汗、感到微喘即可。普通散步：60～90 步/分；快速散步：100～120 步/分；每次步行 3 千米，每日 1 万步，每周 5 次以上，心率不超过（170－年龄）次/分。散步时亦可穿插配合多种方式，如摇臂式散步，摩腹式散步，反背背向式散步（两手背放于后腰部肾俞穴处，倒退 50 步，再前行 100 步）。

有条件时，应常进行赤足行走锻炼，像人类祖先那样，在黄土地上、草皮上、室内地板上赤脚行走，因为大地上汇集宇宙能量、释放负离子，赤脚行走锻炼，则可接触地气，吸收大地能量、补充负离子，以中和人体过量的正离子，可以消除身体静电，促使阴阳平衡。如遇大风、大雾、阴雨天，可在室内进行原地跑步训练，即前脚掌着地，小步跑或高抬腿原地跑。

“饭后百步走，能活九十九”。散步爱好者习惯在早餐前、晚餐后进行散步运动。傍晚锻炼是比较好的时间，一般建议在饭后至少四十分钟以后再散步，散步有助于新陈代谢。散步时间应根据年龄、身体、季节实际情况和行走目的确定。青少年由于学习压力大，时间紧，一般每天步行一两公里即可，周末闲暇时间多可适当增至 5 公里。中年人可于晚餐后步行五六公里。老年人可根据身体条件在一天中分不同时段完成步行量，总量以身体不感疲劳为度。一般为上午、下午、晚上三阶段进行。冬天、雨雪天、大风，如无特别需要，不要进行锻炼。有些人因配合平衡血糖水平，这样天气里需要散步锻炼，应做好充分准备。夏季注意防晒，不要在高温烈日下暴走。冬季注意防风，迎风步行要戴口罩。

（三）慢跑

1. 基础知识

慢跑在我国早有历史，在《黄帝内经》中就有记载“夜卧早起，广步于庭”，广步其实就是慢跑的意思。慢跑，又叫健身慢跑，即步调轻松的跑步，跑速自定，跑程不限。以健身和身心放松为原则，主要目的是促进健康及增强体适能。慢跑作为一项几乎零投资而回报大的休闲健身运动，深受人们喜爱。

2. 养生功效

（1）增强心肺功能

长期坚持慢跑可以增强心肌收缩力，增加心脏每搏输出量，降低心脏跳动频率从而改善供血状况，提高心血管系统功能。此外，慢跑可使机体血流加快、血管弹性增强，具有活血化瘀、改善血液循环、促进代谢排毒的作用，能预防动脉硬化，延缓身体功能老化的速度。长期坚持慢跑能锻炼肺脏周围的肌肉，可有效增加肺活量，改善肺脏功能。吸氧能力的大小又直接影响到心肺功能。慢跑时吸入的氧比静息时多 8～12 倍。

（2）增强肌肉力量与肌耐力

慢跑运动可增强肌肉力量与肌耐力，同时增强肌腱、韧带和关节的抗损伤能力，减少运动损伤的概率，使皮肤、肌肉和结缔组织变得更加牢固。

（3）能使骨骼“年轻”

科学证明，适量的运动是使骨骼“年轻”的重要因素。运动锻炼时血液循环加速，供给肌肉、骨和关节等运动器官的血液增多，骨获得的营养也增多，有助于骨密度增加、骨性能变化，增强骨的坚固性和抗弯、抗折断和耐压的性能。慢跑持之以恒者，大多都有与年轻人相当的骨骼密度。

（4）可以有效控制体重

慢跑运动属于有氧运动，能有效地促进新陈代谢，消耗大量的能量，减少脂肪在体内的堆积，保持正常体重。长期坚持慢跑运动，就能将体内的多余脂肪“燃烧”掉。而对于消化功能较差、体重不足的体弱者来讲，适量慢跑则可以改善肠胃功能，从而增加食量，促进新陈代谢和消化吸收，使体重增加。

（5）有利于大脑的“休息”

加拿大多伦多大学的研究人员通过长期观察发现，当人们感到大脑疲劳时，到户外慢跑，可以使大脑的功能恢复 58%；而不做运动靠吃药的话，大脑的功能只能恢复 40%～50%。大脑“累了”是因暂时缺氧所致，而慢跑是最佳有氧运动，故对醒脑有奇效。

（6）可以防癌

研究表明，其机制可能有以下几点：慢跑时吸入的氧比静息时多 8～12 倍。一个人每天若多获得 8 倍的氧，可有效预防癌症；慢跑可以消耗体内多余的脂肪，促进体内储存的蛋白质转化为糖皮质激素，这类激素具有防癌作用。运动时汗液可排出体内亚硝酸、丙酮和铝等致癌物质，从而起到防癌作用；慢跑能增强体质，提高免疫力，增加白细胞、巨噬细胞和淋巴细胞等，从而吞噬人体内可能有的癌细胞；慢跑可改善食欲，增强消化功能，避免或减少胃癌和肠癌的发生；慢跑可增加内啡肽水平，从而改善食欲，避免或减少胃癌和肠癌的发生；慢跑能够调节不良情绪，有效消除抑郁和烦恼，从而减少癌症的诱发因素。

3. 锻炼要点

（1）跑的速度切忌过快

中老年人跑步一般以 120～130 米/分的慢速度进行，以能边跑边和同伴聊天、不喘粗气、不面红耳赤为度。

（2）跑的距离必须适当

跑的距离可以自行掌握，但应保证距离适中，循序渐进，量力而行。可以先从走、跑数十米、数百米开始锻炼，身体感觉适应后慢慢增至两三千米，切忌操之过急。

（3）心率不要超过标准

一般将心率作为衡量慢跑负荷的指标。一般中老年人慢跑时的心率指标可用简便方法算出，即“170－年龄”。此外，国外学者认为，老年人锻炼一般以本人最高心率的 60%～70%为宜，体质好的中老年人可略高于这一标准，体质差者可略低于这一标准。

（4）睡眠和食欲是否良好

健身慢跑可促进体内代谢过程，增强消化吸收功能，因此，在进行一段时间慢跑锻炼后食欲增加、睡眠良好，这是锻炼适当的效果。反之，就可能是锻炼过量的警告。

(5) 呼吸是否顺畅

慢跑时呼吸要自然、深长、协调，不应感觉憋气。如慢跑时呼吸急促、上气不接下气，可能是慢跑速度过快或身体不适应，应降低跑步速度；如慢跑时呼吸困难、胸闷难受，就应停止慢跑。

(6) 戒除争强好胜心理

健身慢跑的目的不是得冠军、夺锦标，而是为了健身防病、益寿延年。因此，在和同伴或家人一起慢跑时，不要有比高低、争强好胜的心理，应该心平气和、量力而行，按自己最适宜的速度及距离进行锻炼，确保安全。

(7) 注意跑步地点的选择

最好在平坦的草地、操场或郊外泥土地。在城市最好在公园或绿化地带，或选那些车辆和行人较少的道路。

(8) 练习时间

每周最好慢跑 4～5 次，开始时每次活动 6～8 分钟，以后可增加至 10～15 分钟，有跑步习惯、身体健康的中老年人，最好是天天定时跑，这样每天都让心脏承受一定的负荷，心脏功能增强将会更加明显，但要防止过度疲劳和损伤。如果由于其他原因天天慢跑有困难，那么每周可安排 3 次，但必须要增加强度和时间，每次慢跑需 20～30 分钟，保持一定的活动量，也能收到健身效果。

(四) 游泳

1. 基础知识

游泳是最好的健身运动之一。从保健、增强体力的观点来看，在所有体育运动中游泳可以说是最适宜的。这是因为游泳的场所是在水中，因水的浮力作用，体重不会给脚、踝、膝、腰等下肢增加过多的负担，因而不易受伤，事故发生少。可以说，从婴幼儿到老年人都可以广泛参与。游泳是深受群众欢迎的保健运动项目的代表。

游泳是水浴、空气浴和日光浴三者结合的运动。游泳时身体成水平姿势前进，不受重力的影响，所以脊柱、关节、胸肌、臂和双腿都能在没有负荷的状态下得到全面锻炼，水的阻力、压力或浮力对皮肤血管的压打拍击作用对身体又起到了良好的“按摩”作用。

2. 养生功效

(1) 能够强身健体

由于游泳的运动强度很大，再加上水温较低，因此在游泳时，人体的新陈代谢很旺盛，能量消耗很多，这就需要补充更多的氧气和养分，排除代谢废物，使循环和呼吸等系统都能得到改善和提高。

(2) 有减肥降脂之效

在进行短时间强度不大的游泳运动时，主要靠糖来供应能量，而在进行较长时间的游泳运动时，主要靠脂肪来供应能量。且水的温度越低，游泳的速度越快，消耗的能量也越多。所以，经常游泳可以逐渐减掉体内过多的脂肪。因此，对于稍胖的人，游泳是减轻体重的有效方法。

（3）有延缓衰老的作用

游泳是一项很好的有氧运动，游泳时，要求快吸慢呼、吸深吸足，如能持之以恒坚持游泳，呼吸的深度可以不断增大，长此以往，肺的通气功能得以提高，因此，游泳是一项非常适合于中老年人的运动，可以改善呼吸与心血管功能。同时，游泳对保持与提高关节、韧带、肌肉的灵活性与弹性有很大的帮助。总之，游泳不仅能增进健康，延缓衰老，而且能增强抵抗疾病的能力，延年益寿。

3. 锻炼要点

下水时切勿太饿、太饱。饭后 1 小时才能下水，做好热身运动，以免抽筋；下水前试试水温，若水温太低，就不要下水；未成年人外出游泳，必须有家长相陪；不在有危险警告的水域游泳；不要在地理环境不清楚的地方游泳；跳水前一定要确保此处水深至少有 3 米，并且水下没有杂草、岩石或其他障碍物；游泳的时间长短，应根据身体情况、水温、气温、从事游泳锻炼的水平等确定，一般每次游 1～1.5 小时较为合适。

第七章　食药养生康复技术

第一节　食药养生的概述

“食养”是指用食物“保养身体”，又常称“食疗”“食治”，一般多将食养、食治、食疗、药膳混同而不区分。严格说来，“食养”是根据个体体质的特点，灵活、科学地安排食谱，以达到养生、长寿的目的。在健康人群或在疾病的初期和恢复期，可单用食养调治；而“食疗”“食治”在食养的基础上发展而来，是根据中医学整体观念和辨证论治的原则，将食物当作药物，按理、法、方、食施之，进行身体的调节或疾病的治疗。广义的食养则包括了食物的养生与治疗两方面的内涵。而药膳是在中医学理论的指导下，将药物与食物混合应用，采用独特的烹调技术制作成的具有色、香、味、形、效的特殊食品，其效果较食疗稍强。

食养、食疗是中医的瑰宝，是我们古代医疗实践者们智慧的结晶。食养在我国的使用和推广有三千多年的历史，了解中医食养，可以帮助我们从每日的饮食调理来养生，通过合理的进食方式达到强身健体、延年益寿的目的。

我国是一个饮食文化大国，中医在长期实践中积累了丰富的饮食经验，并形成了独特的饮食养生理论，近二十年来，食疗、药膳不仅在国内日益受人重视，并且风靡国外如日本、韩国、新加坡等地。饮食养生，是我国传统养生文化中流传最为广泛、最为切实可行的一种养生方式。

第二节　如何进行食药养生

一、食药养生的原则

（一）饮食有节，定时定量

人类从最初“茹毛饮血”的年代开始，便将食物作为维持生命活动最基本的物质保障。那时候，能吃饱是一种奢望。社会发展到现在，温饱已经基本不成问题了。不少发达城市，甚至因为吃得太好，而使肥胖、糖尿病、痛风、脂肪肝等“富贵病”的发病率越来越高。因此，现代人营养过剩的问题，必须认真对待。多吃不如少吃，一定要遵循饮食有节的原则。

1. 过食伤身

饮食过量，最直接的结果就是损伤肠胃，造成消化功能紊乱。《黄帝内经》有云：“饮食自倍，脾胃乃伤。”《千金要方》则云：“夫在身所以多痰，此皆由……饮食不节故也。”说的就是饮食过量、暴饮暴食就会损伤脾胃功能，脾虚则运化水湿的功能下降，造成水湿停滞，并化生痰（中医所说的一种病理产物），然后变生全身多种疾病。

比如肥胖，很多人都是因为吃得多、动得少，导致营养过剩，转化为脂肪堆积在体内，带来脂肪肝、糖尿病、冠心病等一系列与肥胖相关的疾病。中医认为，“肥人多痰”，体型肥胖者往往有痰湿停滞体内。

古代养生学家很早就提出，吃饭要吃七分饱。孔子也主张“食勿求饱”“节食安胃”。

孙思邈在《千金要方》中指出，“饮食过多，则结积聚；渴饮过量，则成痰”。意思是说，饮食过量，就会积聚在体内，形成湿、浊、痰、热等致病因素，阻滞气血，形成瘀血或郁结成块，从而导致多种疾病的发生。可见，饮食过量对身体并无好处，反而可能损害健康。

《饮膳正要》一书也指出，“善养生者，先饥而食……食欲数而少，不欲顿而多”。意思是倡导饿了之后再吃，少食多餐。现代人很少是饿了再吃，反而是馋了就吃的更多见。人们生活条件好了，各种珍馐美味呈现在眼前，令人忍不住食指大动，于是，一不小心就饱食过量，致使肥甘厚味堆积在体内。这些食物本身就容易化生痰浊湿热，从而阻碍脾胃气机的运化。于是乎，体重增加，血脂升高，肝脏脂肪堆积，血糖、血压、血尿酸也超标了，冠心病来了，痛风来了，心脏病猝死、脑中风、肠癌等发病趋势逐渐年轻化，儿童肥胖、性早熟越来越高发，等等。

另一方面，暴饮暴食还会损伤脾胃，出现腹痛腹泻、恶心呕吐、泛酸烧心等胃肠不适的症状，引起急性胃肠炎、急性胆囊炎、急性胰腺炎、反流性食管炎等。其中，胆结石、肾结石等病又被称为“吃出来的病”。

因此，吃饭要遵照吃七分饱的原则。

2. 吃得慢，吃得少

怎样控制好饮食量呢？有个比较合理的方法就是放慢吃饭的速度，细嚼慢咽。因为，胃向大脑传达“吃饱了”的信息需要20～30分钟的时间，吃得太快，等到感觉饱了的时候，往往已经吃得太多了。如果能吃得慢些，等大脑意识到吃饱了的时候，实际摄入的食物会比一般情况少些。而且，细嚼慢咽可以促进人体消化液的分泌，能够更加充分地消化食物。咀嚼越细，食物对食管、胃黏膜的刺激就越小，这样可以降低因黏膜损伤引起的多种疾病的发病率。

另外，在食物品种的选择上，多吃富含纤维和水分的食物，有利于增加饱腹感。如蔬菜、水果、全谷食物和汤会占用更多的胃部空间，能更快地产生饱腹感。

3. 吃点坚果不易饿

有些人正餐吃得少了，就很容易饿，一饿就又想吃东西，这样无形之中就会摄入过多的热量。怎么办呢？

容易饥饿的人，不妨吃些坚果类食物，如核桃、榛子、开心果、花生等。这些食物富含不饱和脂肪酸，饱腹感维持时间长，可以较长时间都不觉得饿；而且，坚果中的植物脂肪与动物脂肪（饱和脂肪）不同，是一种对血管有益的脂肪。坚果类食物可以和正餐一起吃，也可以作为两餐之间的零食、点心，但不要一次吃太多，因为这类食物脂肪含量高、热量高，吃太多也会发胖。

4. 定时定量

人体生理功能的运作是有一定规律的，生物钟就是一个很典型的例子。一旦打破了这个规律，人体的各项功能就可能出现紊乱。如自主神经功能紊乱者，会晚上睡不着觉，白天没有精神，导致记忆力下降，注意力不能集中，皮肤粗糙长痤疮，女性月经失调等。

如果饮食也打破了正常的规律，胃酸的分泌就会变得混乱而无序，还会影响肝脏排泄胆汁的规律，从而导致消化不良，出现腹胀、腹痛，或者泛酸、烧心等不适症状。如果到了吃饭时间，却因为忙于工作或某些其他的原因没有吃饭，而胃酸仍然按照平时的规律照常分泌，这个时候没有食物被胃酸消化，胃酸就会反攻人体自身的胃黏膜，久而久之就会形成消化道溃疡、腹痛、溃疡出血，甚至穿孔等一系列问题。

有不少白领工作者，由于工作紧张，三餐没有规律，经常饥一顿饱一顿的，导致胃病的发病率很高。起初可能只是表现为胃中嘈杂、口苦、口臭、胃胀或难以描述的不适感；有时候胃口非常好，甚至好过了头，有时候却毫无胃口；有些人会出现便秘，有些人却可能出现慢性腹泻，或者便秘与腹泻交替出现。慢慢地，还会出现饭前或饭后胃痛，夜间泛酸、烧心，脸色开始变差。最后发展越来越严重，甚至消化道出血，出现吐血、黑便等现象，以及溃疡穿孔引起腹膜炎，危及生命。

还有些人常常是早饭、午饭随便对付，甚至不吃，晚饭好吃好喝一顿，其结果是不仅损伤肠胃，导致睡前过多的营养堆积，还会引起肥胖、代谢紊乱，由于脂质堆积在血管，还会加速动脉粥样硬化，引起心脑血管疾病。

可见，仅仅饮食不规律这样一个小小的坏习惯，逐渐演变，最后也可能成为要命的事。所以，我们不可小觑这一问题，平时一定要注意三餐定时、定量，形成良好的饮食规律。

（二）五味调和，营养均衡

营养均衡，是现在我们经常要强调的健康饮食的一个原则。其实，很久以前，我们的祖先就提出了“五味调和”的饮食法则，也就是我们现在说的合理搭配、营养均衡的意思。

现代营养学强调的是各种食物的营养成分，以此区分食物的种类和对人体健康的作用。碳水化合物、蛋白质、脂肪是人类赖以生存的基本能量来源：碳水化合物的主要来源是各种谷物类主食，如米、面、薯类等；蛋白质的主要来源是肉、蛋、奶和豆类、豆制品等；而脂肪则来源于各种动植物食物，主要是烹饪用油及肥肉、动物皮等。

从中医食疗学的角度来说，每种食物都跟中药一样有性、味、归经，所谓药食同源，有些食物本身又是中药。

1. 五味调和

中医食疗讲究的是五味调和，五味即辛、甘、酸、苦、咸五种最基本的滋味，此外还有淡味和涩味。

不同性味的食物有不同的食疗作用。辛能发表行散，甘能补虚缓急，酸能收敛固涩，苦能降泄燥湿，咸能软坚散结。

《黄帝内经》指出，“谨和五味，骨正筋柔，气血以流，腠理以密，如是则骨气以精，谨道如法，长有天命”。说的就是五味要调和，各种滋味都要吃一点，这样才能身体健康、延年益寿。比如我们平时吃饭的时候，吃了太咸的菜，就喜欢吃点甜的东西综合一下。

2. 五味宜忌

五味还对应五脏，即辛入肺、甘入脾、酸入肝、苦入心、咸入肾。《灵枢·五味》有云：“五味各走其所喜。谷味酸，先走肝；谷味苦，先走心；谷味甘，先走脾；谷味辛，先走肺；谷味咸，先走肾。”

不同滋味的食物，可以滋养不同的脏腑。《素问·脏气法时论》云：“肝色青，宜食甘，粳米、牛肉、枣、葵皆甘；心色赤，宜食酸，小豆、犬肉、李、韭皆酸；肺色白，宜食苦，麦、羊肉、杏、薤皆苦；脾色黄，宜食咸，大豆、豕肉、栗、藿皆咸；肾色黑，宜食辛，黄黍、鸡肉、桃、葱皆辛。”这是根据五行相生理论衍生出来的。

五脏患病，对五味也有所禁忌。《灵枢·五味》云：“肝病禁辛，心病禁咸，脾病禁酸，肾病禁甘，肺病禁苦。”这是根据五行相克理论衍生出来的。比如，肝病患者往往阴虚火旺的类型比较多见，平时容易便秘，脾气暴躁易怒，就不宜吃辛辣食物，否则会助火耗阴，加重肝火。

3. 提倡混合饮食

除了五味调和之外，营养均衡还有另外一层含义，就是各种食物都要吃。中医食疗学提倡混合饮食，因为不同种类的食物所含的营养成分不同，只有什么都吃，才能保证多种营养素的全面摄入，才能做到营养均衡。

《素问·脏气法时论》有云：“五谷为养，五果为助，五畜为益，五菜为充，气味合而服之，以补精益气。”说的就是黍、稷、菽、麦、稻等五谷杂豆类食物是养育人体的主要食物，是维持生命活动的根本；枣、李、杏、栗、桃等水果和坚果有助于身体健康；牛、犬、羊、猪、鸡等禽畜肉类食物对人体有补益作用；葵、韭、薤、藿、葱等蔬菜作为补充，使营养更加全面。

“五味”中的“五”，并不限于五种特定的食物。虽然，每一类食物根据五行、五脏的理论，特定了五种食物，但在实际饮食中，我们应该理解为同类食物中的多种食物。只要每天保证主食、水果、干果、肉类和蔬菜的摄入，基本的营养物质就都有了。

（三）时令果蔬，新鲜安全

近些年来，食品安全问题备受关注。如三聚氰胺奶粉、镉大米、膨大剂水果、药水豆芽、毒生姜等各种各样受非法添加剂及化学制剂影响的食品频繁出现在电视、报纸上，令人谈虎色变；某些黑心商家为了谋取更大的利益，采用各种非自然手段，生产出反季节、反自然的食物品种，损害消费者的健康。

食品安全问题是国家、社会的大问题，需要全社会的共同努力。而从个人出发，我们可以从尽量选择新鲜的、当令的、自然的食物。

食品卫生是食品安全的第一关。新鲜的食品可以避免腐败、变质，保证营养不被破坏。所以，我们在选购食物的时候，应该尽量买新鲜的，肉类、奶制品、蔬菜、水果等都是如此。

在蔬菜、水果的选择方面，还应尽量选择当令的品种。这有两方面的好处：一方面，当令的果蔬少了人为的因素在里面，安全性相对更高；另一方面，当令的果蔬符合中医“天人相应”的理念。人的生理变化规律是随着四季更替而变化的，什么季节就应吃什么果蔬，以顺应大自然的变化规律，更有利于机体阴阳气血的调和。

春季少食酸味，多食甜味，以补养脾气；夏季少食苦味，多食辛味，以补养肺气；长夏少食甜味，多食咸味，以补养肾气；秋季少食辛味，多食酸味，以补养肝气；冬季少食咸味，多食苦味，以补养心气。

每个季节的饮食如何选择，将在后面的四季养生章节详细叙述。当令的蔬菜水果分别有哪些，您是否了解呢？下面就列举一些常见的时令果蔬品种。

1. 春季时令果蔬

蔬菜：香椿、竹笋、马兰、荠菜、水芹、韭菜、菠菜、莴笋、蚕豆、豌豆、豆苗、蒜苗、莜麦菜、生菜、鸡毛菜、青椒、辣椒。

水果：樱桃、草莓、金橘、桑椹、番石榴。

2. 夏季时令果蔬

蔬菜：扁豆、刀豆、豇豆、毛豆、黄瓜、丝瓜、西红柿、冬瓜、苦瓜、茭白、茄子、青椒、辣椒、花菜、空心菜、卷心菜、生菜、苋菜、青菜、南瓜、佛手瓜、芦笋、发菜（龙须菜）。

3. 秋季时令果蔬

蔬菜：茄子、黄瓜、冬瓜、莲藕、萝卜、山药、花菜、白菜、卷心菜、苋菜、荸荠、土豆、芋头、红薯、胡萝卜、秋葵、菱角、四季豆、扁豆、辣椒。

水果：梨、苹果、柿子、葡萄、柚子、石榴、橘子、枣、龙眼、甘蔗、火龙果、阳桃、番石榴、杏、山楂。

4. 冬季时令果蔬

蔬菜：白菜、草头、菠菜、蓬蒿菜、萝卜、胡萝卜、芥菜、莴笋、卷心菜、花菜、韭菜、芹菜、大蒜、青椒、洋葱、花椰菜。

水果：柚子、甘蔗、橙子、芦柑、橘子、青枣。

由于地域的不同，南北方蔬菜、水果的品种及成熟季节可能存在一定的差异。

（四）辨证施“食”，分明寒热

辨证施治是中医治病最具特色的原则之一，而在食疗方面，也讲究辨证施“食”。我们前面讲到了食物跟中药一样，有四气五味之分，还有温热寒凉之别。对于不同体质、不同病证的人群，在选择食物品种的时候，如果能预先了解食物的寒热属性，就能更好地利用食物的特性来调理身体，增强体质，促进疾病的康复。

比如，阴虚内热的人，平时容易上火、急躁易怒、大便干结或便秘、口舌生疮（口腔溃疡反复发作）、口干咽燥，有时还会有鼻出血、便血等症状出现。如果去医院检查，可能并没有发现器质性的疾病，西医师多会开些维生素、矿物质类营养补充剂，或者干脆说“没有病，不需要治疗”。但事实上，这类人平时确实被各种不适症状困扰。如果这时候去看中医，中医师可能就会根据这些症状，开些中药进行调理。服用对证的中药可以改善体质，消除不适的症状。如果再配合食疗，选择一些寒凉性质的食物以清热养阴，如莲藕、荸荠、马兰、芹菜、茭白、黄瓜、苦瓜、枇杷、柿子、柚子、银耳、百合、莲子等，就能通过自身调理，改善上述不适的症状。但如果是体质虚寒的人，本就平时怕冷，着凉后容易腹泻，再吃苦瓜、柿子这类寒凉的食物，就可能导致腹痛、腹泻，使体质变得更差。

中医治病还有“忌口”一说，其中有一部分原因就是食物的寒热属性对疾病（或体质）和所用中药有一定的影响。因此，对常见食物品种的寒热属性有所了解，可以更好地帮助我们选择合适的食物来调理自己的身体。下面罗列出一些常见食物的寒热属性，供大家参考。

1. 寒性食物

蔬菜菌藻类：莲藕（生）、苦瓜、慈姑、荸荠、竹笋、西红柿、冬瓜、空心菜、茭白、地耳、海带、紫菜、发菜、木耳菜、白菜、瓠子、菜瓜、海藻、草菇。

水果类：甘蔗、柚子、猕猴桃、桑椹、香蕉、阳桃、柿子、西瓜、甜瓜。

鱼肉内脏类：猪肠、猪肾、马肉、鸭肉、黑鱼、田螺、河蟹、梭子蟹、蛤蜊、蜂子、蚌肉、文蛤、蜗牛。

干果类：柿饼。

调味品类：酱油、琼脂（琼胶）、豆豉、食盐、白矾、面酱。

2. 凉性食物

蔬菜菌藻类：油菜、菠菜、苋菜、芹菜、马兰、黄瓜、丝瓜、茄子、萝卜（生）、莴苣、蘑菇、金针菇、绿豆、芥蓝、菊花脑、枸杞头、芦蒿、花菜、裙带菜。

水果类：橙子、梨、枇杷、罗汉果、菱（生）、椰汁、芦柑。

鱼肉内脏类：猪皮、水牛肉、羊肝、兔肉、鸭血、青蛙、鲍鱼。

谷物类：粟米、薏苡仁、大麦、荞麦。

乳蛋类：马乳、鸭蛋、绿茶、麻油。

调味品类：薄荷、槐花、菊花。

其他：豆腐、豆腐皮、豆腐干、豆腐乳、面筋。

3. 温性食物

蔬菜菌藻类：芥菜、大头菜、魔芋、南瓜、金瓜、萝卜（熟）、芦笋、韭菜、香菜、葱、胡葱、大蒜、生姜、雪里蕻、香椿。

水果类：桃子、杏、樱桃、杨梅、石榴、荔枝、佛手柑、木瓜。

鱼肉内脏类：猪肚、黄牛肉、牛骨髓、羊肉、羊肚、羊脑、羊骨髓、狗肉、鹿肉、獐肉、猫肉、鸡肉、鸡肝、乌骨鸡、麻雀肉、野鸡肉、鲫鱼、鲢鱼、鳝鱼、带鱼、鲤鱼、鲈鱼、鳊鱼、草鱼、鲍鱼、鳞鱼、鳟鱼、花鲢、蚰子、乌龟、海参、海马。

干果类：栗子、核桃、大枣、桂圆。

谷物类：籼米、糯米、高粱、黍米、燕麦、黑米、西米。

乳蛋类：羊乳、鹅蛋。

调味品类：酒、酒酿、红糖、饴糖、茴香、花椒、胡椒、玫瑰花、桂花、红茶、咖啡、豆油、油菜籽油、石碱、生姜、小茴香、丁香、八角。

4. 热性食物

蔬菜菌藻类：辣椒。

调味品类：芥末、肉桂。

5. 平性食物

蔬菜菌藻类：白菜（微寒）、青菜、荠菜、茼蒿、卷心菜（包菜）、草头、红薯、土豆、山药、芋头、葫芦、黄花菜（微凉）、胡萝卜、百合、莲藕（熟）、枸杞子、香菇、平菇、猴头菇、黑木耳、银耳、洋葱、大豆（黄豆）、黑大豆、赤小豆、蚕豆、扁豆、豌豆、豇豆。

水果类：金橘、柠檬、苹果、李子、梅子、山楂、无花果、菠萝、葡萄、菱（熟）、橄榄、草莓。

鱼肉内脏类：猪肉、猪心、猪肝、猪肺、猪血、猪脑、牛肚、羊血、刺猬肉、鸡血、鹅肉、鹅血、鸽肉、鹌鹑肉、蛇肉、鲤鱼、青鱼、鲥鱼、泥鳅、鳜鱼、黄花鱼、鲨鱼、海鲟、马面鱼（橡皮鱼）、刀鱼、银鱼、鱼翅、牡蛎、鲍鱼、虾、海蜇、甲鱼、乌贼鱼、章鱼、干贝、鲑鱼。

干果类：花生、芝麻、莲子、芡实、葵花籽、榧子、榛子、松子、银杏、南瓜子、西瓜子。

谷物类：大米（粳米）、玉米、小麦、青稞。

乳蛋类：牛乳、鸡蛋、鸽蛋、鹌鹑蛋。

调味品类：白糖、冰糖、蜂蜜、可可、花生油。

其他：豆浆。

中国人对食物的烹饪非常讲究，但是在烹饪的过程中，由于添加了各种调味料，增加了各种工序，食物的寒热属性就可能发生变化。因此，在运用食疗、药膳调理时，我们要力求简单烹饪，以蒸、煮、炖为主，添加调味料时也要了解其寒热属性对食疗、药膳作用的影响。

二、食药养生的是与非

食疗药膳、食物营养、食品安全是当下百姓关注的热点话题，饮食养生则是百姓们喜闻乐见的一种方式。关于饮食的传言也是丰富多彩，有的讲得头头是道，有的却毫无根据。其中的真真假假，到底如何辨别呢？

（一）素食减肥，暗藏危机

新的营养学观念主张，现代人的日常饮食结构应该是以植物性食物为主的均衡膳食，从而可以预防心血管疾病和癌症等目前发病率不断上升的病种。但这跟完全素食主义的理念不同。均衡膳食是指在以植物性食物为主的前提下，应该适当添加部分动物性食物，以补充植物性食物中没有的营养素，达到营养均衡的目的。

营养均衡这一点，我们在前面的饮食养生原则中已经解释过，但是仍有不少人存在这样的疑惑：现在患肥胖、脂肪肝、糖尿病、高脂血症、高血压的人非常多，这些人吃素是不是更好呢？

1. 素食也会得脂肪肝

通常得脂肪肝的人，给我们的感觉就是有大鱼大肉的饮食习惯，所以有些人就以为素食不含脂肪，只要吃素就不会得脂肪肝。尽管大量的流行病学调查发现，经常吃荤食者脂肪肝的患病率显著高于素食者，长期素食者很少发生肥胖、糖尿病和脂肪肝等疾病。但是，长期厌食、节食、偏食、素食、患有吸收不良综合征及胃肠旁路手术等原因，会造成人体低蛋白血症，缺乏胆酸、氨基酸。因热量不足，缺乏营养而导致的消瘦，常常需动用组织中的脂肪，使血液游离脂肪酸入肝合成的脂肪增多，同时肝内不能正常转化脂蛋白运送出肝，故而发生堆积导致脂肪肝。

另一方面，某些素食者虽然不吃动物性食物，但在烹调食物中食入了过多的油，虽然它们是植物性脂肪，但摄入过多也可能使血中游离脂肪酸增多而引起脂肪肝。

曾有媒体报道，武汉某个社区卫生服务中心对两座寺院的僧人进行体检，结果受检的30名僧人中接近一半患有脂肪肝。

可见，素食者也不是绝对不会得脂肪肝。

2. 糖尿病、高血压患者不宜绝对素食

不少患者误以为吃素更有利于糖尿病和高血压的病情控制，其实不然。

糖尿病和高血压及其并发症是威胁人类健康的重要病症，严重者可危及生命。糖尿病肾病和高血压肾病是这两种慢性病的常见并发症，作为继发性肾病，其在饮食营养方面的要求，尤其是对蛋白质的要求，与原发性肾病类似。植物蛋白中，非必需氨基酸的含量高，生物利用率小，摄入过多会加重肾脏负担。故一味地吃素，反而会加速肾病并发症的发生。

因此，糖尿病、高血压患者不提倡绝对吃素，而应该适当进食一些动物蛋白，限制植物蛋白的过多摄取。比如，摄入牛奶、鸡蛋、瘦肉等优质蛋白，对预防肾脏并发症是有一定好处的。但是也不要过多地摄入蛋白质食物，一般每天1个鸡蛋、1杯牛奶就足够一天的蛋白质需要了，血脂高者鸡蛋最好去黄吃。

3. 老年人素食易得肌肉衰减症

肌肉衰减与营养失衡有关，故需加强营养，特别是加强蛋白质类的营养很重要。蛋白质是生命的物质基础，是人体组织和器官的重要组成成分。低蛋白质饮食的老年人，身体处于负氮平衡状态，可加速肌肉的萎缩与机体的衰老退化。

研究表明，老年人对蛋白质的需要量不比青壮年少，只要肾功能允许，老年人至少要达到每日每千克体重 1.2 克蛋白质，蛋白质占总能量的 15%～20%。以体重 60 千克的人为例，每日应摄入蛋白质 75 克左右有助于维持氮平衡，并有可能减轻因能量摄入减少所致的蛋白质合成能力的下降。但是很多老年人实际的摄入量达不到推荐量的要求，部分老年人因为担心发胖和心血管疾病，采用以素食为主的饮食，摄入的蛋白质数量和质量均较差。

除了保证摄入充足数量的蛋白质，膳食蛋白质的质量对预防老年人肌肉衰减综合征更加重要。一般来说，动物性食物蛋白质的含量和质量都高于植物性食物，老年人动物性食物的蛋白质应占膳食蛋白质总量的 30%～50%。研究显示，荤素搭配的中老年人骨骼肌质量显著高于完全素食者。老年人要增加奶、蛋、瘦肉、禽类、鱼虾和大豆制品等的摄入量，同时还要保证足够的主食、蔬菜水果，以达到平衡膳食的要求。消化吸收功能减退的老年人可逐渐增加食物的品种和数量，少量多餐，这样既可以保证需要的蛋白质和营养素，又可以使食物得到充分的吸收和利用。

从中医的角度来说，老年人的身体各项机能逐渐衰退，属于中医所说的“虚”的类型。而食物中，动物性食物多有补益的作用，适当多吃一些鸡鸭鱼肉，有益气补虚的作用。

（二）“断食疗法”，断不可取

近些年来，“断食疗法”悄然兴起，吸引了一部分盲目减肥、过度追求健康的人群。虽然也有一些人反映，说这一方法确实减了不少体重，而且人也变得精神了。然而，这一疗法并没有得到专业人士的肯定。

断食疗法又称饥饿疗法，其来源由来已久，并且在很多领域被赋予不同的含义，比如佛教或是西方某些自然养生的追求者。佛家有斋日断食、辟谷修行的说法，沿袭数千年。但是，曾有媒体报道，一名患有心脏病的六旬男子，慕名到一个“佛教道场”，希望能消灾祛病，听从“师傅”的指点断食诵经，结果不幸身亡。

无论是佛教徒还是西方某些“学者”，他们的生活方式与我们普通大众的生活方式是不同的。对于每天都要学习、工作、参加各种活动，甚至劳作的人群来说，这种“断食疗法”并不可取。更不要说本身就患有心脏病、高血压、糖尿病、肾病等慢性疾病的人群，他们不可轻言断食。

1. 减肥？断食减肥不可取

通过断食疗法来减肥，容易对身体健康产生负面影响。减肥应该从膳食和运动两方面来调整。应根据每天运动和工作、生活所消耗的能量，来决定饮食摄入的能量。当消耗的能量与摄入的能量达到平衡时，人体就能保持体重稳定。而当消耗的能量超过摄入的能量时，体重就会减轻。因此，想要减肥的人群，就要增加消耗，减少摄入。但是，若消耗能量过大而摄入能量过少，也可对机体健康造成损害。所以，保证生命活动最基本消耗的能量摄入还是必需的。因此，断食疗法并不可取。

中医治疗肥胖，大多从健脾化湿着手，通过饮食或中药健脾益气，增强其运化水湿的功能，从而把肥胖者体内的痰湿之邪驱逐出去。有句玩笑话说："吃饱了才有力气减肥。"从某种程度上说也有一定的道理。肥胖的人往往运动起来有各种困难，稍微动一动就气喘如牛、大汗淋漓，减肥的效果也不是很好。而在健脾益气的基础上，人们运动也会更有力气。

2. 排毒？断食排不了毒

排毒是一种通俗的讲法，其实是指促进新陈代谢，将代谢产生的废物排出体外。也有些人认为，排出宿便就是排毒。大便的排泄需要肠蠕动来促进，进食的刺激可以促进胃肠蠕动，断食之后便无法刺激肠蠕动了，因而也就达不到排宿便促排毒的作用。实际上，新陈代谢需要"原料"和"能量"，断食使得新陈代谢的"原料"和"能量"都没有了，减慢了新陈代谢的速度，代谢产生的废物减少了，也就是说"毒素"的产量减少了，并不是排毒。这种"杀敌一千，自损八百"的方式，显然不值得提倡。对于平时饮食过量的人群，应该减少饮食的摄入量，而不是采取断食之类过激的方式。

中医排毒，通常用下、吐、汗、清等方法。"下"即泻下法、攻下法，一般是指运用中药将体内的有毒有害物质，通过排便的方法排出体外。"吐"即催吐法，是利用药物引起呕吐，从而使有毒有害物质从口中吐出。"汗"即发汗法，也叫解表法、解肌法，是指用药物开泄毛孔，驱逐病邪，通过出汗排出体内的有毒有害物质。"清"即清热法，也叫泻火法、降火法，就是我们平时常说的清热解毒。无论哪一种方法，都没有用断食来排毒的，断食本身就不具备"排"的功能。

3. 抗癌？肿瘤患者断食很危险

对于肿瘤患者而言，仍有不少人存在这样的误区：吃得越好肿瘤就会长得越快，少吃点就能把肿瘤"饿死"。却不知，断食疗法在没有"饿死"肿瘤细胞之前，会先把正常细胞给"饿死"。在肿瘤的治疗中，保证营养供给是非常重要的一个方面，肿瘤晚期患者更需要富有营养的食物。采取断食疗法的肿瘤患者因营养不良，体质下降，无法与肿瘤细胞抵抗，更经受不起手术、放化疗等治疗手段，一旦自身的免疫防线崩塌，各种疾病将蜂拥而来，肿瘤细胞更是疯狂掠夺机体仅剩的营养物质，机体健康一落千丈，直至崩溃，再无挽回的余地。尤其是晚期肿瘤患者，本身就是一种营养不良的贫血、消瘦状态，如果再采取断食的方式，无疑是雪上加霜的做法。

对于肿瘤，无论是手术前还是手术后，中医中药都有一定的治疗作用，既可以缓解不适症状，还能控制肿瘤的进展，预防肿瘤的复发。中医治疗肿瘤，大多以扶正祛邪为主要治疗原则，也就是说增强患者自身的抗病能力是首要的，而为了增强抗病能力，往往都会用到补法，在饮食方面也是同样需要保证营养物质的供给，多吃一些补益的食物。

4. 慢性病患者断食易使病情波动

现在患有慢性疾病的人群越来越多，如冠心病、糖尿病、高血压、高脂血症、痛风、慢性阻塞性肺疾病、哮喘、骨关节炎等，这些人往往更加关注健康问题，更容易被“断食疗法”之类的养生方法所吸引。

然而实际上，断食对慢性病患者并不适合，易导致病情波动，不利于疾病的控制和稳定，若导致血压、血糖、血脂水平的忽高忽低，对健康的损害就更为严重；有时还会造成一些假象，使患者以为病情好转，忽视了规范的治疗，结果疾病卷土重来时变得更加凶猛，甚至发生一些危及生命的事情，得不偿失。

饮食营养是供给人体生命活动所必需的物质，除了特殊情况需要暂时禁食之外，一般人群都应保证每天的能量供给，这是机体维持健康的基本保障。

（三）水果酵素，认清本质

酸酸甜甜的水果酵素成了许多爱美女士的“新宠”。讨喜的口感，加上传言所说的减肥、排毒、抗癌等各种保健作用，使其一跃成为热销产品，甚至价格不菲。许多人不禁要问：“水果酵素的作用真的有那么神奇吗?”

1. 揭开“酵素”的本质

“酵素”其实是“酶”的旧称，是一类生物催化剂，对人体的新陈代谢有促进作用。但是酶的种类很多，其催化作用也具有特异性，不同的酶作用于不同的代谢过程。我们比较熟悉的消化酶，如唾液淀粉酶、胰蛋白酶等，作用于消化过程，分别促进淀粉和蛋白质的分解、消化；有些酶具有抗氧化作用，如大家熟知的SOD超氧化物歧化酶、谷胱甘肽过氧化物酶等。

那么，水果酵素又是一种什么酶呢?

“水果酵素”实际上是水果加上糖，经密封发酵后得到的产物。水果上携带的细菌，以糖为营养生长繁殖，最后代谢转化出酒、乳酸、醋酸等物质，以及各种各样的酶。酶的种类因水果所携带的细菌种类所决定，具有不确定性。

2. 水果酵素有啥作用

据传，水果酵素具有美容、养颜、排毒、瘦身、抗癌等多种保健作用。那么，这种说法是否靠谱呢?

活性酶确实具有促进新陈代谢的作用，但水果酵素中水果来源的酶含量并不多。因为酶的本质是蛋白质，在发酵的过程中会被细菌分解吸收，剩下的大多是微生物活动分泌的或者死亡裂解后释放的酶，真正具有活性的酶的含量则很少。另一方面，水果酵素中的酶进入体内后，在胃液的酸性环境下会被胃肠消化酶消化分解，几乎所剩无几。虽然在某些疾病的治疗中会用到消化酶和乳糖水解酶，前者是针对某些疾病导致的消化酶分泌不足，而后者则是针对乳糖不耐受的患者，但这些酶的功效也只是帮助食物在消化道里的消化而已，并没有那些眼花缭乱的作用，而且这些口服酶，必须包裹在糖衣里，或者表面裹有保护层，才能使其顺利通过胃而不受胃酸的破坏。

至于水果本身所含的维生素、矿物质、蛋白质、纤维素等对健康有益的营养成分，在发酵的过程中，也或多或少地被破坏了。发酵过程中产生的酵母菌和乳酸菌由于“势单力薄”，对我们的肠道菌群也起不了作用。

由此可见，水果酵素有美容养颜、排毒瘦身等保健作用的说法，是站不住脚的。而新鲜水果本身所富含的维生素、矿物质、纤维素等营养成分，对健康是有益的。

3. 酵素减肥靠谱吗

有些人说吃了酵素后确实有减肥的效果，这究竟是怎么一回事呢？我们分析发现，这些人之所以能够减肥，主要有以下几个原因。

1）代餐形式：某些酵素产品以代餐的形式出现，其一份的能量只有30千卡左右，而我们平时午餐的能量摄入量一般至少也有500千卡，吃得少了当然就瘦了。

2）添加膳食纤维：酵素产品包括代餐类中都添加了膳食纤维，其中可溶性膳食纤维可以缓解小肠对葡萄糖的吸收，提高胰岛素的敏感性，降低血清总胆固醇，延缓胃排空；不可溶的膳食纤维可以吸水膨胀，增加粪便体积，促进肠蠕动，减少粪便在结肠的停留时间。这些膳食纤维在大肠发酵产生的短链脂肪酸为肠道菌群提供营养底物，促进胃肠黏膜健康。因此，真正起作用的是膳食纤维，而不是酵素。

3）有些产品还可能添加了一些导泻、限制脂肪吸收的药物成分。由此可见，水果酵素本身不具有减肥作用，之所以能达到减肥的效果，可能是其他因素作用的结果。

4. 每个人都适用吗

水果酵素虽然没有传言说的那么神奇，但作为饮料或食品，口感确实不错，因此很多人喜欢喝。如果出于美味考虑，自制一些水果酵素来饮用，并非不可。但是，在家中自制水果酵素，缺少灭菌、消毒等环节，稍微不慎就很可能使得发酵过程中的杂菌快速生长。所以卫生、安全一定要注意，否则非但无益反而有害健康。

需要注意的是：水果酵素在制作的过程中加入了较多的糖，再加上水果本身含有的果糖，导致含糖量很高。因此，糖尿病患者不宜选用！

劝诫那些想要减肥的人群，与其寄希望于一些尚不明确的减肥产品，还不如从现在起“管住嘴、迈开腿”，用科学的饮食加上合理的运动走向“苗条”、走向“健康”！

（四）蛋白质粉，因人而异

所谓蛋白质粉，一般是采用提纯的大豆蛋白，或酪蛋白，或乳清蛋白，或上述几种蛋白的组合体构成的粉剂，其用途是为缺乏蛋白质的人补充蛋白质。《中国居民膳食营养素参考摄入量》中推荐成人每人每天蛋白质的摄入量是65～90克，或者是占总能量的10%～12%即可满足代谢需要。此外，蛋白质摄入量因人的年龄、体重及劳动强度不同而存在一定的差异。生长发育期的儿童和青少年、怀孕期或哺乳期的妇女，蛋白质的需要量要高一些。

对于健康人而言，只要坚持正常饮食，蛋白质缺乏的情况一般不会发生。奶类、蛋类、肉类、大豆、小麦和玉米含必需氨基酸种类齐全、数量充足、比例适当。因此，我们只要坚持食物品种丰富多样，就完全能满足人体对蛋白质的需要，没有必要再补充蛋白质粉。而且，现在市场上的蛋白质粉种类、品牌众多、良莠不齐，一般消费者很难辨别。所以，除非营养不良或医师或营养师建议需要补充的人群可以适量补充蛋白质粉外，其他人群一般不主张食用蛋白质粉。

尤其需要提醒的是，以下四类人群更不能食用蛋白质粉。

1. 肾脏疾病患者

肾脏疾病患者要严格限制蛋白质的摄入量，并且限制的蛋白质以含 9 种必需氨基酸的蛋白质为主。蛋白质的量要限制在 20～40 克/天。

2. 肝脏疾病患者

肝脏疾病患者若肝脏对蛋白质的加工、利用出现障碍，可适当增加蛋白质的摄入量。但对于肝昏迷、肝硬化晚期患者，供给过多蛋白质会增加肝脏负担，加剧病情，故应限制动物蛋白。又因其在体内代谢会产生较多的氨，可以诱发或加重肝昏迷，所以这类患者可以选择某些富含支链氨基酸的植物蛋白，特别是大豆蛋白，因为支链氨基酸主要在肌肉中代谢，对肝功能有保护作用。

3. 新生儿

新生儿不宜食用蛋白质粉，他们应选择蛋白质含量在 10%～20%的奶粉。

4. 痛风患者

痛风患者要避免食用以大豆蛋白为主要成分的蛋白质粉，因为大豆中的嘌呤可以造成体内尿酸增高，促成或加重痛风。

蛋白质粉曾是运动员在训练前后用来增加或恢复身体肌肉的专用产品，而现在，普通民众也开始食用蛋白质粉以期达到瘦身、补充体力、增强体质等目的。目前，我国绝大部分城市居民并不存在蛋白质不足的问题，在三餐之外大量摄入蛋白质粉，就可能造成蛋白质摄入过量。因此，只要身体健康，饮食正常，不偏食挑食，就完全能从天然食物中获取足够量的蛋白质，不需再额外吃蛋白质粉。

（五）海鲜“发物”，适量食用

海鲜是蛋白质含量较高的一类食物，但是中医认为海鲜是“发物”，很多急、慢性病患者都不宜吃海鲜。

事实真的如此吗？一旦生病就彻底无缘美味的海鲜了吗？

1. 过敏人群请避让

首先，对海鲜过敏的人群，应慎吃或禁吃。海鲜是一类高蛋白质食物，其所含的蛋白质种类比较特殊，被称为“异体蛋白质”或“异种蛋白质”。有些人因为缺乏相应的分解酶，这些异种蛋白质就会直接或间接地激活免疫细胞，从而引起过敏反应。轻者出现皮肤瘙痒、皮疹等不适症状，重者引起哮喘，甚至会导致窒息，危及生命。

因此，对海鲜过敏的人群最好不要吃海鲜。

2. 肾病患者看分期

蛋白质分解代谢后的产物是通过肾脏排泄的，肾病患者对蛋白质可谓又爱又恨。过量摄入蛋白质会给肾脏增加负担，如果患者的肾功能已有损伤，那么无疑是雪上加霜。当肾衰竭到一定程度，就需要限制蛋白质的摄入量，但机体健康仍然离不开蛋白质这一重要的营养成分。这个时候就需要尽量选择优质蛋白质（动物蛋白质），在保证营养所需的同时，产生的代谢废物也最低，这样就能给肾脏减轻一定的负担。

海鲜类属于优质蛋白质的来源之一，蛋白质含量非常高，肾病患者只能少量食用，否则很容易超标。因此，肾病患者要根据自己的肾功能分期，在专业医师或营养师的指导下，制定合理的饮食方案。

3. 痛风患者多算计

痛风与海鲜的恩怨由来已久。高蛋白质的海鲜可以说是嘌呤的“高产户”，每年夏天都有不少痛风患者在海鲜与啤酒的美味诱惑下“痛并快乐着”。对于痛风患者来说，发病期不宜食用海鲜，疾病的缓解期可以少量食用海鲜，但要计算好每天的嘌呤摄入量，严格把关。

过量摄入高嘌呤食物，不仅仅是疼痛的问题，而是在为痛风石“添砖加瓦”，慢慢地摧毁骨关节的健康；同时，也是在给肾脏“加负”，要知道，肾脏也会有不堪重负的时候，不要等到肾功能损伤了才后悔莫及。

痛风患者吃海鲜除了要控制食用量，还应选择合适的品种。

嘌呤含量很少的海鲜（每 100 克含嘌呤 25 毫克以下）：海蜇、海参。嘌呤含量较少的海鲜、河鲜（每 100 克含嘌呤 25～75 毫克）：鲱鱼、鲑鱼、鲫鱼、金枪鱼、白鱼、龙虾、蟹。

嘌呤含量较高的海鲜、河鲜（每 100 克含嘌呤 75～150 毫克）：鲤鱼、大比目鱼、鲈鱼、梭鱼、鲫鱼、贝壳类水产品、鳗、鳝鱼、乌贼、草鱼、黑鲳鱼、虾。

嘌呤含量特高的海鲜、河鲜（每 100 克含嘌呤 150 毫克以上）：凤尾鱼、沙丁鱼、白鲳鱼、白带鱼。

一般人日常膳食摄入的嘌呤为 600～1000 毫克。在痛风急性期，嘌呤摄入量应控制在每天 150 毫克以内，宜选用嘌呤含量很少的食物；在缓解期，可适量选用嘌呤含量较少的食物；不论急性期或缓解期，均应避免使用嘌呤含量较高或很高的食物。

中国营养学会推荐，海鲜每天的平均摄入量是 100 克，但很多人会超量摄入，这对身体健康是不合适的。因为任何一类食品吃的量太大，都一样会引起身体代谢的紊乱。这就是中医所说的“太过”。所以，痛风患者在选择了合适的海鲜、河鲜品种之后，可以根据病情计算自己一天的嘌呤摄入量，包括其他饮食的嘌呤含量，从而进行合理的控制。

除了对海鲜品种和量的掌控外，食用方法也是一种技巧。痛风患者吃海鲜时要注意以下几点：

1）先将海鲜用水煮一下，去掉嘌呤和苷酸，煮海鲜的汤要倒掉，不可食用。

2）大量饮用开水，及时将尿酸排出体外。

3）吃海鲜的同时，搭配富含维生素 A、C、E 的蔬菜和水果，因为这些维生素具有抗氧化的作用，可减轻尿酸盐的沉积，但菜花、菠菜和蘑菇等高嘌呤的蔬菜除外。

建议痛风患者在吃海鲜的同时，可以搭配各种蔬菜、水果、鲜果汁等碱性食物。这些食物含有较多的钠、钾、钙、镁等元素，在体内氧化生成碱性离子，可以使尿液中的 pH 值升高，有利于尿酸盐的溶解，所以痛风患者可以多吃些。如：红萝卜含有丰富的活性酶，生食可有效促进嘌呤的代谢；芹菜、黄瓜、冬瓜、葡萄有利于尿酸的排泄；青菜、茄子、卷心菜、马铃薯、甘薯、南瓜、梨、苹果、玉米、芦根、胡萝卜、西红柿、丝瓜、菜瓜、荠菜、大白菜、菊花脑、茼蒿、洋葱、甘蔗、香蕉、柑橘、杏子、桃子、樱桃、栗子等都适合痛风患者食用。

4. 甲状腺病细斟酌

近些年来，甲状腺疾病高发，餐馆里常常会出现这样的场景：美味的海鲜上桌了，却有那么一两个人只能望“鲜”兴叹，想吃却又不敢吃。因为他们患有甲状腺疾病。但事实上，并非所有的甲状腺患者都要禁食海鲜，有些患者是可以吃的，还有些患者需要补碘，反而需要多吃海产品。因为甲状腺疾病的种类很多，除了地方性甲状腺肿（俗称“粗脖子病”），近些年来桥本甲状腺炎、甲状腺结节、甲状腺癌等也成了高发病，由此导致的甲状腺功能亢进（甲亢）、甲状腺功能减退（甲减）患者也不少。有些患者的甲状腺已经失去或部分失去功能，而有些患者的甲状腺功能还是正常的，故能不能吃海鲜，应咨询专业医师或者营养师，根据自己具体的病情来判断。

（1）甲亢、高功能腺瘤患者不能吃海鲜

甲亢、高功能腺瘤患者体内甲状腺激素分泌过多，如果碘富足则合成分泌的甲状腺激素更多。因此，这类患者应该忌高碘饮食，海产品不能吃，要吃无碘盐。此外，医学用的造影剂、含碘量高的药物等因为碘过多会增加甲状腺激素的合成，应用后不利于疾病康复。

（2）桥本甲状腺炎患者少吃海鲜

桥本甲状腺炎患者如果甲状腺自身的免疫抗体很高，也不宜过多食用高碘食物，如海带、紫菜等，海鲜也应该少吃，因为高碘可加重患者自身免疫功能的紊乱。但是，作为补充生理需要的碘盐则可以食用。

（3）甲减、亚急性甲状腺炎患者可以吃海鲜

甲减患者的甲状腺已经没有了聚集碘的功能，故饮食摄入碘的多少对病情没有影响。

亚急性甲状腺炎患者的甲状腺结构受到破坏，与手术切除甲状腺的患者一样，二者的甲状腺也没有聚集碘的功能，故对饮食碘的摄入亦没有特殊的要求。因此，这些患者都可以吃海鲜。

（4）甲状腺肿、孕妇儿童应多吃海鲜

单纯性甲状腺肿，包括结节性甲状腺肿，食用加碘盐、海带、紫菜等可以起到辅助治疗的作用。特别要强调的是，孕妇、儿童都需要增加碘的摄入量。国内近期的一项调查显示，包括上海在内仅一半的孕妇碘摄入量达到标准。轻微碘不足，可能造成一定的智力丢失，表现为孩子的学习成绩下降。因此，上述人群应该多吃海鲜及海带、紫菜等。

（5）甲状腺结节患者吃海鲜因人而异

对于甲状腺结节患者能不能吃海鲜，是因人而异的。总体而言，甲状腺结节患者应避免短期内摄入大量的碘。如果扫描没有热结节或者高功能区，应该食用加碘盐，可以吃海产品，过分限碘反而可能使结节进一步增大；如果扫描结果有热结节或高功能区，应该避免高碘摄入，不宜吃碘盐及海鲜；超声提示为囊性的冷结节者，甲状腺的功能低下，吃的碘也不会被结节所摄取，所以不必忌碘；桥本甲状腺炎合并结节者，如果发现甲状腺自身的免疫抗体很高，则应忌海带、紫菜、海鲜等高碘食物，而吃碘盐影响不大。

可见，得了甲状腺疾病，不一定就跟海鲜无缘了，有些患者还是可以吃的。

5. 吃海鲜不能过量

曾有媒体报道，有人因大量食用河鲜、海鲜后出现横纹肌溶解症、急性肾损伤和多脏器功能衰竭，导致生命垂危。引起横纹肌溶解症的原因有很多。横纹肌溶解症是由于肌细胞产生毒性物质而导致肾损害的一种疾病，俗称肌肉溶解。较常发生于肌肉受到大力撞击、长时间的压迫，或是过度使用之后。另有少数情况，像血管阻塞导致肌肉缺氧，以及特殊体质的患者服用某些药物后，也可能引发横纹肌溶解症。

河鲜、海鲜大都是富含蛋白质的食物。在大多数人的观念中，蛋白质是个好东西。脂肪吃多了会肥胖、会得高脂血症，碳水化合物（糖）吃多了会升高血糖、会长胖，但没听说过蛋白质吃多了会胖的，反而常听说蛋白质有助于增强体质、提高免疫力云云。事实上，蛋白质摄入过量也可能会危害健康。

蛋白质在人体内的分解产物较多，其中氨、酮酸及尿素等对人体会产生不良反应，不仅增加肝肾负担，还容易引起消化不良，长此以往，就会影响肝肾功能，造成消瘦及免疫功能低下。蛋白质摄入过量可出现三大并发症：高尿素氮血症、代谢性酸中毒和渗透性利尿。对于肾功能原本就有问题的人群，如慢性肾衰竭的患者、痛风的患者等，更要限制蛋白质的摄入。

另一方面，饮食搭配要合理、多样化，不要短时间内大量地摄入同种食物，以免营养失衡，使某种营养素摄入过量而影响健康。

现在，食品的安全问题备受关注，如果长期食用某一种食品，就更容易导致同种物质在体内的蓄积，过量后就有危害健康的风险。所以我们主张，不要短期内大量食用同一种食物的同时，也不要频繁地食用同一种食物。嗜酒嗜烟有害健康，嗜食某种食物也可能有害健康。而食物品种多样化，不仅保证了营养的均衡，还可以避免大量蓄积有毒有害的物质。

在此要提醒大家，即使是爱吃的食物也不可过量进食，尤其不能大量进食单一的食物品种，以免“过犹不及”，反而损害身体健康。

（六）肿瘤患者，健康饮食

肿瘤患者不能吃得太好，肿瘤患者不能吃鸡和鸡蛋，肿瘤患者不能吃海鲜等，对于肿瘤患者的饮食、营养问题，说法颇多，观点不一。那么，民间的说法是否正确呢？传统的饮食禁忌是否有科学依据呢？

近年来，肿瘤的发病率逐渐上升，由于医疗技术的提高，使肿瘤患者的生存率也在不断提高，由此而使社会人口中肿瘤患者的比例也有所上升。如何提高肿瘤患者的生存质量，已经成为肿瘤治疗中的重要部分。其中，肿瘤患者如何饮食、营养的问题，一直是大家关注的一个话题。

1. 增加营养会加快肿瘤生长吗

民间有一种说法，“肿瘤患者吃得越好，肿瘤长得越快”，因此，很多肿瘤患者不敢增加营养。这种说法显然是没有科学依据的，肿瘤的生长速度，主要由肿瘤本身的性质决定，外界环境也可能起到一定的影响作用，但营养摄入的多与少，跟肿瘤增长的快慢没有必然的联系，不要以为通过“饿”就可以控制肿瘤的生长。

肿瘤患者反而应该加强蛋白质和碳水化合物的摄入量，维生素、矿物质和微量元素等营养物质的摄入也应该均衡。对于正在接受化疗、放疗的患者，可能会出现恶心、呕吐的情况，故饮食应该清淡少油，少食多餐；肿瘤晚期，患者出现明显的消瘦，营养不良时，更应鼓励患者尽量增加营养物质的摄入。

2. 肿瘤患者不能吃鸡吗

民间认为，鸡肉、鸡蛋、海鲜等发物都是肿瘤患者不能吃的，否则会诱使肿瘤复发或加快肿瘤生长。其实肿瘤本身对“发物”没有禁忌，饮食禁忌取决于疾病的寒、热、虚、实之性和所服药物的忌口。如肿瘤患者毒深热盛、口渴烦躁、发热便秘，这时宜多吃些莲藕、山药、百合、莲心、水果汁、西瓜、米粥及一些清凉健胃、消渴除烦的食品，切忌过食生冷及油腻之物；如患者正在服健脾和胃、温中益气的中药，而饮食却摄取性凉滑肠之物就不合适。

需要指出的是，肝脏、肾脏肿瘤患者忌吃高蛋白食物，以免加重肝肾负担；胰腺肿瘤患者应适当控制蛋白质的摄入。

3. 肿瘤术后需加强营养

随着现代医学技术的发展，大多数肿瘤尤其是早期和中期的肿瘤，手术治疗成为首选，那么术后患者的饮食营养是否应该加强呢？

肿瘤术后患者的饮食，应该分两种情况：

1）消化道肿瘤患者，由于术后消化功能受到一定的影响，饮食应遵循缓慢增加的原则，逐步增加患者的营养，最终达到正常人的饮食水平。

2）非消化道肿瘤患者，术后即应加强营养物质的摄入，做到营养要全面均衡，尽量鼓励患者多吃。补给充足的营养，不仅不会使肿瘤生长过快，反而能提高肿瘤患者的免疫力及抗病能力，减少肿瘤并发症的发生。

可见，在肿瘤患者的饮食方面，还存在较多误区，患者应该多听取营养科医师的意见，纠正错误的饮食禁忌，提高生活质量。

（七）杨梅止泻，说法笼统

喝杨梅酒是民间广为流传的一种止泻方法，至今仍有不少人在使用。这种止泻的方法是否科学呢？是否腹泻的人都能喝杨梅酒呢？

民间历来有喝杨梅酒可止泻的说法，也确实有不少人腹泻之后喝杨梅酒就治好了。但是，是不是任何腹泻都可以喝杨梅酒来治疗呢？喝杨梅酒又有哪些讲究呢？

杨梅性温，味甘、酸，归脾、胃、肝经，具有生津止渴、和中消食、解酒、涩肠、止血等功效，主治烦渴、呕吐、呃逆、胃痛、食欲不振、食积腹痛、饮酒过度、腹泻、痢疾、头痛、跌打损伤、骨折、烫火伤。

1. 寒性腹泻宜喝杨梅酒

酒性大热，味甘、辛，具有活血通络、祛风散寒的作用。因此，杨梅酒可以用于治疗受寒引起的腹泻，或非细菌感染所致的急性腹泻。夏季过多地进食冷饮、冷食，或淋雨，或空调使用不当着凉受寒后，都可能会引起腹泻，这时候喝点杨梅酒或吃一两个白酒浸泡的杨梅，就能起到很好的止泻作用。受寒引起的腹泻，通常没有腹痛或轻度腹痛，腹泻程度较轻，每天数次，大便稀薄无臭、无黏冻、无便血，可无发热，也无不洁饮食史。但是，服用杨梅酒2～3天，腹泻仍不止者，应及时去医院就诊。

2. 感染性腹泻不宜喝杨梅酒

并不是所有的腹泻都可以用杨梅酒止泻的，若腹泻患者出现以下伴发症状时，应及时去医院治疗，而不能依赖杨梅酒止泻。

1）腹泻严重，次数频繁。

2）伴有明显腹痛，甚至腹痛剧烈如绞。

3）大便恶臭，甚至出现黏冻、脓血便。

4）伴发热。

5）肛门口有灼热感。

严重的急性腹泻得不到及时、正确的治疗，会引起脱水、电解质紊乱、血压下降，导致低血容量性休克，所以腹泻也是不容忽视的。

(八)饮用酸奶，选对方法

酸奶一般指酸牛奶，是以新鲜的牛奶为原料，经过巴氏杀菌后再向牛奶中添加有益菌(发酵剂)，经发酵后，再冷却灌装的一种牛奶制品。发酵过程使奶中的糖、蛋白质、脂肪更易消化和吸收，各种营养素的利用率得以提高。在发酵过程中，酸奶中的乳酸菌还可产生人体所必需的多种维生素，再加上丰富的蛋白质、钙等营养物质，使酸奶深受大众欢迎，是男女老少都喜欢的一种饮品。尤其是近些年来，铺天盖地似的对益生菌的营养保健作用的广告宣传，使酸奶几乎成了家家户户的必备饮品。

益生菌是指有益于人体健康的一类肠道细菌，如双歧杆菌、嗜酸乳杆菌、干酪乳杆菌等。目前市面上的酸奶制品品种繁多，不管是何种酸奶，其共同的特点是都含有乳酸菌。这些乳酸菌在人体的肠道内可以起到平衡肠道菌群，补充双歧因子等作用，因此酸奶对人体有不少的好处。

1. 保存酸奶需要低温

我们知道，酸奶通常需要在低温下保存。这是因为酸奶中的活性乳酸杆菌需在0～4℃的环境中保存，这时乳酸杆菌处于“休眠期”，菌体有活性，但繁殖速度较慢；随着环境温度的升高，乳酸菌会快速繁殖、死亡，其营养价值也会有所降低。所以，酸奶一般在4℃以下冷藏，如果在室温下保存，则其酸度会不断提高而使酸奶变得更酸。夏天天热时购买酸奶，如果路途过长，在带回家的途中也要注意保证较低的温度贮藏。

2. 酸奶可以温着喝

酸奶一经加热，所含的大量活性乳酸菌便会被杀死，不仅丧失了原有的营养价值和保健功能，也使酸奶的物理性状发生改变，形成沉淀，特有的口味也消失了。因此，饮用酸奶不必加热，夏季可以买回后直接饮用，冬季可在室温条件下放置一定时间后再饮用。

有些人喜欢从冰箱中拿出酸奶就马上饮用，这对体质好的人来说固然不会有什么不适，但对于一些体质较差的人，尤其是胃肠道功能不好的人，直接饮用冰的酸奶，可能会对胃肠道产生不良刺激，引起腹痛甚至腹泻等。冬天，有些人不敢喝酸奶就是因为这个原因。所以在这种情况下，可以在饮用酸奶前，将酸奶在室温下放置半小时左右，或用温水温一下，只要温度不超过40℃，且时间不要过长，一般不会对其营养造成太大的破坏。而且，人体的温度也在35～37℃，即使是冷饮，进入体内也会变温。因此，有些人主张喝酸奶最好在10～12℃时饮用，其实也没有必要这么严格要求低温。

(九)黑巧克力，能降血压

长期吃含可可的黑巧克力有降低血压的功效，这一研究结果最早公布于2007年，由德国科隆大学研究人员德克·陶伯特博士在其论文中提出。之后，黑巧克力成为不少高血压患者的新宠。

黑巧克力真的有降血压的功效吗?

1. 长期少量食用有降血压功效

陶伯特博士指出，长期吃含可可的黑巧克力，只要少量就有降低血压的功效。吃黑巧克力所降血压的幅度虽然不大，但已足够减少罹患心血管疾病的风险。研究人员指出，给受试者每天摄取黑巧克力30kcal，长期摄取可扩张血管，维持血压稳定。美国伊利诺伊大学食品科学与人类营养研究室主任尔曼博士也在一项实验中得出相同的结论：食用含黄烷醇可可亚组的受测者，平均收缩压降低6mmHg，舒张压下降2mmHg，低密度脂蛋白胆固醇降低0.23mmol/L。

虽然黑巧克力有降压、预防动脉粥样硬化的作用，但是再好的东西也不能吃太多，每天最多只能吃两小块。可可含植物性化合物黄烷醇，如果每天少量服用，比如服用热量值为30kcal（约为6.3克）的黑巧克力，那么不仅能取得降血压的效果，而且不会导致体重增加或出现其他不良反应。

2. 怎样选择黑巧克力

前些年的市场上，黑巧克力就是不掺牛奶的巧克力，其可可含量也没有明确的标示。近年来国内市场上的黑巧克力品种越来越多，并且包装上都明确标示了可可含量，从45%～90%不等。减肥者或心血管疾病患者，宜选择可可含量高的巧克力，因为可可含量越高，其热量相对越低。但不管可可含量多高，为改善口感，或多或少地都会加入糖和一些食品添加剂。食品添加剂的含量在规定范围内只要不短期大量食用，就不会有大的问题。但是黑巧克力中的糖很容易被糖尿病患者忽略，常因为口感不甜而稍微多吃上几块，血糖就会迅速升高，不利控制。

还需要注意的是巧克力中可可脂的种类。可可脂是从可可液块中提取出的乳黄色硬性天然植物油脂，含有能防止变质的天然抗氧化剂，但是制作成本比较高。有些巧克力中就用代可可脂或类可可脂取代，这类人工合成的可可脂多为反式脂肪，食用反式脂肪将会提高罹患冠状动脉心脏病的概率，因为它可令“坏”的低密度脂蛋白胆固醇上升，并使“好”的高密度脂蛋白胆固醇下降。

3. 黑巧克力不能当降压药吃

巧克力热量高，专家不鼓励把吃黑巧克力当成降血压的手段，免得体重上升，反而导致更多健康风险。身体条件允许的情况下，食用黑巧克力可以作为一种饮食保健的方法。

有学者认为，最有效的非药物降血压方法还是保持体重正常与减少盐分的摄取，如果再经常吃少量黑巧克力，或许更能事半功倍。

（十）喝苏打水，权衡利弊

近年来，饮料市场上日渐火爆的苏打水成为一种时尚饮品。但是，营养专家指出，苏打水不是人人适宜的，饮用苏打水也是有讲究的。

苏打水是碳酸氢钠（小苏打）的水溶液，弱碱性，医学上外用可消毒杀菌，饮用可中和人体内的酸性物质，有助于维持人体的酸碱平衡，改变酸性体质。

很早以前，在欧洲苏打水就是一种广受欢迎的天然饮品，现今世界上只有法、俄、德等少数国家出产天然苏打水，国内市场上的苏打水绝大多数是人工配制的。天然苏打水除含有碳酸氢钠外，还含有硼、锌、硒、铬等多种离子矿物和微量元素，易被人体吸收，因此是上好的饮品。

1. 苏打水可养胃

我们很多人喜欢吃鸡、鸭、鱼、肉等动物性食物，这些食物都是酸性的，为保持酸碱平衡，喜欢吃荤的人可经常饮用苏打水。饮用苏打水有很多好处，尤适合以下人群饮用。

（1）适合消化道溃疡患者饮用

胃溃疡、十二指肠溃疡、球部溃疡、幽门溃疡等消化道溃疡患者，由于胃酸产生过多，易损伤胃黏膜，严重者可引起糜烂、出血。经常饮用苏打水，可改善和调节胃酸分泌，降低胃酸浓度，保护胃肠黏膜，改善胃肠功能，有助于疾病康复。胃酸过多者，食后易饥，容易伤胃，可于空腹或餐后 2～3 小时喝些苏打水，有助于养胃。

（2）适合肾病患者饮用

肾病患者肾功能下降，蛋白质的代谢产物排泄障碍，使得血尿素氮、尿酸等酸性代谢产物浓度升高，经常饮用苏打水有利于降低尿素氮和尿酸的浓度，减轻肾脏负担。

（3）适合痛风、高尿酸血症患者饮用

痛风是血尿酸代谢障碍引起的一种疾病，苏打水可以中和尿酸，降低尿酸浓度，缓解痛风，改善病情。

（4）适合结石患者饮用

肾结石、胆结石等的产生都跟体内的酸性物质有关，苏打水可中和这些酸性物质，阻碍结石的形成。

（5）适合口腔有异味者饮用

苏打水可减少体内自由基的生成，有抗氧化的作用，用苏打水漱口可减轻口腔炎症，改善口腔异味和呼吸道产生的异味。

夏秋季节最适合饮用苏打水以补充矿物质、微量元素；另外，运动后肌肉产生乳酸，导致浑身肌肉酸胀，此时也可喝些苏打水，促使酸性体液排出。

2. 饮用苏打水的禁忌

苏打水虽好、但也不是人人都能喝的，下列人群不宜饮用苏打水。

（1）萎缩性胃炎患者不宜饮用

萎缩性胃炎等患者由于缺少胃泌素，胃酸分泌少，常常腹胀、嗳气、消化不良，故而此类人群不宜饮用苏打水。

（2）怕冷、虚寒体质者不宜饮用

怕冷、胃寒、虚寒体质者有癌症遗传家族史者、体质较差者，体内不是偏酸性而是偏碱性，所以不宜饮用苏打水。

（3）素食主义者不宜饮用

经常吃素，以素食为主，很少或不吃动物性食物者，没有必要或不宜喝苏打水。

除此之外，在饮用苏打水时，还有一些注意事项：不宜过量饮用苏打水，健康人群每次可饮用200～300mL，每天3～4次；苏打水不宜与其他碳酸饮料一起喝，以免过量摄入钠离子；食用碱性的食物时没有必要喝苏打水；食用酸性食物如酸奶等的同时不宜喝苏打水，以免阻碍营养吸收；消化不良时不宜喝；神经特别紧张，头昏脑胀时不宜喝，因为钠离子有兴奋神经的作用，还可引起血压升高。

（十一）药茶机理，门道多多

我们发现以前只有在中药店才能买到的一些中药，现今在超市也随处可见了，有些茶铺也可买到。稍微驻足观看，说不定还有营业员热情地给你介绍这些药茶有清热解毒、活血化瘀、养颜美容等诸如此类的功效。菊花、金银花、玫瑰花、决明子、山楂等是药茶、花茶中最常见的品种，不少人听说它们有保健功效，就自行购买回家泡茶喝，也不管是否适合自己，每天应该用多少，用多长时间。

药茶是有药性的，有特定的适宜人群，不应人云亦云，盲目跟风，更不应自行滥用，而应该请中医师把关，辨证诊断后根据中医师的推荐使用。

1. 菊花：体瘦之人慎用

菊花性微寒，味甘、苦，散风清热、平肝明目。用于风热感冒、头痛眩晕（特别是偏头痛）、目赤肿痛、眼目昏花。

气虚胃寒、食少泄泻者慎服，因为菊花味苦性寒，苦寒败胃，胃寒者服用后会加重病情，不利于消化吸收，过量饮用还会引起虚寒性泄泻。一般认为，体瘦之人多有内脏器官下垂，体质偏寒性、怕冷，故不宜食用菊花。

2. 金银花：最怕长期用

金银花性寒，味甘，清热解毒、凉散风热。用于痈肿疔疮、喉痹、丹毒、热毒血痢、风热感冒、温病发热。

金银花有中药抗生素之称，有抗菌消炎的作用，在杀死有害菌的同时也会杀死有益菌，长期饮用会对肠道菌群造成影响，导致腹泻、消化不良等，所以金银花不适合长期饮用。夏日每天用10根左右泡茶喝有清凉解暑的效果。

3. 玫瑰花：每天五六朵

玫瑰花性温，味甘、微苦，行气解郁、和血、止痛，用于肝胃气痛、食少呕恶、月经不调、跌扑伤痛。

玫瑰花性较温和，可长期饮用，但不宜过量，每天五六朵，泡水饮用即可。

4. 西红花（藏红花）：消化道溃疡者慎用

西红花（藏红花）性平，味甘，活血化瘀、凉血解毒、解郁安神，用于经闭、产后瘀阻、温毒发斑、忧郁痞闷、惊悸发狂。

每日用0.01～0.03克（建议用5根）西红花，沸水冲泡后代茶饮用，用于痛经、经来不畅及日常保健。有消化道溃疡出血、出血倾向（紫癜）、经期或血小板低下者慎用。

5. 决明子：长期饮用小心肠黑变

决明子性微寒，味甘、苦、咸，清热明目、润肠通便，用于目赤涩痛、羞明多泪、头痛眩晕、目暗不明、大便秘结。

决明子与大黄、芦荟、虎杖、番泻叶等通便类中药一样，都含有蒽醌类成分，若长期饮用，轻者导致肠道菌群失调，重者会发生肠黑变病，影响肠镜下对腺瘤性息肉和癌变的诊断。

6. 枸杞子：可长期少量食用

枸杞子性平，味甘，滋补肝肾、益精明目，用于虚劳精亏、腰膝酸痛、眩晕耳鸣、内热消渴、血虚萎黄、目昏不明。

枸杞子的鲜果维生素含量丰富，但不宜保存，干果虽然损失了部分维生素，但养肝明目的效果肯定，可长期少量食用，每天10粒左右泡水喝，最后将枸杞子吃掉。

7. 山楂：不用泡茶直接吃

山楂性微温，味酸、甘。具有消食健胃，行气散瘀的功效。焦山楂主要用于肉食积滞、脘胀满、泻痢腹痛等症，生山楂则用于瘀血经闭、产后瘀阻、心腹刺痛、疝气疼痛、高脂血症等。

现代研究认为，山楂具有降血脂的功效，对心血管疾病有很好的保健作用，但是，山楂对于心血管的有益成分主要是黄酮类，此类成分不易溶于水，泡茶饮用是泡不出来的，所以想要降脂应该直接食用。此外，胃酸分泌过多、消化性溃疡病患者不宜食用山楂，因为山楂有诱导胃酸分泌，促进胃动力的作用，故适合患有萎缩性胃炎而胃酸分泌不足的胃胀患者食用，可以起到开胃、助消化的作用。

8. 银杏叶：泡茶泡不出效果

银杏叶性平，味甘、苦、涩，敛肺、平喘、活血化瘀、止痛，用于肺虚咳喘、冠心病、心绞痛、高脂血症，临床上可用于治疗糖尿病、心脏病、抑郁症、脑缺血、脑功能障碍、脑伤后遗症、衰老，并改善缺氧时的脑能量代谢。

现代研究认为，银杏叶可抑制血小板聚集而抗血栓形成，还能降低血清胆固醇，能改变血液流变学，降低全血黏稠度、扩张血管、增加血流，特别是增加冠状动脉血流，改善脑及周边血液循环、脑部营养及记忆功能，促进脑细胞代谢，解除平滑肌痉挛，松弛气管。在心脑血管疾病中银杏叶被广泛应用，但其有效成分黄酮类和内酯难溶于水，所以银杏叶泡茶饮用时其有效成分就得不到充分利用。银杏叶含有毒性成分白果酸、氢氰酸等，可致过敏、致突变、升高转氨酶，这些成分反而容易溶于水。

不要以为小小的花花草草只有保健作用，都有益于健康，没什么不良反应，这是一个误区，其健康隐患不容小觑。药茶作为中药，不是所有人都可以饮用的，一定要在中医师的辨证指导下有选择地服用。

（十二）茄子是宝，健康饮用

进入秋季以后，有的茄子食用时口味会有所改变，表现在肉质较为僵硬，味道有点苦涩，而在民间也有“秋天的茄子有毒，吃不得”的说法。这种说法到底有没有科学依据呢?

茄子，江浙人称为六蔬，又名昆仑瓜，广东人称为矮瓜，其肉质柔软，营养丰富，易于消化吸收，因而深受人们的喜爱，是老幼皆宜的大众化蔬菜。据记载，茄子的花、蒂、茎、根、果实和种子均有一定的药用价值。

1. 茄子有助于防治心脑血管病

茄子的营养丰富，含有蛋白质、脂肪、碳水化合物、维生素等多种营养成分。特别是维生素 P（芦丁）的含量很高，每 100 克中即含维生素 P 750 毫克。茄子还含有磷、钙、钾等微量元素和胆碱、葫芦巴碱、水苏碱、龙葵碱等多种生物碱。

（1）保护心血管

茄子含丰富的维生素 P，这种物质能增强人体细胞间的黏着力，增强毛细血管的弹性，减低毛细血管的脆性及渗透性，防止微血管破裂出血，使心血管保持正常的功能，防止硬化和破裂，所以经常吃些茄子，有助于防治高血压、冠心病和动脉硬化。此外，茄子还有防治维生素 C 缺乏病及促进伤口愈合的功效，可防治出血性紫癜。

（2）增强免疫力

茄子含有多种植物化学物，能抑制某些致癌物质对人体的损害，有利于预防某些肿瘤。

（3）抗氧化

茄子含有维生素 E，有利于防止体内脂质过氧化，常吃茄子有利于调节血脂，对延缓人体衰老具有积极的意义。

2. 秋天的茄子没有毒

茄子是喜温作物，较耐高温，结果的适宜温度为 25～30℃，对光周期长短的反应不敏感，只要温度适宜，从春到秋都能开花、结果。我国传统医学认为，茄子性味甘寒，无毒，具有散血瘀、消肿止痛、治疗寒热、祛风通络、止血等功效。所以夏天食用，有助于清热解暑，对于容易长痱子、生疮疖的人，尤为适宜。

农谚有“秋败茄子似毒药”之说，主要是因为受气候变化的影响及环境的影响，有的茄子可能有一种苦涩的味道，且肉质僵硬，民间就认为是产生了毒素的缘故。其实不然，秋茄并没有毒。虽然老茄子，特别是秋后的老茄子含有较多的茄碱，对人体健康不利，不宜多吃，但如果种植条件好，土壤不受气候影响，秋天的茄子还是可以跟夏天的茄子一样保证营养和口味的。

3. 怎样吃茄子更营养、健康

茄子的种类繁多，有紫茄、绿茄、奶白茄、长茄、圆茄，其中以长条的紫茄口味最好，而且紫茄中维生素 C 和胡萝卜素的含量比绿茄高，但长茄的维生素 E 含量没有圆茄高。

茄子的吃法，荤素皆宜。既可炒、烧、蒸、煮，也可油炸、凉拌、做汤，都能烹调出美味可口的菜肴。茄子外裹淀粉后软炸一下吃或用烤箱烤一下，可最大限度地保证营养成分不受破坏。新鲜的品质好的茄子以蒸熟拌食为佳，另外也可拌上调味酱后蒸着吃。

茄子切成块或片后，由于氧化作用会很快由白变褐，而且茄子遇热也极易氧化，如果烹调前先在茄子外面裹上一层淀粉，再放入热油锅中稍炸，则不易氧化。直接油炸茄子会造成维生素 P 大量损失，挂糊上浆后炸制能减少损失。

（十三）老火靓汤，未必营养

煲汤补身体是中国食疗养生的一大传统，不少人认为营养都在汤里，更有甚者“饮汤弃渣”。其实，这是饮食营养中常见的一个误区，而且，老火靓汤不是人人都能喝的。

经常会有患者或家属询问：“医生，汤有营养，我们要不要多喝点汤?”一些恢复期的患者胃纳不佳，也常会以汤代替所有饮食，甚至“饮汤弃渣”。其实，这种观点缺乏充分的科学依据，喝汤也有讲究，营养并不都在汤水中，更不是所有患者都适合大量饮汤的。

1. 鸡汤营养不如鸡

对于产妇、乳母或是大病初愈的患者，都喜欢喝点鸡汤来滋补。这未尝不可。汤含有一定的营养，如含有丰富的维生素 B，且含有较多的水分，容易消化，但“饮汤弃渣”的做法却不可取。因为即便是细熬慢炖，营养也不可能完全溶解于汤中。如鸡肉中的蛋白质遇热即凝固变性，而变性后的蛋白质不溶于水，而是保留于煮熟的食物中。一般来说，汤中的蛋白质含量还不到食材蛋白质含量的 10%。因此，在饮汤的时候，也应该同时吃些炖烂的鸡肉，既容易消化也易于营养的均衡吸收，这样才是有效的滋补方式。

2. 痛风患者不宜喝老火靓汤

经常饮用慢火熬制的老火靓汤，也曾被认为是养身之道的一种。长时间煲制出来的汤，味道鲜美，这是因为动物性食物中的低分子含氮化合物（如肌酸、肌酐、嘌呤碱及少量氨基酸）溶于汤内，但是汤中的嘌呤含量过高，长期饮用易导致痛风的发作，故对于高尿酸血症或痛风患者并不适宜。除此之外，汤中还含有较多的脂肪，因此，对高脂血症和心血管疾病患者来说，大量饮用也对身体有害。长时间熬制，还会导致较多的草酸析出，对慢性肾结石的患者不利。

所以，有选择地煲汤，才能真正达到滋补养身的目的。

（十四）吃啥补啥？不能乱吃

“吃啥补啥”是中国传统食疗的一大经典观点，因此，动物身上的各种内脏都被用来作为补益之品。但是近年来随着人们生活水平的提高，高脂血症、糖尿病、冠心病、高血压等“富贵病”患者越来越多，往往这些人都会被告知不能吃动物内脏。

肥肠、腰花、肺片、肚子、猪肝、鸭肫、鸡心等动物内脏在动物性食物中占有一席之地。从食物品种的角度讲，肉类是指来源于热血动物且适合人类食用的所有部分的总称，不仅包括动物的骨骼肌肉，还包括许多可食用的脏器组织，如心、肝、肾、胃、肠、肺、舌、脑等。

动物内脏的营养丰富，但特定人群不能吃。

1. 动物内脏低脂肪、高胆固醇

在一些经典的食疗药膳中，经常用猪肺来补肺，用猪肾来补肾。动物内脏中的蛋白质、维生素、微量元素、矿物质的含量都比较丰富，维生素中尤其以B族维生素及维生素A、维生素E等脂溶性维生素的含量为多。

一般来说，心、肝、肾、肚（胃）等内脏器官的蛋白质含量较高，约占17%，脂肪含量较少，约占10%；而单纯的肉类蛋白质含量约占16%，脂肪含量约占20%。动物内脏虽然比单纯的动物肉类脂肪含量要少，但是胆固醇的含量却比一般的肉类要高，因此要合理食用。

2. “三高”人群不能吃动物内脏

动物内脏虽然脂肪含量不高，但胆固醇的含量却比一般的肉类要高，胆固醇属于类脂，是动脉粥样硬化的重要危险因子，与动脉内的血栓形成密切相关，而动脉粥样硬化又是罹患各种心脑血管疾病的基础及危险因素。所以，高血压、高血脂、高血糖等“三高”人群，常被医生告诫不能吃动物的内脏，与此相关的高黏血症、冠心病、脑梗死、动脉粥样硬化等患者也不宜过多食用动物内脏。

同样被列为“富贵病”的痛风患者，是否能吃动物内脏呢？我们认为，痛风患者的饮食需要控制的是嘌呤的摄入量，动物内脏在烹调的过程中都会水煮，嘌呤溶解于水后被丢弃，内脏中嘌呤的含量就下降了，所以痛风患者是可以少量食用动物内脏的。

3. 怎样健康吃动物内脏

曾有媒体报道过食用猪肝等动物内脏导致中毒的事件，动物内脏怎样吃才能保证健康、不失营养呢？

（1）烹饪时搭配蔬菜

动物内脏虽然营养丰富，但毕竟是动物性食物，不宜过量食用。在烹饪动物内脏时可与新鲜的绿叶类蔬菜搭配，如青椒、茭白、萝卜、胡萝卜、冬笋等，以减少摄入量，从总量上控制胆固醇的摄入。

(2) 选择可靠的动物内脏产品

食入动物内脏之所以导致中毒，主要是因为一些不法商贩在饲养的过程中喂饲或注射了瘦肉精及抗生素、激素等化学物质或药物。其中，瘦肉精的化学名是盐酸克伦特罗，国家禁止使用。这些化学物质或药物主要在肝脏中代谢，肾脏、心脏中也会残留，食用后会对人体健康带来不利的影响。此外，动物的内脏还容易残留铅、锌、汞等金属物质，摄入过量也会慢性中毒。所以，购买动物内脏时，一定要选择符合食品安全规定的、标明无公害的进行购买。

(3) 不要食用动物腺体

淋巴结、甲状腺、肾上腺、腔上囊（鸡屁股、鸭屁股）等动物的腺体器官是不能食用的，因为其中含有大量的代谢产物，有毒物质较多，还可能含有致癌物。

动物内脏虽然胆固醇含量较高，但同时也含有丰富的营养，因此不必谈虎色变，没有心脑血管疾病患者是可以适量食用的，关键是要了解健康的食用方法和注意事项。

（十五）肉皮蹄髈，美容养颜

肥腻的猪皮、香脆的鸭皮都是美味佳肴。有人说“吃皮补皮”，因此肉皮有养颜美容的功效。还有人说蹄髈富含胶原蛋白，常吃可以美容抗衰老。这些说法是否属实呢？

我们在食用鸡、鸭、猪、羊等禽畜类食物时，除了吃肉外还会吃皮，肉类的主要营养是蛋白质，那么肉皮中又有哪些营养呢？

1. 脂肪多于蛋白质

猪皮和羊皮的主要营养成分是脂肪和蛋白质，其中蛋白质占20%～26%，脂肪占30%～40%，碳水化合物占15%～20%，此外还含有丰富的脂溶性维生素和矿物质，以及少量水溶性维生素。肉皮中的胆固醇含量较高，每100克肉皮中的胆固醇含量超过300毫克。可见，肉皮中含量最多的还是脂肪，鸡皮、鸭皮中的脂肪含量更高。

2. 胶原蛋白的五大功效

肉皮、蹄髈美容养颜的说法，主要是指其中富含胶原蛋白。确实，肉皮、蹄髈的蛋白质种类以胶原蛋白为主，占蛋白质总含量的80%～90%。胶原蛋白具有亲水性，人体组织中缺乏胶原蛋白，藏水能力就会下降，因此，在人体众多组织器官中扮演着重要的角色。

皮肤：人的皮肤组织中70%是胶原蛋白。胶原蛋白具有保护皮肤，使之具有弹性的作用。

骨骼：骨骼的主要组成成分除了钙之外，还有胶原蛋白，占20%左右。如果胶原蛋白流失，钙含量也会下降。

眼睛：角膜的主要成分也是胶原蛋白。胶原蛋白具有保持角膜透明度的作用。

细胞：细胞与细胞之间靠胶原蛋白来相互黏合，所以胶原蛋白是细胞的骨架。

器官：人体的器官都含有胶原蛋白成分，胶原蛋白可保护和强化器官的功能。

正常情况下，人体并不缺乏胶原蛋白，但是胶原蛋白不够的话，就会加速人体的衰老，所以适当地补充胶原蛋白可起到保养的作用，并可延缓衰老。这就是我们平时所说的肉皮具有养颜美容功效的原因。

3. 怎样吃肉皮更健康

肉皮、蹄髈的吃法以煮食为佳，但吃肉皮的时候应该刮掉皮下的脂肪层，以免脂肪摄入过多。而鸡皮和鸭皮在与鸡肉、鸭肉一起烹饪后，最好不要吃。

除了直接煮食之外，肉皮还可以做成肉皮冻，也不失为一道美味佳肴。做法如下：将肉皮洗干净，在水里焯一下，取出，去掉皮下的肥肉，然后切成丁块，再加适量温水煮沸，加入葱、姜、酒等调料，小火熬煮两小时，然后倒出放在平盘中冷却，夏天可放入冰箱中冷却，逐渐变成肉冻后就可食用。

除了肉皮之外，动物的韧带（如蹄筋、瘦肉筋）、骨骼、骨关节中也含有胶原蛋白。我们在煮骨头汤时，胶原蛋白就会溶解于汤中，蹄髈汤更是集肉皮、蹄筋、骨骼于一体，胶原蛋白的含量更多，也因此被推为“养颜美容”菜之首。

但是，前面也讲到过，骨头汤中的脂肪含量也较高，尤其是胆固醇含量更高，所以高血压、高脂血症、冠心病等患者要适量吃，不要因摄入过多而导致血脂升高。

（十六）芹菜降压，更能补血

随着高血压患者的日益增多，芹菜降压之说也被众口相传，芹菜真的有降血压的作用吗？究竟是菜秆、菜叶还是菜根降血压呢？所有品种的芹菜都能降血压吗？

芹菜因具有特殊的香味，与香菜、芥菜并称“菜中三怪”，属药食两用之品。中医食疗学认为，芹菜具有清热利尿、清肠通便、镇惊安神、补血的功效，主治高血压，头痛、头晕、暴热烦渴、黄疸、水肿、小便热涩不利、妇女月经不调、赤白带下、淋病、瘰痹等病症。

1. 芹菜叶营养甚于菜秆

中国的芹菜有旱芹和水芹两种，近些年来市场上又出现了从国外引进的西芹，但西芹的味淡，相比旱芹和水芹，药用价值差一点。由于芹菜叶有苦味，我们平时吃芹菜的时候往往选择只吃菜秆部分，其实味苦、香味更浓的菜叶的营养价值和药用价值高于菜秆。

芹菜含有丰富的维生素和矿物质。菜叶的蛋白质含量高出菜秆 1 倍，维生素 A 高出 8 倍，维生素 E 高出 2 倍，B 族维生素高出 3～4 倍，锌、硒高出 4～5 倍，铁高出 5 倍。

2. 降压之外更能补血

芹菜中含有一种特定的化学成分丁基苯酞，具有镇静安神的作用。高血压是由于血管平滑肌紧张引起的，而丁基苯酞具有松解血管平滑肌和抑制血管平滑肌紧张的作用，从而起到降压的效果。

研究证明，芹菜含酸性的降压成分，对兔、犬静脉注射有明显的降压作用；血管灌流可使血管扩张；用主动脉弓灌流法，能对抗烟碱、山梗茶碱引起的升压反应，并可引起降压。

芹菜对于原发性高血压、妊娠期高血压及肥胖型高血压均有效。常吃芹菜，尤其是吃芹菜叶，对预防高血压、动脉硬化等都十分有益，并有辅助治疗的作用。

芹菜的降压作用已有很多人知晓，但芹菜的补血作用却鲜为人知。每100克芹菜中含铁8.5毫克，比一般的蔬菜高得多；而我们平常熟知的具有补血作用的菠菜，每100克含铁也只有1.8毫克。可见，对于缺铁性贫血，芹菜的补血作用明显高于菠菜。

3. 吃芹菜的宜忌

芹菜虽具有药用价值，但毕竟不是药，所以芹菜降压只能作为辅助治疗的手段，而不能代替降压药物。

芹菜的吃法很多，炒食、凉拌、做汤、煮粥均可。对于高血压患者，建议取200克新鲜芹菜，洗净后榨汁饮用，每天1次。食疗要持之以恒，同时密切观察血压的情况，根据具体变化随时调整用药，使食疗和药疗能够紧密地配合起来。

需要注意的是，芹菜味苦、涩，性寒，胃不好的人群不宜多吃，如胃溃疡、腹泻、肠炎（尤其是溃疡性结肠炎）患者。此外，芹菜是粗纤维食物，且粗纤维含量高，故肝硬化造成的食道静脉曲张患者也不宜食用，以免引起食道静脉破裂出血。

（十七）鸽子与鸡，各有千秋

食补是老百姓喜闻乐见的方式，而鸡和鸽子是传统补益食材中最常见也是最普遍的。民间认为鸽子比鸡更补，这是真的吗？

民间有“一鸽胜九鸡”的说法，而事实上，从营养学的角度来说，鸽子和鸡的营养价值相差不大。

1. 鸡肉与鸽子肉的营养比较

从营养成分来说，鸡肉和鸽子肉都富含蛋白质、脂肪、碳水化合物及维生素A、E、B族等各类维生素和钙、铁、铜等矿物质，但是各种营养成分的含量比例略有差异。以草鸡和散养的鸽子为例，每100克鸡肉约含蛋白质20.3克，脂肪16.8克；而每100克鸽子肉约含蛋白质16.5克，脂肪14.2克。可见，从补充蛋白质的角度来说，鸡肉比鸽子肉更有营养。但是，从维生素和矿物质的含量来看，鸽子肉又高于鸡肉。鸽子肉含维生素A、维生素E、维生素B、核黄素、泛酸、赖氨基酸较多，抗氧化、抗衰老的物质也比鸡肉多。可见，两者的营养成分含量略有差异，食补时可以根据个人的体质和营养需求来选择。

2. 鸡肉与鸽子肉的功效比较

除了现代营养学对食物营养成分的分析之外，中医对食物的四气五味及功效也有一套自己的理论。中医认为，鸡肉性温，有温中益气、补虚填精、健脾胃、活血络、强筋骨的功效，适合老年人、体弱者补虚之用。鸽子肉性平，有滋补益气、祛风解毒的功效，适合老年人、手术后患者、孕妇、女性病后体弱、血虚闭经者、记忆力减退的儿童等滋补之用等。

3. 鸡蛋与鸽子蛋的营养比较

我们比较了鸡肉与鸽子肉的营养价值，那么鸡蛋与鸽子蛋是否也有同样的差异呢？确实，鸡蛋的蛋白质、脂肪含量要高于鸽子蛋，但是鸽子蛋的蛋黄中含有的矿物质、维生素，如维生素 A、D、E、B，以及卵磷脂等营养成分要高于鸡蛋黄。

4. 鸡与鸽子的加工和烹饪方法不同

食用鸡肉和鸽子肉时，其加工和烹饪方法也是有差异的：鸡宰杀之后要将鸡血放干净后再烹饪，否则鸡汤会有腥味；而鸽子一般采用闷死的方法，且不用放血。

鸡肉的烹饪方式比较多，而鸽子的烹饪方式以炖汤为佳，连汤一起食用，可充分摄取其中的维生素和矿物质。但是，不管是鸡还是鸽子，最好都用焖、炖的方式起到滋补的作用。

此外，鸡和鸽子的颈部淋巴结、屁股上的腔上囊都不能吃；对于快速饲养的肉鸡、肉鸽，其肝、心等内脏也不宜食用；3～5 年的老鸡，其内脏也不宜吃，以免不小心摄取了有毒有害物质。

（十八）仿生食品，明白饮食

每到冬季气温下降后，火锅就开始盛行，超市里的各种丸子也开始热卖。细心的消费者可能会发现，有些肉丸并不是用肉做的，蟹肉棒中也没有蟹肉，经常吃这样的丸子，会不会吃出问题呢？

加工食品中，有一类食品叫作仿生食品，就是用人工原料制作成类似天然食品口味的新型食品。仿生食品从外形和口味上模仿天然食品，价格相对低廉，如仿真发菜、仿真鱼翅、仿生鱼子、人造海参、仿生肉制品等。吃火锅时常见的肉丸、鱼丸、虾丸、蟹肉棒，甚至还有人造的肉干、虾仁、蟹钳肉、干贝等，都可能是仿生食品。

那么，这些仿生食品或者说人造食品，能不能吃呢？对健康有没有害处呢？

1. 仿生食品可以吃

目前，食品工业中应用最多的仿生食品就是仿生海洋食品和仿生肉制品。仿生海洋食品是以价格相对低廉的鱼类或者虾作为原料，加入大豆蛋白、鸡蛋清、魔芋粉、淀粉等辅料，进一步加工成风味和口感都与海洋食品极其相似的食品。而仿生肉制品是以大豆蛋白粉和淀粉按比例混合，添加适量的辅料，然后挤压成型的类似肉类的产品。

如果这些仿生的食品是符合国家法律法规的规定加工而成的，那就是安全可食用的，适量吃一点，并无大碍。但是，在购买此类食品时，应详加辨别仿生食品的安全性。

2. 特殊人群要“明白饮食”

仿生食品虽然对身体没有危害，但是由于其营养成分完全不同于天然食品，或者营养价值有限，在不知情的情况下食用，也有可能带来一些问题。比如，肾病患者的饮食需要限制植物蛋白时，若将仿生肉丸当作天然肉丸来吃，导致优质蛋白质没吃到，却吃了不少植物蛋白质，就可能影响病情。对于过敏体质的人群，更要仔细查看这些食品的成分表，看看其中是否添加了容易引起过敏的物质。而且，仿生食品毕竟是特殊加工食品，添加剂成分明显多于天然食品，所以不宜多吃。

可能有些人认为，既然肉丸中没有肉，如果想要减肥、防“三高”，不是正好吗？人造肉丸虽然没有真正的肉丸所具备的动物蛋白和动物脂肪，但热量有可能比天然食品高，而且换成了植物蛋白和植物脂肪，甚至是人造脂肪，再加上糖、盐及某些特殊的添加剂成分，对心脑血管疾病患者来说，未必比真正的肉类好。从中医养生的角度来讲，天然的总比人造的好，越接近大自然，生态越易平衡。

我们平时购物，要强调“明白消费”，其实饮食也是如此。我们要清楚地了解自己应该吃些什么，不该吃些什么，究竟吃了些什么。“明白饮食”，才能做到真正的营养均衡、搭配合理。

（十九）骨头汤真的能补钙吗

俗话说，“吃什么补什么”。若平时经常腰酸背痛、关节疼痛，老百姓想当然地会认为喝骨头汤一定能“补骨头”。其实不然，“喝骨头汤补骨头”一说缺乏科学依据。

1. 骨头汤含钙微乎其微

传统的观点认为“吃啥补啥”，因此骨折或缺钙的患者，经常会喝很多骨头汤来帮助补钙。骨头中的营养是很难被人体吸收的，一般的烹饪方式难以将其中的营养物质溶解在汤中，而人又难以咀嚼和吞咽骨头，即便是软骨嚼碎后吞咽下去也存在能不能吸收的问题。

检测证明，骨头汤中的钙含量微乎其微。因为动物骨骼中所含的钙质并不易溶解于汤中，相反，白花花的骨头汤中，含量多的是动物脂肪。大量饮用骨头汤，不但不能达到补钙的疗效，还会增加脂肪的摄入。想通过食疗补钙，应该增加牛奶或奶制品的摄入，乳制品含钙量丰富且更易于被人体吸收。

2. “补骨头”未必要喝骨头汤

那么，中医是怎样“补骨头”的呢？

中医认为，肾主骨、生髓，指的就是肾之精气具有促进机体生长发育的功能。肾藏精，精生髓，髓藏于骨腔之中，髓养骨，促其生长发育。因此，“肾—精—髓—骨”组成一个系统，紧密相连。肾精充足，髓化生有源，骨质得养，则发育旺盛，骨质致密，坚固有力。反之，如肾精亏虚，骨髓化生无源，骨骼失其滋养，则在小儿，就会骨骼发育不良或生长迟缓，骨软无力，囟门迟闭等；在成人，则可见腰膝酸软，步履蹒跚，甚则脚痿不能行动；在老年，则骨质脆弱，易于骨折等。

要补骨首先就要补肾，补肾才是补骨的基本。当然，中医所说的“肾”，并不是西医所指的泌尿系统器官“肾脏”，而是先天之本。

3. 药食双补

骨关节炎以老年患者多见。老年人通常正气亏虚，肝肾不足，生理功能下降，所以，中药进补应以补益肝肾、疏通经络、调和气血为原则，饮食营养方面应增加钙质和蛋白质的摄入，增强机体免疫力，改善关节功能。

（1）药材进补

补骨脂、淫羊藿、龟甲、鹿角等中药具有补肾健骨的作用，可用于气虚偏寒体质的老年人。另外，冬季还可以进补一些参类，但平素火旺者不宜吃参类，以免上火。药材进补最好咨询专科中医师，根据患者的具体病情辨证选药。

（2）饮食进补

补充钙质：牛奶因富含钙质，是补钙的首选食品。此外，豆腐和豆豉等大豆制品富含大豆异黄酮、维生素 E 和钙，除了能保护心血管外，其强健骨骼的作用也可以跟牛奶相媲美。

补充蛋白质：牛肉、羊肉、黄鳝等富含动物蛋白的食物，也有强健筋骨的作用，尤其是富含胶原蛋白的食物，如猪脚、猪皮、甲鱼等，对关节的保养很有好处。

多食富含维生素 D 的食物：钙的吸收离不开维生素 D，平时应多吃海产鱼类、动物肝脏、蛋类、瘦肉、坚果等。保证每天都吃一些富含维生素的食物，如玉米、小麦、亚麻籽、稻米麸、燕麦麸等。

多食含硫的食物：如干酪、蛋类、鱼、谷类、谷物制品、豆类、肉类、坚果类和家禽等。因为骨骼、软骨和结缔组织的修补与重建都要以硫为原料，同时硫也有助于钙的吸收。

（二十）食品添加剂无处不在

近年来，关于食品添加剂的新闻频繁出现在电视、广播和报刊上，染色馒头、牛肉膏、墨汁石蜡染制的粉条、毒豆芽、染色紫菜等与添加剂相关的事件相继被报道。一时间，民众对食品添加剂谈虎色变，不少人开始困惑，还有哪些食品是安全的？哪些食品是没有添加剂的？

事实上，食品添加剂本身没有罪，错在非法添加和滥用。

1. 我们的饮食已离不开食品添加剂

食品添加剂是指用于改善食品品质、延长食品保存期、便于食品加工和增加食品营养成分的一类化学合成的或天然的物质。目前，我国的食品添加剂有 23 个类别，2000 多个品种，包括酸度调节剂、抗结剂、消泡剂、抗氧化剂、漂白剂、膨松剂、着色剂、护色剂、酶制剂、增味剂、营养强化剂、防腐剂、甜味剂、增稠剂、香料等。食品添加剂无处不在，我们平时生活中每天要用到的油、盐、酱、醋中都含有食品添加剂，适量食用对身体健康并没有影响。我们现在的生活已经离不开食品添加剂了，如果想要完全拒绝食品添加剂，那么我们的生活将难以想象。

2. 提高健康意识，学会健康消费

当前，在食品生产经营中违法添加非食用物质和滥用食品添加剂已成为影响中国食品安全的突出问题，近些年来发生和查处的几起案件均与此有关。虽然有关部门已经着手加强这方面的立法和管理工作，但还是存在某些违法添加的物质无法被检测出来的问题，所以民众应该提高健康意识，学会健康消费，加强自我保护，在购买食品时要牢记以下三点。

（1）一定要看食品标签

正规的食品都有食品标签，购买之前一定要查看食品标签，一方面可以发现食品是否正规，另一方面也可了解食品中的添加剂成分是否对自己的健康有影响。

比如反式脂肪酸在食品标签中常常以“氢化植物油”“植物黄油”“奶油”等字样出现，心脑血管疾病患者就不宜食用含有反式脂肪酸的食物，当然健康人群也不宜多吃。

再如婴幼儿食品中不应添加人工色素，所以在购买时如果看到有“人工色素”字样就不要买给孩子吃，如果添加的是天然色素则可食用。

（2）加工食品要进行价格换算

购买加工食品时，要多个心眼，不要一味贪图便宜，应该自己进行价格换算，推算加工食品是否添加了其他物质。比如 4～5 斤瘦猪肉可以加工成 1 斤肉松，那么 1 斤肉松的价格就不会低于 4～5 斤瘦猪肉的价格，如果大大低于这个价格，那么肯定添加了其他成分。

（3）购买正规食品

购买食品一定要在正规商店购买正规品牌的产品，这样安全系数相对要高一些。很多小作坊生产出来的食品往往卫生不过关，违法添加或滥用添加剂的现象更为严重。

还要提醒大家的是，除了要购买安全食品外，还要注意少食用深加工的食品。加工食品难免会添加多种食品添加剂，经常大量食用，会对健康产生一定的影响。所以，平时尽量多食用新鲜的、原始的、少加工的食物。自己家里烹调食物也尽量以清淡为主，口味过重对健康不好，而且食品添加剂也会摄入过多。

第八章　针刺养生康复技术

第一节　针刺养生的概述

针刺疗法是中医学的重要组成部分，是中医养生康复的重要方法之一。它是在中医理论的指导下，运用针刺手段刺激经络腧穴，疏通调节气血，作用于脏腑，以调动人体自身的抗病能力以祛除病邪、恢复健康。它具有适应范围广、疗效显著、应用简便、经济安全等优点。

针刺具有祛除经络瘀阻不通而使其恢复通畅，以发挥其正常生理功能的作用，是针刺最基本和最直接的作用。《灵枢·海论》指出"夫十二经脉者，内属于腑脏，外络于肢节"。运行气血是经脉的主要生理功能之一。经络功能正常时，气血运行通畅，使脏腑器官、四肢百骸及体表肌肤得以濡养，进而发挥其正常的生理功能。当经络功能失常时，气血运行不畅，或气血瘀阻经络，均会导致经络的病理变化而发病。因此，各种因素引起的经络瘀阻不通是疾病发生的重要病机之一，其临床常常表现为疼痛、麻木、肿胀、青紫或瘀斑等症状。针刺疏通经络主要是根据经络循行及病变部位，选择相应的腧穴和部位，采用毫针刺法、三棱针点刺出血、皮肤针叩刺等方法，以使经络通畅，气血运行正常，达到治疗疾病的目的。

针刺也具有扶助机体正气以祛除病邪的作用，是针刺养生康复的作用过程。疾病的发生、发展及其转归的过程，实质上是正邪相争的过程。正胜邪退则病缓解，正不胜邪则病情加重。《素问·刺法论》曰："正气存内，邪不可干。"《素问·评热病论》曰："邪之所凑，其气必虚。"这说明疾病的发生，是由于正气相对不足，邪气相对强盛所致。针刺扶正祛邪的作用，主要是通过补虚泻实的原则来实现的。

同时，针刺还具有使患者机体从阴阳失衡状态向平衡状态转化的作用，这也是针刺养生康复的最终目标。疾病的发生机理极其复杂，但从总体上可归纳为阴阳失调。各种内外因素导致人体阴阳偏盛偏衰，失去相对平衡，使经络功能活动失常，从而导致疾病的发生，即"阴胜则阳病，阳胜则阴病"。运用针刺疗法调节阴阳的偏盛偏衰，可以使机体恢复“阴平阳秘”的状态，从而达到治愈疾病的目的。正如《灵枢·根结》中所说：“用针之要，在于知调阴与阳，调阴与阳，精气乃光，合形与气，使神内藏。”针刺调和阴阳的作用，主要是通过经络阴阳属性、腧穴配伍和针刺手法完成的。

第二节　如何进行针刺养生

一、针刺养生的原则

针刺养生康复的原则是运用针刺疗法养生康复必须遵循的基本法则，也是确立具体方法的基础。在应用针刺养生康复时，具体的方法多种多样，从总体上把握其原则具有执简驭繁的重要指导意义。具体原则可概括为补虚泻实、清热温寒、治病求本和三因制宜。

（一）补虚泻实

补虚泻实就是扶助正气，祛除邪气。正如《素问·通评虚实论》所说：“邪气盛则实，精气夺则虚。”“实”指邪气盛，“虚”指正气不足。实则泻，虚则补，《灵枢·经脉》曰：“盛则泻之，虚则补之……陷下则灸之，不盛不虚，以经取之。”在针刺实践中补虚泻实原则有其特殊的含义。

（二）清热温寒

“清热”就是在治疗热性病证时用“清”法；“温寒”就是在治疗寒性病证时用“温”“法。也就是《灵枢·经脉》所说：“热则疾之，寒则留之。”在临床中可以浅刺疾出或点刺出血，以清泻热毒；可深刺久留针或配合“烧山火”针刺手法或加用艾灸，以达到温经散寒的目的。

（三）治病求本

治病求本就是在养生康复时要抓住功能障碍发生的根本原因，采取针对性的康复方法。“标”和“本”是一个相对的概念，在中医学中具有丰富的内涵，可用以说明病变过程中各种矛盾的主次关系。如从正邪双方而言，正气为本，邪气为标；从病因与症状而论，病因为本，症状为标；从疾病的先后来看，旧病、原发病为本，新病、继发病为标等。

（四）三因制宜

“三因制宜”是指因时、因地、因人制宜，即根据所处的季节（包括时辰）、地理环境和个人的具体情况，而制订适宜的养生康复方法。

因时制宜：在应用针刺养生康复时，应考虑所处季节和时辰变化，故春夏宜浅刺，秋冬宜深刺。依人体气血流注盛衰与一日不同时辰的相应变化规律，选择子午流注针法；针对某些疾病的发作或加重规律选择有效的治疗时机。

因地制宜：因地理环境、气候条件不同，人体生理功能、病理特点也会有所区别，在养生康复时应有差异。

因人制宜：根据性别、年龄、体质等不同特点而制订适宜的养生康复方法。如男女生理差异，妇人多考虑调理冲脉、任脉等；年龄不同，针刺方法不同。体质差异，如体质虚弱、皮肤薄嫩、对针刺较敏感者，手法宜轻；体质强壮、皮肤粗厚、针感较迟钝者，针刺手法可重些。

二、针刺养生的方法

目前，在养生康复实践中，艾灸、拔罐、刮痧和穴位按摩运用较为普遍，后文中都有详细介绍，而针刺疗法受专业和医疗法律法规的约束，护理人员不能在临床中使用，故本节中只针对针刺养生方法中的几种常见手法做相关简述，使读者知之即可。

（一）毫针疗法

1. 基础须知

毫针刺入穴位后，为了使被针者产生针刺感应，或进一步调整针感的强弱，以及使针感向某一方向扩散、传导而采取的操作方法，称为“行针”，亦称“运针”。毫针的行针手法以提插、捻转为基本操作方法，并根据临证情况，选用相应的辅助手法。刮法、弹法可应用于一些不宜施行大角度捻转的腧穴，飞法可应用于某些肌肉丰厚部位的腧穴，摇法、震颤法可用于较为浅表部位的腧穴。通过行针基本手法和辅助手法的施用，促使针后气至或加强针刺感应。

2. 适应范围

毫针刺法适宜于亚健康状态、机体功能失调、慢性软组织损伤、慢性躯体及内脏病的各类人群。

3. 注意事项

1）被针者在过于饥饿、疲劳及精神过度紧张时，不宜立即进行针刺。对身体瘦弱、气虚血亏的患者进行针刺时，手法不宜过强，并应尽量选用卧位。

2）妇女怀孕 3 个月以内者，不宜针刺小腹部的腧穴。若怀孕 3 个月以上，腹部、腰骶部腧穴皆不宜针刺。一些通经活血的腧穴如三阴交、合谷、昆仑、至阴等，在怀孕期亦应禁刺。有习惯性流产史者，应慎用针刺。妇女行经时，若非为了调经，亦慎用针刺。

3）对胸、胁、腰、背脏腑所居之处的腧穴，不宜直刺、深刺，肝脾大、肺气肿患者更应注意。刺胸、背、腋、胁、缺盆等部位的腧穴时，若直刺过深，有伤及肺脏的可能，使空气进入胸腔，导致创伤性气胸。轻者出现胸痛、胸闷、心慌、呼吸不畅，重者出现呼吸困难、唇甲发绀、出汗、血压下降等症。体检时，可见患侧胸部肋间隙变宽，叩诊呈过清音，气管向健侧移位，听诊呼吸音明显减弱或消失。X线胸透，可见气体多少、肺组织压迫情况等而可确诊，对此应及时采取治疗措施。

4）针刺眼区腧穴和项部的风府、哑门等穴以及脊椎部的腧穴，要注意掌握一定的角度，不宜大幅度地提插、捻转和长时间留针，以免伤及重要组织器官，产生严重的不良后果。

5）对尿潴留等患者针刺小腹部的腧穴时，也应把握适当的针刺方向、角度、深度等，以免误伤膀胱等器官，出现意外事故。

6）小儿囟门未闭时，头顶部的腧穴不宜针刺。

7）常有自发性出血或损伤后出血不止的患者，不宜针刺。

8）皮肤有感染、溃疡、瘢痕或肿瘤的部位，不宜针刺。

（二）皮肤针疗法

1. 基础须知

皮肤针法是以皮肤针垂直叩刺体表一定部位以治疗疾病的方法。皮肤针的针头呈小锤形，针柄一般长15～19cm，一端附有莲蓬状的针盘，针盘下面散嵌着不锈钢短针。根据所嵌不锈钢短针数目的不同，可分别称为梅花针（五支针）、七星针（七支针）、罗汉针（十八支针）等。现代又创造了一种滚刺筒，是用金属制成的筒状皮肤针，具有刺激面广、刺激量均匀、使用方便等优点。

2. 适应范围

皮肤针的适应范围很广，各种病证均可应用，如近视、视神经萎缩、急性扁桃体炎、感冒、咳嗽、慢性肠胃病、便秘、头痛、失眠、腰痛、皮神经炎、斑秃、痛经等。

3. 注意事项

1）针具要经常检查，注意针尖有无钩毛，针面是否平齐；滚刺筒转动是否灵活。

2）叩刺动作要轻捷，运用灵活的腕力垂直叩刺，避免斜刺、压刺、拖刺。

3）局部如有溃疡或损伤者不宜使用本法，急性传染性疾病和急腹症也不宜使用本法。

4）叩刺局部和穴位，若手法重而出血者，应进行清洁和消毒，注意防止感染。

5）滚刺筒不要在骨骼突出部位滚动，以免产生疼痛或出血。

（三）皮内针疗法

1. 基础须知

皮内针法是将特制的小型针具固定于腧穴部的皮内做较长时间留针的方法，又称“埋针法”。它是古代针刺留针方法的发展。针刺入皮肤后，固定留置一定的时间，给皮肤以弱而长时间的刺激，可调整经络脏腑功能，达到防治疾病的目的。

皮内针的针具有两种：一种称麦粒型，一般长 1cm，针柄形似麦粒；一种称图钉型，长约 0.2～0.3cm，针柄呈环形。前一种针身与针柄成一直线，而后一种针身与针柄垂直。

针刺部位多以不妨碍正常活动处的腧穴为主，一般多选用背俞穴、四肢穴和耳穴等。

2. 适应范围

多用于某些需要久留针的疼痛性疾病和久治不愈的慢病，如神经性头痛、胆绞痛、腰痛、痹证、神经衰弱、高血压病、哮喘、痛经等。

3. 注意事项

1）埋针要选择易于固定和不妨碍肢体活动处。关节附近不可埋针；胸腹部因呼吸时会活动，亦不宜埋针。埋针后，如感觉疼痛或妨碍肢体活动，应将针取出，改选穴位重埋。

2）埋针期间，针处不可着水，避免感染。热天出汗较多，埋针时间不宜过长。发现针处感染，应及时处理。

（四）提针疗法

1. 基础须知

提针法是以提针按压经脉和穴位以治疗疾病的方法。提针为古代九针之一，临床用于按压经脉、穴位，不刺入皮肤。因操作时以推按穴位为主，故又称为推针。本法既可用以治疗，又可用以经络腧穴按压辅助诊断。用提针按压经脉、腧穴，有疏导经络气血、补虚泻实的作用。

提针长 3.5 寸，约合 8cm，针身呈圆柱体，针头圆钝光滑呈半球体，针头直径以 2～3mm 为宜。制针材料多选用金属如不锈钢、黄铜、银等。以磁性材料制成者称磁提针。

2. 适应范围

本法适用于高血压病、胃脘痛、肩周炎、网球肘、肋间神经痛、腹痛、头痛、牙痛、呕吐、消化不良、痛经、失眠等。也可用于经络辨证时探查病变的经络、穴位，灵龟八法和子午流注针法的开穴时亦可选用本法。

3. 注意事项

1）选用针头呈半球体的力针，其针头不宜过尖，否则易产生疼痛。

2）不可刺激过强，以防晕针。

3）垂直按压，不宜斜刺。

4）勿损伤皮肤。

（五）耳穴疗法

1. 基础须知

耳穴疗法是指用毫针或其他方法刺激耳穴以防治疾病的一种方法。其治疗范围较广，操作方便，而且耳部的形色变化和病理反应对疾病的诊断还有一定的参考意义。

2. 适应范围

本法的应用范围很广，涉及内、外、妇、儿、眼、耳鼻咽喉、皮肤各科，其中以痛症的治疗效果为佳，同时对于变态反应性疾病、各种炎症性疾病、功能性疾病等也有较好的效果。

（1）各种疼痛性病症

对偏头痛、三叉神经痛、肋间神经痛、带状疱疹、坐骨神经痛等神经性疼痛，扭伤、挫伤、落枕等外伤性疼痛，眼、耳鼻咽喉、颅脑、胸腹、四肢各种外科手术致的伤口痛，胆绞痛、肾绞痛、胃痛等内脏痛，麻醉后头痛、腰痛等手术后遗痛，均有较好的止痛作用。

（2）各种炎症性疾病

对急性结膜炎、中耳炎、牙周炎、咽喉炎、扁桃体炎、腮腺炎、支气管炎、肠炎、风湿性关节炎、面神经炎、末梢神经炎等有一定的消炎止痛作用。

（3）功能紊乱性疾病

对心律不齐、高血压病、多汗症、肠道功能紊乱、月经不调、神经衰弱、癔症等具有良好的调节作用，可促进症状的缓解和痊愈。

（4）变态反应性疾病

对过敏性鼻炎、支气管哮喘、过敏性结肠炎、荨麻疹等有消炎、脱敏作用，能改善免疫功能。

（5）内分泌代谢性疾病

对单纯性肥胖症、甲状腺功能亢进、围绝经期综合征等，耳针有减肥、改善症状、减少常规服药量等辅助治疗作用。

（6）传染病

对细菌性痢疾、疟疾等，耳针能提高和恢复机体的免疫力，加速疾病的痊愈。除上述病症外，耳针还可以用于预防感冒、晕车、晕船，治疗输液反应，还可用于戒烟、戒毒等。

3. 注意事项

1）应严格消毒，防止感染。因耳郭暴露在外，表面凹凸不平，结构特殊，针刺或埋针前必须严格消毒。湿疹、溃疡、冻伤和炎症部位禁针。针刺后如针孔发红、肿胀应及时涂2%的碘酒，并服用消炎药，以防止化脓性耳软骨膜炎的发生。

2）对扭伤和有运动障碍的患者，进针后宜适当活动患部，有助于提高疗效。

3）有习惯性流产史的孕妇应禁针。

4）患有严重器质性病变和伴有高度贫血者不宜针刺，对年老体弱的高血压病患者不宜行强刺激法。

5）耳针治疗时亦可发生晕针，应注意预防并及时处理。

第九章　艾灸养生康复技术

第一节　艾灸养生的概述

艾灸是以艾这种可燃的中药作为原料进行燃烧，刺激人体特定部位或穴位来养生与治病的方法。艾灸的历史十分悠久，早在春秋战国时期，就有“七年之病，求三年之艾”的说法。艾叶灸最早来源于古代艾炷卜龟法。古人认为艾叶的芳香可驱鬼防疫，所以用它来占卜吉凶。后人发现艾叶的药用价值后，则利用它燃烧来透达药力，便逐渐形成了艾灸疗法。艾灸之所以能够长期流传下来，成为今天中医药的常用方法，是因为：其一，艾具有温经散寒、通络行气的药效；其二，艾具有其他材料所不具备的易燃性；其三，艾具有强烈的芳香药味可以通窜九窍，达到内外兼治的目的；其四，艾叶在文化意味上有驱鬼逐魔的象征意味。由于以上原因，在灸法流行的数千年中，艾叶逐渐替代了其他可燃药物，占据了主导地位。

艾灸作为传统的医疗方法，惯用于寒湿类疾病，这是因为艾性温热的缘故。但事实上艾灸也可用于治疗一些热性病。目前研究证明艾灸治病有较广的运用范围，可治疗的疾病达数百种之多。由于艾灸借助火力，药力透达快，直接可作用于病表，因此常见的急病、传染病都可以使用，慢性病使用疗效更好，特别是对不宜或不便服药的幼儿及昏迷等症，作用更加明显，推广价值很大。

艾灸的治病机理从传统中医药的角度来看，不外乎以下几点：一是艾叶辛温走窜，入十二经络，能通达诸经；二是艾叶蒙受自然界阴阳之气，属于体阴而用阳之物，能调和人体阴阳；三是艾叶温中有补，既能温补阳气，又能通理气血，更能行气驱秽，所以是药效较广泛的一种中药。

现代科学研究发现，艾灸可以提高局部气血流量，升高局部温度，缓解局部痉挛症状。艾叶中含有多种药物成分及强烈的挥发物质，燃烧时药力可透入人体或吸入体内。艾灸可提高白细胞及淋巴细胞的活动率，增强人体细胞及体液免疫能力。艾灸还可以刺激人体液发生改变，有增强肾上腺皮质激素分泌及胸腺细胞活力的作用。另外，艾灸还具有增加心脏搏动量，强心抗休克的作用。

艾灸具有使用方便，不良反应小，作用快捷，疗效稳定，可自我施治等特点，因此特别适宜于家庭中应用。

第二节　如何进行艾灸养生

一、施灸的手法及壮数

（一）施灸的手法

中医思想体系与治疗方法的最大特点就是以辨证作为理法方药的施治基础。灸法是中医治疗学的主要手段之一，因此辨证对于艾灸临床自然具有密切关系。应用补泻之法有助于提高灸疗的效果，因而要准确使用灸疗补泻。补法多用直接灸或隔物灸治疗慢性病。如慢性腹泻、慢性结肠炎、胃下垂等气虚证、气脱证、气不摄血证、血虚证、精髓虚证、心阳暴脱证、中气下陷证、中医虚寒证、脾肾阳虚证、肾不纳气证、肾阳虚证、冲任虚损证等。在泻法中，直接灸多见于治疗疔疮痈疽、犬蛇咬伤之类，而艾条温和灸可用于治疗外感风寒发热、风湿病、外伤瘀血等；扁桃体炎、腮腺炎、淋巴腺炎等急性炎症多采用灯火灸。神经性皮炎、带状疱疹、鸡眼等多采用局部灸治。在临床中只有根据患者病情合理选择适当的施灸方法，才能更好地发挥其补泻作用。

灸法补泻是根据病种、病型、辨证的不同，选用不同的补或泻的灸治方法。对邪气偏盛的急性病要用泻法，而对正气虚弱的慢性病要用补法。

1. 艾炷灸补泻

点燃艾炷后，不吹艾火，由它慢慢地徐燃自灭，火力微而温和，时间较长，壮数较多，灸治完毕后再用手按施灸穴位，使其真气聚而不散为补法；点燃艾炷后，以口速吹艾火，促其快燃，火力较猛，快燃快灭，当患者感觉局部灼烫时，迅速更换艾炷再灸，灸治时间较短，壮数较少，施灸完毕后不按其穴，使邪气外散为泻法。

2. 艾条灸补泻

艾条温和灸或回旋灸，每穴每次 5 分钟以内，实按灸 5 次以内者为补法；艾条雀啄灸，每穴每次 10 分钟以上，实按灸 7 次以上者为泻法。

3. 非艾灸法补泻

烟草灸补泻同艾条灸补泻法。线香灸、灯火灸、火柴灸，以灼灸点较多、速度较快者为泻法，以灼灸点较少、速度较慢者为补法。电吹风的快速吹灸为泻法，电热毯的慢速温灸为补法。

4. 大灸补泻

随症情的虚实选用不同的灸材进行施灸，如疔疮痈毒用蒜泥灸、葱白灸，气滞者用胡椒灸、小茴香灸，血瘀者用辣椒灸，阳虚寒盛者用食盐灸，风寒内侵者用生姜灸，慢性虚损疾病用白芥子灸、斑蝥灸、毛茛灸。

此外，根据选用不同部位、经络、穴位、时间，亦可进行补泻，如用雀啄灸或蒜泥敷灸涌泉穴，滋阴泻火，以治鼻出血、咯血；用温和灸或蓖麻仁敷灸百会穴，补气固脱，以治胃下垂、脱肛、阴挺等脏器下垂。选用不同的施灸方法也可以进行补泻，如急性病采用着肤灸、雀啄灸以泻实；慢性病采用温和灸、回旋灸及温针灸以补虚。隔物灸和敷灸中所用的药物，按药物的性能、功效和主治进行补泻，如甘遂灸可以逐水泻水，附子灸可以温阳补虚。

（二）施灸的壮数

每燃烧一个艾炷为一壮，每灸一次少则3～5壮，多则可灸数十壮、数百壮。至于施灸的时间长短原则是：灸从久，必须长期施行方能见功效，这是指慢性病而言。一般前三天，每天灸一次，以后间隔一日灸一次，或间隔两日灸一次，可连续灸治一个月、两个月、三个月，甚至半年或一年以上。如果用于健身灸，则可以每月灸3～5次，终身使用，效果更好。如果是急性病、偶发病，有时只灸一两次，就结束了，按需要而定，不必限制时间和次数。如果是慢性病、顽固性疾病，间日或间隔三五七日灸一次均可。要根据具体情况全面考虑，这样和用药的分量一样，无太过不及之弊。凡青壮年，初病体实者，所用艾炷宜大，壮数宜多；凡小儿、妇女、老人及久病体弱者，所用艾炷宜小，壮数宜少。在肌肉丰厚的腹背、臀腹、臂等处宜大炷多灸；在肌肉浅薄的头面、颈项、四肢末端宜小炷少灸。直接着肤灸，一般以麦粒大小艾炷为宜，每穴灸5～7壮，小儿3～5壮，每次灸3～5穴。但急救时，可不计壮数，直到阳回脉起为止。此外，还须结合病情，对沉寒痼冷、元气将脱等证宜大炷多灸，以温散寒凝，振奋阳气；对外感风寒则宜小炷，不宜重灸，即可达到温经通络，驱散外邪，否则火邪内郁产生不良效果。

二、艾灸疗法的种类

（一）直接灸

直接灸是将大小适宜的艾炷，直接放在皮肤上施灸。若施灸时需将皮肤烧伤化脓，愈后留有瘢痕者，称为瘢痕灸。若不使皮肤烧伤化脓，不留瘢痕者，称为无瘢痕灸。

1. 瘢痕灸

瘢痕灸，又名化脓灸，施灸时多选用小艾炷，可在施灸穴位的皮肤上涂少许液状石蜡或蒜汁或其他油剂，使艾炷易于固定，同时选择平整而舒适的体位，即将艾炷直接放在穴位上粘固，用火点燃艾炷尖端使之均匀向下燃烧施灸，需待艾炷燃至底部，除去艾灰，更换新炷再灸。每次换新炷时，需重新涂油质一次，一般灸7～9壮。在施灸过程中，当燃艾烧近皮肤，患者感到灼热痛时，术者可轻轻拍打施灸部位四周，以减轻疼痛。待灸至预定壮数后，可在施灸部位敷贴灸疮膏（淡膏药）或一般膏药，用消毒纱布盖好，然后用胶布固定，以防感染。通常灸后局部起一小水泡，3～5天后在灸处开始化脓，一周左右形成灸疮。化脓期每天换药一次，经5～6周后灸疮结痂脱落，局部留有瘢痕。此法施灸前须征得患者同意，方可使用此法施灸。此法多用于背部及四肢穴位，禁用于面部。灸后一旦继发感染，应予以治疗。

2. 无瘢痕灸

无瘢痕灸，又名非化脓灸，施灸时多选用中、小艾炷。操作时，先在选好穴位的皮肤上涂些凡士林或液状石蜡、甘油，使艾炷易于黏附固定，然后选用中或小艾直接放在穴位上粘固，再从上端点燃施灸。当艾炷燃烧至患者有灼热感时，即将艾炷压灭或用钳子取下，再更换新艾炷施灸，一般灸3～7壮，以局部皮肤出现红晕、无烧伤、患者自觉舒适为度。灸治完毕后，可用油剂涂抹，以保护皮肤。此法适用于哮喘、眩晕、慢性泄泻等一般性虚寒病轻证和疥癣、湿疹、痣、疣及皮肤溃疡不愈。因不起泡，不溃烂化脓，不遗留瘢痕，易为患者接受，但疗效不如瘢痕灸。

（二）间接灸

间接灸是用药物将艾炷与施灸头穴部位的皮肤隔开，进行施灸的方法。如隔姜灸、隔盐灸等。

1. 隔姜灸

隔姜灸是用鲜姜切成直径2～3 cm、厚0.2～0.3 cm的薄片，中间以针刺数孔，然后将姜片置于应灸的腧穴部位或患处，再将艾炷放在姜片上点燃施灸。当艾柱燃尽，再易炷施灸。灸完所规定的壮数，以使皮肤红润而不起泡为度。常用于因寒而致的呕吐、腹痛、腹泻及风寒痹痛等。

2. 隔蒜灸

隔蒜灸就是用蒜片作隔物灸。大蒜辛温，能祛寒湿，破冷气，健脾开胃，消谷化食，消肿化结，止痛。临床上以独头紫皮大蒜为良。施灸时，取独头大蒜剥去蒜衣，切成厚0.2～0.3 cm薄片一片，用针穿刺数孔或捣成蒜泥，制成蒜饼，中间用针扎数孔，放在施灸穴位皮肤上或肿块上（如未溃破脓的脓头处），上置艾炷，点燃施灸4～5壮，换去蒜片，每穴一次须灸5～7壮。因蒜汁对皮肤有刺激性，灸后容易起泡，如不使起泡，可将蒜片向上提起或缓慢移动。若灸后起水泡，以无菌操作刺破，涂以甲紫溶液，可适当贴敷保护，以防感染。灸中蒜片（饼）烧焦，应更换新片（饼）。若灸疮痈之症，可置疮头上灸之；若疮大有十余头者，以蒜泥摊患处，铺艾绒灸之；若痛灸至不痛，不痛灸至痛。若疮色白而不红，不作脓，不问日期，最宜多灸。此法有发散拔毒、消肿止痛之功。目前多用于肺结核、瘰病、腹中积块、胃溃疮疡、皮肤红肿、瘙痒、蛇蝎毒虫所伤等。若在蒜片下涂以麝香少许，如法施灸，对类风湿病的康复有良效。有人主张用来治疗癌肿、流注等。

另有一种名为铺灸或长蛇灸，属隔蒜灸范围。其方法为取大蒜 500 克，去皮捣成泥状。令患者俯卧，在脊柱正中，从大椎至腰俞穴，铺蒜泥一层，厚约 0.3 cm，宽约 2 cm，周围用棉皮纸封固，勿令泄气，用中艾炷置大椎至腰俞之间的每一脊椎凹陷处点燃施灸，不计壮数，直到患者自觉口鼻中有蒜味时为止，移去蒜泥。因大蒜和灸火对皮肤有刺激，灸后脊部正中多起水泡，需休息一段时间，现在已有经过改良后的长蛇灸，改用生姜泥替代蒜泥，避免了皮肤起泡，民间常用此法治疗虚劳、顽痹等证。

3. 隔盐灸

隔盐灸也是临床上常用的隔物灸之一，用纯净的食盐填敷于脐部，或于盐上再置一薄姜片，上置大艾炷施灸，多用于治疗伤寒阴证或吐泻并作，中风脱证等。

4. 鳖甲隔盐灸

将 200 克盐放置在用红布做成的直径 15～20 cm 的圆帽形容器内，盐上放一枚直径 5 cm 的鳖甲，鳖甲上再放一枚大艾炷，点燃后放置在穴位上，大艾炷点燃后的热力透过鳖甲和盐向腹腔渗透。此法有补肾养元、健脾益气之功效，可主治消化系统、泌尿系统、生殖系统的多种疾病。

5. 隔附子饼灸

将附子研成粉末，用酒调和做成直径约 3 cm、厚约 0.8 cm 的附子饼，中间以针刺数孔，放在应灸腧穴或患处，上面再放艾炷施灸，直到灸完所规定壮数为止，多用于治疗命门火衰而致的阳痿、早泄或疮疡久溃不敛等症。

6. 隔胡椒饼灸

隔胡椒饼灸就是用胡椒饼作隔物灸。胡椒辛温，有温中散寒之功。施灸时，取白胡椒末加适量白面粉，用水调和，制成 5 分钱硬币大圆饼，厚约 0.3 cm，中间按成凹陷的圆药饼，再取丁香、肉桂、麝香各等份，共研细末，用药末填平凹陷，放在施灸穴位皮肤上，然后上置艾炷点燃灸之。每次用艾炷 5～7 壮，以觉局部温热舒适为度，此法用于治疗风寒湿痹及局部麻木不仁、胃寒呕吐、腹痛、湿疹、顽癣等。

7. 隔豆豉饼灸

隔豆豉饼灸就是用豆豉饼作隔物灸。施灸时，取豆豉（或加花椒、生姜、青黛、葱白各等份）适量捣烂，用黄酒调和，制成直径 2 cm，厚约 0.3 cm 的圆药饼，中间用针扎数孔，放在施灸穴位皮肤上，上置艾炷点燃施灸 3～5 壮。灸中如豉饼被烧焦，可更换新饼再灸。因豆豉有发汗解表（加味又能散寒消肿）的作用，故可用于疮疡初起（将豉饼置疮面上，如疮已溃破，则置疮口周围施灸）灸至皮肤湿润汗出，邪毒外泄，至愈为止。此法适用于治疗痈疽发背、顽疮恶疮、肿硬不溃或溃后不收口、疮面黑暗等。

8. 隔巴豆饼灸

隔巴豆饼灸就是用巴豆饼作隔物灸。巴豆，辛热有毒，有温肠通便、化滞破瘀、逐水消肿、攻痰除癖、解毒医疮之功，善攻寒积。施灸时，取不去油的巴豆10粒（或加黄连末适量，或加其他药物）研细末加面粉少量，混匀，用水调和，制成药饼放脐上，上置艾炷点燃施灸。也可与隔蒜灸合用。可灸至觉温热舒适感为度。灸毕以温湿纱布擦净施灸处皮肤，避免因药物刺激起泡。此法适用于食积、泄泻、腹痛、胸痛、小便不通、水肿及肥胖等。

9. 隔鸡子灸

隔鸡子灸就是用鸡蛋作隔物施灸。施灸时取煮熟鸡蛋1枚，对半切开，取一半去蛋黄，覆盖于患处，于蛋壳上置中艾炷点燃施灸，至患者感觉局部热痒为度，此法适用于发背、痈疽初起诸证。

10. 蒸脐灸

蒸脐灸，又名封脐灸、熏脐灸、炼脐灸，根据不同疾病而选用配方，研末填平脐窝（脐窝突出者，可用湿面条围脐如井口，然后再填药末），上置艾炷施灸。本法有温阳祛邪、健身防病的作用，可治疗多种疾病，所用配方因病而异。

11. 其他隔物灸

包括隔黄土灸、隔蛴螬灸、隔麦面硫黄蒜灸、隔面灸、隔甘遂灸、隔蟾灸、隔麻黄灸、隔木香灸、隔川椒灸、隔陈皮灸、隔葶苈灸、隔厚朴灸、隔蓖麻仁灸、隔香附灸、隔白附子灸、隔徐长卿灸、隔苍术灸、隔商陆灸、隔矾灸、隔桃叶灸、隔皂角灸、隔藕节灸、隔芒硝灸、隔赤小豆灸、隔黄豆灸、隔莱菔根灸、隔山药灸、隔生铁粉灸、隔牛奶灸、隔蜂房灸、隔王不留行灸、隔芹菜根灸、隔铜钱灸、隔蚯蚓灸、隔韭菜灸、隔桃树皮灸、隔莨菪根灸、隔蚯蚓泥灸、隔土瓜根灸、隔槟榔灸等，根据疾病与病情不同，选择相应的中草药作间隔物灸。

（三）艾条灸

艾条灸是取纯净细软的艾绒24克，平铺在26 cm长、20 cm宽的细纹草纸上，将其卷成直径约1.5 cm圆柱形的艾卷，要求卷紧，外裹以质地柔软疏松而又坚韧的桑皮纸，用胶水或糨浆糊封口而成。也有每条艾绒中渗入肉桂、干姜、丁香、独活、细辛、白芷、雄黄各等分的细末6克，则成为药条，艾条灸可分为悬臂灸和实按灸两大类。

1. 悬臂灸

1）温和灸：施灸时将艾条的一端点燃，对准应灸的腧穴部位或患处，约距皮肤2～3 cm左右，进行熏烤。熏烤使患者局部有温热感而无灼痛为宜，一般每处灸5～7分钟，至皮肤红晕为度。对于昏厥、局部知觉迟钝的患者，医者可将中、食二指分开，置于施灸部位的两侧，这样可以通过医者手指的感觉来测知患者局部的受热程度，以便随时调节施灸的距离以防止烫伤。

2）雀啄灸：将艾条的一端点燃，对准施灸部位，类似麻雀啄食一样，一起一落，忽近忽远的方式进行施灸。每次起落艾条与皮肤的距离为2～3 cm，时间一般为5～20分钟。以局部皮肤呈红润为度。此法具有温阳起陷和兴奋作用，可适用于急性病、昏厥急救及小儿疾病。此法为艾条灸之泻法，为临床所常用。

3）回旋灸：又称熨热灸。将艾条一端点燃，如上法用三指挟住艾条，点燃端朝下，悬于距施灸部位皮肤一寸左右，平行往复（类似熨衣服）进行回旋，时间为20～30分钟，使皮肤有温热感而不觉灼痛。可适用于面积较大的风寒湿痹、软组织劳损、神经性麻痹和广泛性皮肤病等，此法为艾条灸之泻法，为临床所常用。

4）往返灸：将艾条一端点燃，如上法用三指挟住艾条，点燃端朝下，悬于距施灸部位皮肤一寸左右，做平行、上下、交叉往复温灸，时间为20～30分钟，使皮肤有温热感而不觉灼痛。可适用于面积较大的风寒湿痹、软组织劳损、神经性麻痹和广泛性皮肤病等。

2. 实按灸

具体的操作方法是将艾条点燃，直接按在铺在穴位上用中药浸泡过的棉纸或棉布上，或用棉布七层包扎后，按于穴位上，冷则易之。每穴约灸5～7次。太乙神针和雷火神针都是属于实按灸。

（四）动力灸

动力灸是在传统的太乙神针（太乙神针灸，属实按灸范围）的基础上发展起来的一种创新的灸疗方法。在施灸的操作过程中，把某些推拿按摩的手法，譬如点、按、揉、抖、震颤等手法，融合在灸疗的过程中，手法轻重恰当，使热力向深层透达，动力灸既有艾灸的通调经络、活血化瘀、行气止痛的作用，又具备推拿按摩的疏通经络、活血调气的积极作用，是一种把灸法和手法这两种不同的治疗手段有机地结合在一起的治疗方法，赋予艾条实按灸以新的内涵，提高了单纯灸疗或单纯推拿按摩的治疗效果。动力灸通过解除软组织充血、水肿、解除局部肌肉痉挛，促进局部的血液循环，从而达到消炎、镇痛的目的。动力灸主治颈椎病、腰椎病、颈腰椎间盘病变、腰肌劳损等脊柱相关性疾病，临床应用卓有疗效。

（五）温针灸

温针灸是针刺与艾灸结合应用的一种方法，适用于既需要留针而又适宜用艾灸的病症。操作时，将针刺入腧穴得气后，并给予适当补泻手法而留针，继将纯净细软的艾绒捏在针尾上，或用艾条一段长约2 cm，插在针柄上，点燃施灸。待艾绒或艾条烧完后，除去灰烬，取出针。

（六）温灸器灸

温灸器灸用温灸筒、温灸箱、温灸罩、温灸盒、温灸棒等不同温灸器械内放入艾绒或艾条，点燃后放在需灸的部位或穴位，是熨灸的一种灸法，这种灸法安全有效、容易掌握。

如温灸筒是用金属特制的一种圆筒灸具，故又称温筒灸。其筒底有尖有平，筒内套有小筒，小筒四周有孔。施灸时，将艾绒或加掺药物，装入温灸器的小筒，点燃后，将温灸器之盖扣好，即可置于腧穴或应灸部位，进行熨灸，直到所灸部位的皮肤红润为度，有调和气血、温中散寒的作用。

再如隔核桃眼镜架灸，其方法为先用 8 号铁丝做成灸用眼镜架，眼镜架镜框前引出一根距镜框二寸许的可插艾段之铁丝。施灸时将眼镜架载上，眼睛和镜框之间放半枚核桃壳，凹面朝里，凸面在外，镜框前插 2～3 寸长之艾条段点燃，使艾条热量通过核桃壳向眼睛传导，产生温灸作用。主要用来治疗眼科相关性疾病，现扩展治疗周围性面瘫、三义神经痛、偏头痛、面肌痉挛等颜面部位的相关疾病。

据统计，灸疗的方法有 90 种之多，在较常用的 20 余种灸法中，主要有使用艾灸为主的火热灸法和利用药物发泡的天灸等非火热灸法。

三、施灸的体位和顺序

（一）施灸的体位

施灸时的体位正确与否，是准确取穴，预防晕灸，便于术者操作，提高疗效的保证。临床常用的灸疗体位有以下几种：

1）坐位：正坐，两足蹬地，上肢屈肘趴伏在桌上，暴露背部以便施灸，适用于项、背部穴位施灸。

2）俯卧位：俯卧，脐下可放一小枕头，以便背部肌肉舒展、平坦，适用于项、背、腰骶、下肢后侧及上肢位部分穴位施灸。

3）仰卧位：仰卧，上肢平放，下肢放直，或微屈，以便对胸、腹、上肢及下肢前面穴位以及头面部穴位施灸。

4）侧卧位：非灸侧在下，仰卧，上肢放在胸前，下肢伸直，以便对侧头部、下肢外侧或内侧、部分上肢穴位施灸。

施灸应选合适的体位，以达到方便术者施灸操作，有利于准确选穴和安放艾炷施灸。病人感觉自然舒适，并能坚持施灸的全过程，或根据施灸操作要求，适当变换体位。常用体位有仰卧位、俯卧位、侧卧位、仰靠坐位、侧伏坐位、屈肘拱手位、屈肘俯掌位、屈肘仰掌位、俯伏坐位、正坐位、站立位，总之要求体位自然，腧穴暴露，艾炷放稳，方便操作。

（二）施灸的顺序

临床上一般是上部→下部→背部→腹部→头部→四肢→阳经→阴经。施灸壮数先少后多，施灸艾炷先小后大。按这种顺序进行，取其从阳引阴而无亢盛之弊。如不按顺序施灸，先灸下部，后灸头部，患者可能会出现头面烘热、口干咽燥等不适感。当然临床施灸，应结合病人病情，因病制宜，灵活应用。如脱肛施灸，就可先灸长强穴以收肠，再灸百会穴以举陷。

四、艾灸疗法注意事项

（一）施灸的次序

首先要根据体质情况及所需的养生要求选好穴位，将点燃的艾条或艾炷对准穴位，使局部感到有温和的热力，以感觉温热舒适，并能耐受为度。施灸时一般是先灸上部，后灸下部、腹部；先灸头身，后灸四肢。如不讲灸法次序，先灸下部、后灸头部，患者常出现面热、咽干、舌燥等症。施灸时要注意安全，防止燃烧的艾绒燃火或脱落，烧损皮肤或衣物。

（二）施灸的时间

艾灸时间，可在3～5分钟，最长到10～15分钟为宜。通常，健身灸时间可略短，病后康复施灸的时间可略长；春、夏二季，施灸时间宜短，秋冬宜长；四肢、胸部施灸时间宜短，腹、背部位宜长，老人、妇女、儿童施灸时间宜短，青壮年则时间可略长。

（三）施灸后的处理

施灸后，局部皮肤出现微红灼热，属于正常现象，无须处理。如因施灸过量，时间过长，局部出现小水泡，只要注意不擦破，可任其自然吸收。如水泡较大，可用消毒的毫针刺破水泡，放出水液，或用注射针抽出水液，再涂以龙胆紫，并以纱布包敷。如用化脓灸者，在灸疮化脓期间，要注意适当休息，加强营养，保持局部清洁，并可用敷料保护灸疮，以防感染，待其自然愈合。如护理不当，灸疮脓液呈黄绿色，或有渗血现象者，可用消炎药膏涂敷。

此外，灸后要慎避风寒，切忌生冷醇厚味，以进食素淡为宜。

（四）艾灸的不良反应

1）艾灸的不良反应主要表现在错误地判断了身体的体质，错误地选择了施灸的穴位，从而造成的身体的不适，经过正确的方法指导是可以调节过来的。

2）艾灸具有效果明显、简便易行、经济实用的优点，几乎没有什么毒性和不良反应，只要操作方法得当，穴位掌握准确，对人体一般不会产生不良反应。艾灸为身体补充阳气，尤其适用于阳虚体质。

3）艾灸有补泻的作用，对于阴虚火旺热证体质的人，要先从泻法开始，滋阴的同时再调理阴阳的平衡，也就是施灸的穴位和方法有所不同。

4）如果操作不当，也可能会产生不适，就会被理解为所谓的艾灸的不良反应，建议应该到专业的地方进行指导，比如专业的针灸医师和专业的艾灸养生师。

5）艾灸是一种物理和药理结合的中医疗法。是绿色自然疗法，起源于中国古代，是用由艾草制成的艾绒燃烧来治病养生的方法。但由于体质和症状不同，开始施灸可能引起发热、疲倦、口干、全身不适等反应，一般不需顾忌，继续施灸即能消失。

（五）禁用与惯用事项

1）病者过饥、过饱、酒醉、劳累、情绪不好、阴虚内热等，要慎用。

2）颜面及关节附近不宜采用化脓灸，以免影响面容及关节活动功能。

3）心脏、大血管及黏膜附近少灸或不灸，孕妇的腹部及腰骶部也不宜灸。

五、艾灸疗法的适应证与禁忌证

艾灸疗法不是万能的，与其他疗法一样有它的适应证和禁忌证。若不加以区别，盲目应用，不仅达不到预期的治疗效果，反而适得其反，这是必须加以说明的。

（一）适应证

艾灸疗法的适应范围广泛，能治疾病甚多，凡临床各科的急性和慢性疾病、常见病、多发病、疑难危重病，不论阴阳、表里、寒热、虚实各种证候都有灸法的适应证。例如内科的感冒、头痛、偏头痛、三叉神经痛、痢疾、疟疾、肺结核、慢性支气管炎、支气管哮喘、冠心病、肺心病、神经衰弱、低血压、慢性胃炎、胃及十二指肠溃疡、胃黏膜脱垂、胃下垂、呃逆、呕吐、肝炎、肝硬化、卒中后遗症、面瘫、关节炎、糖尿病、便秘、肠炎、结肠炎、胃肠炎、腹痛、腹胀、坐骨神经痛、贫血、癫痫等；妇科的月经不调、痛经、闭经、崩漏、带下病、盆腔炎、外阴瘙痒症、不孕症、妊娠病、产后病、脏躁等；儿科的上呼吸道感染、百日咳、小儿腹泻、小儿厌食、小儿夜啼、小儿呕吐、小儿佝偻病、小儿麻痹后遗症、流行性腮腺炎等；男科的阳痿、遗精、不育症、精液异常症、睾丸炎等；外科的疖肿、疔疽、乳腺炎、阑尾炎、脉管炎、臁疮、瘰病、静脉炎、指头炎等：骨伤科的落枕、扭挫伤、软组织损伤、骨结核、破伤风、损伤性关节炎等；皮肤科的湿疹、疣、带状疱疹、荨麻疹、神经性皮炎、牛皮癣、硬皮病、疥疮、压疮、皮肤瘙痒症、冻疮等；五官科的睑腺炎、迎风流泪、结膜炎、青光眼、近视眼、鼻炎、鼻出血、鼻渊、内耳性眩晕症、中耳炎、咽喉炎、腭扁桃体炎、口腔溃疡、牙痛等其他有肥胖症、消瘦、颜面皱纹、黄褐斑、雀斑、酒渣鼻、脱发等。本法既可单独使用，也可与其他疗法或药物配合治疗。若单独使用，尤以寒证、阴证、阳虚证及慢性疾病等病为主。若配合其他疗法治疗，则可疗之疾尤多。

（二）禁忌证和禁灸穴位

1. 禁忌证

大凡实热证、阴虚发热者，一般不适宜灸治，如阴虚痨瘵、咯血吐血、心悸怔忡、高热神昏、中风闭证、肝阳头痛、多梦遗精等；一切阴虚阳亢、邪热内炽的病症，均当禁灸。此外，不论外感或阴虚内热病症，凡脉象数疾者，或极度衰竭者亦不宜灸治。不适宜灸治的疾病还有：伤寒、赤痢、麻疹、鼠疫、天花、白喉、脑脊髓膜炎、猩红热、丹毒、恶性肿瘤、急性阑尾炎、心脏瓣膜炎、大叶性肺炎、急性腹膜炎、传染性皮肤病；肺结核之末期、高血压、高度贫血症。病者过饥、过饱、酒醉、劳累、情绪不好、阴虚内热等，要慎用。

2. 禁忌穴位

灸法是借火治病，灸之不当，则火邪内攻，灼耗阴血，引起不良后果，不可不慎。凡血管表浅部位、头面五官部位及关节筋腱部位不宜施化脓灸；重要器官附近、肌肉浅薄处、乳头、睾丸、眼部附近、阴部、妇女月经期和妊娠期的腹部及腰骶部均不宜施灸。如遇急重病症，必须施灸者，有些部位可改用艾条灸，间接灸等变通灸法。

若在用艾炷瘢痕灸时，至于禁灸穴位，可参考古法禁灸之穴，如哑门、风门、天柱、承光、头临泣、头维、攒竹、睛明、素髎、禾髎、迎香、颧髎、下关、人迎、天府、周荣、渊腋、乳中、鸠尾、腹哀、肩贞、阳池、中冲、少商、鱼际、经渠、阳关、脊中、隐白、漏谷、条口、犊鼻、阴市、伏兔、髀关、申脉、委中、殷门、心俞、承泣、承扶、耳门、石门、脑户、丝竹空、地五会、白环俞等穴，凡酒醉之后、身心极度衰疲时，则须绝对禁忌。

对颜面、关节附近、五官和有大血管的部位，不宜采用瘢痕灸；对孕妇的腹部和腰骶部也不宜施灸，这些就是施灸的禁忌。

第十章　按摩养生康复技术

第一节　按摩养生的概述

按摩作为一种疗法由来已久。目前，按摩被认为是最古老的疗法之一。远古时代，当人类有了不适与伤痛，总要自觉不自觉地用手去抚摩，这既是按摩的起源，也是最普通的按摩方式。随着时间的推移、经验的累积和认识的深化，它逐渐发展为一种具有医疗性质的按摩疗法。在中医典籍《黄帝内经》中，按摩是除了针灸之外的主要治疗方法。其中使用的手法有按、摩、跷等。“按”“摩”从字形上来讲都从“手”，是手的动作；而“跷”“踩”从“足”，是脚的动作。随着按摩医学的发展，按摩手法越来越多。在按法、摩法、跷法的基础上，还有推法、拿法、滚法等等。但人们仍习惯以“按摩”或“推拿”来称呼这种以手法治疗疾病或保健的方法。

第二节　按摩养生的特点

一、疗效奇特

推拿按摩疗法不仅具有易学、易掌握、易操作、见效快的优点，并且不受时间、地点、环境、条件的限制。同时，推拿按摩疗效奇特，是一种无针、无药、无创伤、无不良反应的物理疗法，是一种标本兼治的全身治疗方法。尤其是对一些慢性病症和痛症的治疗，能显示出其独特的疗效，深受广大人民的喜爱。

目前多数的医疗检查手段和方法，只有当人体不适有明显症状或反应时才能做出诊断。即使这样，有时也有误差。如冠心病在不发作时，其心电图往往也无异常变化。有很多疾病一旦被现代手段检查出来时，往往已是中、晚期，治疗难度也就很大了。因此，寻求疾病早期诊断、早期治疗，防患于未然，使机体保持旺盛的生命力，是目前医学发展的大趋势。推拿按摩疗法正符合这个大趋势。当人们感觉机体稍有不适或精神不振时，穴位反射区或穴位就会有反应。我们通过对穴位进行观察、触摸、按压等诊断方法，就会发现很多疾病的早期症状，进而达到早期治疗的目的。

二、简便易学

实践证明，推拿按摩疗法是简便易学的医疗保健方法。

简便：推拿按摩疗法不受时间、地点、环境、条件的影响，也不需器械和药物，身体某脏器或部位出现不适，随时可在田野、工场、房室内外进行按摩，甚至看书、看电视或做手工时脚踩鹅卵石按摩，十分简便，大众易于接受。

易学：推拿按摩疗法男女老幼都可以学会，有文化，懂一些生理解剖知识的人学起来就更容易了，关键在于记住穴位或反射区，认真反复实践即能掌握，适应社会大众医疗保健需要。

三、安全有效

长期临床实践证明，安全有效是推拿按摩疗法的最大优点。这一疗法不用打针吃药，无创伤，无不良反应，有病治病，无病可以强身，完全符合当今医学界推崇的“无创伤医学”和“自然疗法”的要求。推拿按摩疗法可以预防和治疗上百种疾病，如头痛、牙痛、急性腰扭伤、岔气、腹泻等，往往只需要按摩一次，就可手到病除。至于许多慢性疑难杂症，如糖尿病、高血压、失眠等，只要有恒心坚持按摩，也多有奇效。

四、经济实用

随着人们生活水平的提高，生命价值观念的增强，对医疗保健有了更高的要求。卫生资源的有限性和医疗保障制度的改革及医学的进步，要求医疗方法经济实用，效果确凿，不但能治病防病，更能在无病时强体健身。推拿按摩不但符合这些要求，更是不需任何设备，不用任何药物，只要自己一双手，在家庭内就可治病防病了。因此，学会推拿按摩疗法，可谓省钱省时又实用。

第三节　如何进行按摩养生

一、按摩养生的原则

推拿按摩的治疗原则是按摩治疗疾病的总法则，与中医学整体治疗的原则相一致，具体包括：治病求本，扶正祛邪，调整阴阳，未病先防，因时、因地、因人制宜。

（一）治病求本

治病求本就是治病时必须寻求疾病的根本原因，据此进行治疗。这是辨证论治的根本原则。如腰腿痛，可由椎骨错位、腰腿风湿、腰肌劳损等多种原因引起，治疗时就不能简单地采取对症止痛的方法，而应针对其本即病因，分别用纠正椎骨错位、祛风除湿、疏筋通络等方法进行治疗，才能取得满意的疗效。又如失眠，根据其病因不同而需分别采用补养心脾，滋阴降火、清热化痰等方法治疗。

（二）扶正祛邪

扶正祛邪是指人体正气与外邪的相争过程，在这个过程中，若正气盛，邪不能胜正，病状即减轻、好转。若邪气盛，正不能胜邪，即病状加重。因而治疗疾病就是扶正祛邪，改变正邪力量对比，使之向有利于健康的方向转化。

（三）调和阴阳

调整阴阳也是临床治疗的根本原则之一，因为疾病的发生，从根本上说是阴阳的相对平衡遭到破坏的结果，按摩就是通过不同的手法，刺激不同的经络和穴位，改变人体内部阴阳失调的病理状态，达到治病的目的。

（四）未病先防

未病先防就是在疾病发生之前，做好各种预防工作，以防止疾病的发生，在未生病之前，按摩可以通过激发和引导经络系统的功能，将各脏腑、组织、器官的功能调节到最佳状态，使肌体内部正气旺盛，抗病能力增强，从而起到强身健体，预防疾病的作用。

（五）因时、因地、因人制宜

因时、因地、因人，即根据季节、气候、地区、地理及患者年龄、性别、体质、生活习惯等特点，考虑手法治疗原则。

二、按摩养生的三大法则

按摩要遵循补、泻、和三大法则，在按摩前先要辨明病证的虚实，然后根据“虚则当补，实则当泻”“缓摩为补，急摩为泻”的原则施行补法或泻法。一般有以下几种说法：“轻揉为补，重揉为泻”；“顺经为补，逆经为泻”；“一补一泻为之和”。一般认为要以“阴经多补少泻，阳经多泻少补”为原则。所谓“顺经为补，逆经为泻”，例如足阳明胃经的循行方向是由头走向足，掐按足三里时向足的方向使劲是为补法，反之，则为泻法。

三、常用的按摩养生手法

按摩是很讲究技巧的技术，是一种高级的运动形态，是用人手治疗疾病的基本手段。按摩技巧的优劣直接影响到治疗效果，因此必须重视按摩技术的研究和使用。

有人认为按摩只需有力气就行，甚至认为力气越大越好，在治疗中妄用蛮力，动作生硬粗暴，强拉硬搬，把患者搞得痛苦不堪，甚至造成不良后果。因此，这一看法是十分错误和危险的。

强调手法技巧并不是说手法操作时不需用力，更不是否定“力”的作用，而是说力的运用必须与手法技巧完美地结合在一起，使手法既有力，又柔和，即通常所说的“柔中有刚，刚中有柔，刚柔相济。”力量是基础，技巧是关键，两者必须兼有，缺一不可。体力充沛，能使手法技术得到充分发挥，运用起来得心应手。如果体力不足，即使手法掌握得再好，但运用起来就有力不从心之感。因此，学习按摩疗法，就必须了解按摩常用手法及技巧。

（一）摆动类手法

1. 滚法

以第一指间关节突起部做滚动，称为滚法。术者手握空拳，用食、中、无名、小指四指的第一指间关节突起部分着力，附着于体表治疗部位，腕部放松，通过腕关节做均匀的前后往返摆动，使拳做小幅度的来回滚动。频率为每分钟160次左右，具有疏筋活血、解疼止痛、滑利关节功效，主治头痛、失眠、颈肩脊背疼痛等症。

2. 揉法

（1）掌揉法

术者用大鱼际或掌根部附着于治疗部位，稍用力下压，腕部放松，以腕关节连同前臂做小幅度的回旋活动，并带动该处肌肤一起揉动。其中用大鱼际着力的，称大鱼际揉法；用掌根着力，称掌根揉法。掌根揉法常与掌按法结合，组合成掌按揉法。具有疏经通络、宽胸理气、健脾和胃、活血散瘀、消肿止病之功效。主治头痛、失眠、胸闷、胁痛、咳嗽痰多、烷腹胀痛以及关节扭伤、红肿疼痛等症。

（2）掌根揉法

以掌根部着力于一定部位所操作的揉法称为掌根揉法。其着力点面积小，产生的压强较大，频率为每分钟120次，一般用于肩背部和腰骶部病症的治疗，如肩关节周围炎、冈上肌肌腱炎、前斜角肌综合征、颈肩综合征、第三腰椎横突综合征、腰椎间盘突出症、梨状肌综合征等。

（3）指揉法

术者用拇指指面或中指指面，或用食、中、无名指面轻按于治疗部位，腕部放松，依靠腕关节做主动的环形摆动，使指面在治疗部位上做轻柔的小幅度的环旋揉动。频率每分钟120～160次。具有发汗解表、化痰止咳、健脾和胃功效。主治感冒发热、咳嗽、便秘、腹泻、遗尿等症。

（4）大鱼际揉法

大鱼际揉法是以大鱼际为着力点的一种揉法。因大鱼际部肌肉丰厚圆润，故大鱼际揉法特别适合面部的推拿按摩，目前已被美容按摩广为采用，对面部的黄褐斑、雀斑、扁平疣、产后妊娠斑等皆有一定的疗效。

（5）肘揉法

肘揉法是以肘部为着力点，所以其力量偏大，多用于体质较强壮患者的背部、腰部、臀部病变的治疗，此法也常被运用于体育运动员的放松疲劳和比赛间歇期的按摩。

3. 一指禅推法

用拇指着力于治疗部位，运用腕部的往返摆动，使所产生的力量持续作用于经络穴位上，称为一指禅推法。术者手握空拳，拇指自然伸直，并盖住拳眼（使拇指对着食指第二节处），用拇指端或螺纹面着力于治疗部位。沉肩、垂肘、悬腕，运用腕部的往返摆动，带动拇指指间关节的屈伸活动，使产生的功力轻重交替，持续不断地作用于治疗部位，频率每分钟120～160次。具有舒筋通络、调和营卫、行气活血、健脾和胃、调节脏腑之功能。主治头痛、失眠、泄泻、便秘、胃脘痛、痛经、关节酸痛等症。

（二）摩擦类手法

1. 摩法

摩法是用全掌或食指、中指、无名指的指面附着在体表的一定部位上所做的环形而有节奏的抚摩运动，用全掌着力的被称为掌摩法，以手指着力的称为指摩法。操作时均应使肘关节微微屈曲，腕部放松，指掌自然伸直在体表做环形的顺时针或逆时针方向运动，每分钟频率在120～160次左右。

2. 擦法

操作时用手指和手掌的掌面紧贴患者皮肤，稍用力下压做直线往返摩擦。左右方向来回推擦称作横擦法，上下方向往返推擦称作直擦法，用全掌摩擦的称为掌擦法，用小鱼际推擦的称为小鱼际擦法。无论是直擦法、横擦法还是掌擦法、小鱼际擦法，都不能直接在患者的体表操作，应借助一些介质，如：按摩乳、冬青油（水杨酸甲酯）、植物油等。不论是何种擦法，都必须直线往返运动，不得歪斜，否则左右歪斜，影响热量的产生。

推擦时向下的压力要适中，做到轻而不浮、重而不滞。擦法的频率为每分钟100次左右。操作时练习者要自然呼吸，不可屏气。擦法具有宽胸理气、调理脾胃、温中散寒以及扶正祛邪的功效，适用于肩颈、背腰部和上下肢，常用于治疗腰背风湿痹痛、筋脉拘急等症。

3. 推法

（1）指推法

①直推法：直推法为小儿推拿常用手法之一，在小儿推拿临床应用相当广泛。术者用拇指和桡骨连结的部分的侧面，或用食、中两指指面附着于治疗部位，做单方向的直线推动。具有清热解表、通便止泻、安神除烦的功效。主治感冒发热、便秘泄泻、惊惕烦躁等症。②旋推法：旋推法为小儿推拿常用手法之一，在小儿推拿临床上一般都把旋推法作为补法应用。术者用右手拇指螺纹面轻附着于患者穴位上，做顺时针方向环旋移动。具有健脾和胃、补益肺气的功效，主治脾胃虚弱、食欲不振、消化不良、肺虚咳嗽等症。

（2）拳推法

使用拳推法时应以食指、中指、无名指和小指的第1指间关节为着力点，手指自然屈曲成握拳状，在肌肉丰厚处做与肌纤维平行方向的推动，一般连续推动4～6遍。拳推法刚劲有力，刺激量较大，适用于腰背及四肢部肌肉损伤、风湿痹痛、麻木及肌肤感觉迟钝者。

（3）掌推法

使用掌推法时应以全掌紧密接触患者皮肤，用力向下向前推进，需增大力量时可用另一手叠加其上向前缓慢推动，一般可连续推动4～6遍。此法接触面积大，刺激缓和，适用于背部、腰骶部、胸腹部、大腿部及臀部等部位，有较好的活血化瘀、解痉止痛及宽胸理气作用，对腰背肌扭伤、臀部酸痛、大腿扭伤和胸腹胀满等症作用明显。

（4）肘推法

肘推法是用肘尖压按体表并向前推动的方法，因其接触面积小，刺激量较大，特别适合身体强壮、肌肉厚实者使用。多用于脊柱两侧竖脊肌及臀部和下肢的风湿痹痛症和迁延日久的皮肤感觉障碍等。

4. 搓法

使用搓法时要双肩放松，含胸收腹，两拳相对发力，搓动快速而稳健，上下或前后移动不可太快，幅度以不使患者身体摇动为度。作为一种辅助的推拿按摩手法，搓法常作为治疗的结束手法，能疏通经络、行气活血、放松肌肉，对肢体关节疼痛、运动障碍等症有一定的辅助疗效。

肩及上肢部、胁肋部和下肢部都可以使用搓法，但其使用方法尚有不同。

（1）肩及上肢部的搓法

患者取坐位，肩部放松，双臂下垂。练习者站立在其病变一侧，双足分开成大裆势，上身微向前俯，用双手挟住肩部三角肌部相对用力，做相反方向的快速搓动 10～15 圈，然后逐渐从肩部向下，边搓边移动。搓动要快而移动要慢，直至搓到腕关节部为止，如此往返操作 3～5 遍。

（2）胁肋部的搓法

患者取坐位，两上肢及头部俯伏在前方桌面上。练习者站其身后，用双掌相对用力从腋下逐渐搓摩至腰侧，来回操作 8～10 遍。

（3）下肢部的搓法

患者仰卧于治疗床上，一侧下肢平放，另一下肢屈曲约呈 60°角。练习者用臀部轻压住患者脚部，继则用双手挟住大腿内外侧向下搓动，边搓边移动，至小腿末端为止。

5. 抹法

使用抹法时，应用单手或双手的拇指、手掌紧贴患者皮肤，做上下或左右弧形往返推动。用拇指着力的为指抹法，操作时其余四指轻轻扶住患者体表以助力，使拇指指面在往返推抹时稳而沉，动作要灵活缓慢，不重不滞，均匀柔和，防止推破患者的皮肤。用全掌着力的为掌抹法，操作时一般由大鱼际开始，经掌心到小鱼际逐渐转换着力部位，要求用力均匀、持续连贯，轻而不浮、重而不滞。

（三）振动类手法

1. 振法

振法又称震法、振荡法，是治疗内科和妇科疾病的常用手法，其特点为振动幅度小、振动频率高。使用振法时，应以指或掌按压于人体一定的部位或穴位上，手部肌肉及前臂部肌肉绷紧，将力集中于手指部或手掌部做上下急骤的振颤动作，使局部产生振颤感及温热感。操作时向下压力不宜过重，手臂亦不宜摆动，手部应始终紧贴患者体表，避免产生叩击、冲撞感。振法具有活血止痛、和中理气、温经散寒、消食导滞、消郁除闷的作用，可用于头面、胸腹、腰背和四肢部，对腹泻肠鸣、消化不良、胸闷气短、血瘀肿痛等症有较好的治疗效果。

2. 抖法

抖法是种常用的推拿按摩辅助手法，操作时手握肢体远端，先做轻轻地牵拉动作，然后将肢体做上下或左右的起伏抖动，要求抖动幅度小而频率快，将抖动感由肢体远端向近端传导，使关节有松动感。抖法可以使用于上肢和下肢部。抖法具有活血止痛、放松肌筋、解除粘连、通利关节及消除疲劳的作用，临床可配合其他手法治疗肩周炎、肩臂疼痛、腰椎间盘突出、肢体麻木等症。抖法常放在搓法之后使用，作为推拿按摩的结束手法。

（四）挤压类手法

1. 点法

点法是推拿按摩手法中的按压类手法之一，又叫点穴法。该法渗透力强，运用灵活，刚柔并济，轻巧有力，作用时间短，奏效较快，因其多在人体穴位上使用，有类似针灸的作用，故而又被纳入指针疗法的范畴。

使用点法时，用拇指的指端、屈曲的食指或中指的第一指间关节等部位点按某一穴位或疼痛部位。根据施治的部位、患者身体的胖瘦而选择点的方法和施力的大小。行此法时将拇指伸直，力贯指端，按而压之，这是点法中最为常用的一种方法，多用于人体的经络穴位。以屈曲的食指或中指的第一指间关节部着力点按被称作屈指点法，此法多用于肌肉丰厚处的经络穴位和形体肥胖者。

2. 按法

（1）指按法

指按法是以拇指指面按压体表的一种手法。练习指按法时，须将拇指伸直，用指面着力按压某一部位或穴位，其余四指自然屈曲，并以屈曲的食指抵住拇指指间关节助力，下按后可持续片刻再松手，一般每分钟可指按5～10次。指按法接触面较小，但其刺激量较易调节并灵活变化，具有良好的温经散寒和行气止痛作用，可用于全身的经络穴位、压痛点和肌肉的起止点。

（2）掌按法

使用掌按法时将手掌平放于施治部位，用掌根着力下按。要沉肩、伸臂、屈腕，上身稍向前倾，力量不及时可重叠双掌加压，将力集中到施力的手臂和腕部。掌按法可使用于肩背、腰骶及胸腹部。在胸部和背部使用时，应在患者呼气时下按、吸气时上抬。掌按法接触面积较大，刺激较为柔和，具有活血祛瘀、消肿止痛的作用，对腰背疼痛、肌肉痉挛、脘腹疼痛等症有较好的疗效。

（3）肘按法

肘按法是以肘尖为支点用力下按，操作时以肘尖鹰嘴突出部着力按压，屈肘靠近患者，借助自身力量用力下按。因其按压力量较大，故肘按法多在腰臀等肌肉丰厚处使用，并可与肘揉法结合起来，有疏筋活络、祛瘀生新的作用。

3. 压法

用拇指面、掌面或肘关节鹰嘴突起部着力，按压体表治疗部位，称为压法。目前临床上压法常指特定的操作方法，即用肘部按压治疗部位，称为肘压法。术者肘关节屈曲，用肘尖着力于治疗部位，垂直用力向下按压。具有舒筋通络、解痉止痛功效，主治腰肌强硬、顽固性腰腿痛等疾患。

4. 掐法

使用掐法时，多以拇指指甲重按人体的特定穴位，但不能刺破皮肤。使用时患者可取坐位或卧位，术者将力贯注于拇指指甲顶端，施力重按且掐，要求用力要稳，切忌滑动，掐按力量不能太大，以不刺破皮肤为度。

掐法具有祛风散寒、温经通络、开窍醒脑、回阳救逆的作用，多用于治疗中风不语、半身不遂、头痛头晕和昏迷不醒急等突发性疾病，人中、十宣、百会、涌泉等穴都是掐法常用的穴位。

5. 捏法

用拇指和其他手指在治疗部位做对称性挤压，称为捏法。术者用拇指和食、中指指面，或用拇指和其余四指指面夹住肌体或肌肤，做相对用力挤压，随即放松，再用力挤压，并循序移动。用拇指和食、中指操作，称三指捏法；用拇指和其余四指操作，称五指捏法。捏法具有舒筋通络、行气活血的功效，主治肌肤酸痛、痉挛等症。

6. 拿法

使用拿法时，操作者以单手或双手的拇指与其余四指相对用力，捏住某一部位或穴位的肌肉和肌腱，逐渐用力并同时向上提起做持续的揉捏动作。拿法的动作特点是“捏而提起”，练习时要求腕部放松，以拇指和其余四指的指面着力，手指和皮肤的相对位置不要移动，用力要由轻到重，再由重到轻，切勿突然加施暴力，以免引起患者的疼痛和肌肉紧张而妨碍治疗的继续。拿法刺激量较强，具有疏经通络、发汗解表、解痉止痛、提神的作用，临床上常在拿法后配合使用揉法，以缓解其对肌体的较强刺激。

7. 捻法

用拇指、食指挟住治疗部位做搓揉，称为捻法。捻法具有滑利关节、消肿止痛、流通气血、舒筋散结的功效。主治指间关节扭伤，类风湿关节炎，屈指肌腱腱鞘炎等。

（五）叩击类手法

1. 拍法

用虚掌拍打体表一定部位，称为拍法。术者五指自然并拢，掌指关节微屈，使掌心空虚，然后用虚掌有节奏地拍击治疗部位。具有舒筋通络、行气活血、消除疲劳的功效，主治风湿酸痛、肌肤感觉迟钝麻木、肌肉紧张痉挛等症。

2. 击法

（1）拳背击法

术者手握空拳，腕关节伸直，用拳背平击治疗部位，具有疏筋通络、宣通气血的功效。主治颈、腰椎疾病引起的肢体酸痛、麻木等症。

（2）掌根击法

掌击法又称掌根击法。术者手指自然松开、微屈、腕关节伸直或略背伸，以掌根部击打治疗部位或以小鱼际根部为着力点击打。具有舒筋通络、安神定魄的功效，主治坐骨神经痛、腰臀部软组织劳损、下肢酸麻以及头痛、眩晕等症。

（3）小鱼际击法

术者掌指部伸直，腕关节略背伸，用单手或双手小鱼际部交替击打治疗部位，又称小鱼际击法。具有舒筋通络、调和气血、消除疲劳的功效，主治风湿痹痛、肢体麻木、感觉迟钝，肌肉痉挛以及劳累或运动过度而致的肌肉酸痛等症。

（4）指尖击法

术者手指半屈，腕关节放松，运用腕关节做小幅度的屈伸，以指端轻轻击打或重力击打治疗部位。

（5）棒击法

棒击法是用特制的桑枝棒做击打。术者手握桑枝棒的一端，应用肘关节屈伸和挥臂的力量，用棒体平击治疗部位。具有舒筋通络、宣通气血、平肝醒脑的功效，主治风湿痹痛、肢体麻木、浅表感觉迟钝等症。

3. 弹法

用手指弹击体表，称为弹法。术者用拇指腹紧压住食指指甲，然后将食指迅速弹击，或用食指指腹压住中指指背，然后将中指迅速弹出，以连续弹击治疗部位。频率每分钟约100～140次，具有舒筋通络、行气活血的功效。主治头痛、颈项僵硬、四肢关节酸痛等症。

4. 叩法

叩法为一种辅助手法，其动作要领与击法相似，但刺激较击法为轻，有“轻击为叩”之说。术者手指自然分开，微屈曲，用小指侧轻轻捶击治疗部位，具有流通气血、疏松脉络、消除疲劳的功效。主治局部酸痛、倦怠、感觉迟钝或麻木等症。

（六）运动关节类手法

1. 摇法

医者以两手协同作用，使患者肢体关节做被动的环转活动，这一类手法都称为摇法。摇法是运动关节类手法中的常用手法，对关节僵硬、疼痛、转侧不利、粘连等病症，有良好的治疗和辅助治疗效果，多用于颈项部、肩部、肘部、腕部、腰部、膝部和踝部等关节。

（1）托肘摇法

患者取坐位，全身放松，肘部屈曲。医者立其一侧，一手扶其肩部，一手从肘关节下方托握其臂部，摇动肘关节以带动肩部做顺时针和逆时针方向的环转运动，左右相同。

（2）肩关节大幅度摇法

患者取坐位，全身放松。医者立其一侧，面向患者，双脚分开，成丁字步，双手拇指并拢，其余四指并列，上下握住患者腕部，然后向体侧上方做环形摇动。随着上肢的摇转，一手从腕部逐渐向肩部移动，并将肩部向内或向外拉推，再回移到腕部，如此反复操作8～10圈，顺时针、逆时针方向分别转动，左右相同。操作肩部大幅度摇法时，须令患者肘关节伸直，但不可挺直僵硬，肩关节部自然放松，无须做主动运动。

2. 拔伸法

（1）颈部拔伸法

患者取坐位，医者立其身后，用双手拇指着力按压两侧风池穴，其余指部向前托住患者两侧下颌角处，前臂支撑于患者肩井部，然后两手同时缓缓用力向上端提。操作时要避免用力卡压患者颈项两侧，患者应充分放松颈项部。

（2）肩部拔伸法

患者取坐位，患肢放松，医者双手握住其肘关节上方3～5 cm处，嘱一助手从患者另一侧抱住其胸部，两人同时用力向相反方向缓缓拔伸。操作时一般取患侧上肢的外展位，两人用力要协调一致。

（3）肘部拔伸法

患者取坐位，使患肢外展，医者握住其肘关节下方5～10 cm处，嘱一助手从患者另一侧握住其肘关节上方5～10 cm处，两人同时向相反方向用力缓缓拔伸。操作时要求用力适中，切勿突然施力，导致肘部脱位。

（4）腕部拔伸法

患者取坐位，上肢平举，医者一手扶其指掌部，一手握腕关节上方5 cm处，相反用力，缓缓拔伸。

（5）指部拔伸法

患者上肢外展或前伸，医者一手握其腕部，另一手抓握其指部末端，缓缓相反用力拉伸各指。

（6）腰部拔伸法

患者俯卧，下肢伸直，嘱一助手站于患者头顶前部，双手抱扶其两腋窝部，医者立于患者脚端，双手抓握患者下肢，二人协调用力，相反拔伸牵拉腰部。

（7）膝部拔伸法

患者仰卧，先做下肢膝关节摇法，使膝部放松后，突然将踝部向后拉伸，以拔伸膝关节部。操作时要注意保护膝关节，向后拉伸速度要快，手部松开也要快。

（8）踝部拔伸法

患者仰卧，下肢伸直，令一助手双手抱握患者踝部上方 15 cm 处，医者一手托扶患者脚跟，另一手握抓其趾掌部，二人向相反方向用力缓缓牵拉。

（9）趾部拔伸法

患者仰卧，下肢伸直，医者用手指握住患者足趾末节，先行摇动数次，然后突然用力，用手做向其足底方向的旋转拉伸运动，随即松手。

拔伸法操作时，要视患者年龄、体质、疾病性质等酌情决定拔伸时间，以不使患者产生不适感和严重疼痛为原则。该法有滑利关节、整复错位、解除粘连之效用，常用于治疗关节粘连、关节僵硬、颈椎病、网球肘、腱鞘炎等病症。

（七）按摩手法要领

按摩手法要由近及远，由轻到重，由弱到强，从上到下，由慢到快，由表及里，由内向外，动作连贯。

1. 由近及远

由近及远就是以心脏为中心，离心脏近的部位为近端，反之为远端。按摩一般是从近端到远端进行，如从大腿到小腿，从上肢肩臂到肘腕部等。因为动脉血是由心脏流向远端，如此按摩，则顺应动脉血的流动，顺应神经的走向，加速血液的运行，改善组织的供氧，有利于舒展筋脉，起到舒筋活络的作用。

2. 由轻到重

由轻到重就是按摩需要用力，但用力要求适当，并非力越大越好，需结合身体的情况采用先轻后重的按摩法。轻手法能调节脏腑功能，重手法能舒通经络。一般来说，初次按摩手法宜轻，按摩刚开始时宜轻，重复按摩手法时可稍重，当身体已适应按摩手法可稍重。

3. 由弱到强

由弱到强是指在按摩刚开始时采用弱刺激。特别是老年人，常患有骨质疏松症，骨质较脆，需先采用弱的刺激手法，如摩法、摸法、抹法、揉法，让被按摩者先有一个适应过程，无论是自我按摩或被按摩均应如此。一般在按摩大腿等肌肉丰满的部位，可采用稍强刺激手法；若身体瘦弱、肌肉少的部位，则需用弱的刺激，如小腿部即不应用强刺激。手法力量强弱还需结合被按摩者的体质、病情、部位等不同情况来确定。

4. 从上到下

从上到下主要对四肢部位而言，因为从上到下进行按摩更方便。人体的四肢是大腿或上臂较小腿和前臂肌肉要丰富，即使力量较大些，患者一般也不会感到太疼痛，而小腿或前臂肌肉少，当按摩这些部位时，易出现疼痛；若肢体肌肉痉挛，呈条索状，从上到下有利于粘连松解。

5. 从快到慢

由慢到快主要是指按摩频率。刚开始频率宜慢，随后可逐渐加快；初次按摩宜用慢频率，反复按摩时可加快频率。

6. 由表及里

由表及里是指按摩时要求力量能由表层渗透到里面，不要在皮肤上飘动，更不要将皮肤擦伤。手法忌虚浮于表，力不达里，手下之力量应通过体表深入肌肉、筋骨、脏腑，使被按摩者有沉实之感。要达到深层时，一般实施过程中要保证力量持续，有些特定的穴位、部位，需连续刺激才能产生效果，所以由表及里，既有技巧问题也需时间的保证。

7. 由内向外

由内向外是以身体中线为内，余为外。例如以胸部而言，胸骨为内，胸骨两侧相对为外。岔气、胸胁屏伤者，出现胸痛，不能深呼吸，甚则不能大声讲话，此时按摩须先揉按胸部并逐渐延至外侧。

8. 动作连贯

动作连贯要求手法能连续、持久、均匀，并要有一定的力度，不可忽轻忽重，忽上忽下，忽左忽右。动作要有节律性，速度力度要有节奏感。

四、按摩养生的适应证和禁忌证

（一）按摩养生疗法的适应证

推拿按摩疗法已经被广泛应用于内科、妇科、外科、儿科和骨伤科的临床治疗和保健，具有广泛的适应性，其适应证主要体现在以下几方面：

1. 各种疼痛性疾病

疼痛是运用推拿按摩进行治疗的最常见的症状之一，包括各种急慢性扭挫伤所致的疼痛，如急性腰扭伤、慢性腰肌劳损、网球肘、腰椎间盘突出症等；神经性疼痛，如坐骨神经痛、肋间神经痛、梨状肌综合征等；外科手术后引起的疼痛，如伤口疼痛、瘢痕疼痛和麻醉引起的腰痛等。

2. 各种慢性疾病

推拿按摩能够治疗由内脏和肌体软组织病变所引起的慢性疾病，如肩周炎、颈椎病、关节僵硬、脂肪垫、腕管综合征等。

3. 各种炎症性疾病

推拿按摩对各种急慢性炎症性疾病有较明显的疗效，被广泛运用于治疗气管炎、肺炎、急慢性胆囊炎、胃炎、肠炎、关节炎和心肌炎等炎症性疾病的治疗和保健。

4. 内分泌紊乱性疾病

单纯性肥胖症和糖尿病是两种常见的内分泌功能紊乱疾病。近年来，越来越多的人运用推拿按摩治疗单纯性肥胖症和糖尿病，取得了较为满意的效果，但大多治疗周期偏长，疗效较慢。

5. 妇儿科疾病

推拿按摩对胎位不正、慢性盆腔炎、乳腺增生、子宫肌瘤、小儿泄泻、小儿斜颈、小儿遗尿、小儿哮喘、小儿营养不良等病症都有一定的治疗作用，尤其对儿科疾病的治疗方便快捷、经济有效，深受人们欢迎。

6. 其他类疾病

推拿按摩还被广泛运用于中老年保健、美容、减肥、运动损伤等方面；对近视眼、鼻炎、耳鸣、暴聋等五官科病症也有较好的疗效。

（二）按摩养生疗法的禁忌证

作为物理疗法的一种，推拿按摩疗法虽然安全、无不良反应，但其亦有一定的禁忌证，如使用不当，则会引起不良后果。

一般认为，下列情况不宜运用推拿按摩治疗：

1）体质极度衰弱，有严重心脏病、肝硬化、脑部病变和癌症出现恶病质者。

2）有严重皮肤损伤及皮肤病患者，如皮肤烫伤、冻伤、癣、脓肿、湿疹等。

3）有白血病、败血症等血液病的患者。

4）有结核、癌症、骨折病变的患者。

5）孕妇的腹部、腰部、骶部及肩井、三阴交和合谷穴处不宜进行按摩。

6）过饥、过饱、剧烈运动后的患者。

7）神志不清或意识模糊的患者。

8）其他可疑症状诊断又不明确者。

五、按摩养生的注意事项

无论是治病还是保健，进行推拿按摩均应注意以下事项，以保证按摩的安全和疗效。

1）室内要保持清静、整洁、避风、避强光、避免噪声刺激、保持空气新鲜。

2）对于长时间服用激素和极度疲劳者，不宜进行推拿按摩。

3）按摩者的手、指甲要保持清洁。有皮肤病患者不能给他人按摩，也不能让他人为自己按摩，以防相互传染。

4）按摩者在按摩每个穴位和反射区前，都应测定一下针刺样的反射痛点，以便有的放矢，在此着力按摩，取得良好的治疗效果。

5）饭后、酒后、洗澡后、大运动量后，不宜立即进行按摩。

6）治疗时应避开骨骼突起部位，以免损伤骨膜。老人的骨骼变脆，关节僵硬，儿童皮薄肉嫩，在按摩时不可用力过大。

7）淋巴、脊椎、尾骨外侧反射区，一定要朝心脏方向按摩，以利于推动血液和淋巴循环。

8）治疗过程中，如有不良反应，应随时提出，保证治疗的安全可靠，如出现发热、发冷、疲倦等全身不适症状，属正常现象，应坚持治疗。

9）足部按摩后，不可用冷水洗脚，可用手纸擦去多余的按摩膏，穿上袜子保暖。晚上睡前洗净油脂并用热水泡脚 15 分钟。

10）在按摩后半小时内，必须喝开水 500mL 以上。严重肾脏病患者，喝水不能超过 150mL。

第十一章　拔罐养生康复技术

第一节　拔罐养生的概述

拔罐疗法是中医学的一个重要组成部分，是我国最古老的一种治病方法。它是以各种罐为工具，利用燃烧、抽气等方法，排除罐内空气，造成罐内负压，使其吸附于人体一定部位以调节经络功能、治疗疾病的一种外治方法。

拔罐疗法是我国古代劳动人民在同疾病长期斗争的过程中积累起来的宝贵经验，有着悠久的历史。

拔罐疗法早期被称为“角法”或“角吸法”，最早记载于我国现存的医学文献《五十二病方》。281—361年，晋代葛洪著的《肘后方》中也有角法治疗的论述。角法是用兽角为工具（如牛角、羊角等），因将兽角磨成有孔的简状而得名。书中有用制成罐状的兽角拔脓血以治疗疮脓肿的记载。755年，唐代王焘著的《外台秘要》中，记载了用竹筒煮罐治病和刺血拔罐等疗法治疗痈疮。其后，宋代的苏轼和沈括所著《苏沈良方》，描述了火筒法治疗久咳的方法。《太平圣惠方》中明确记载了关于角法治疗痈疽的方法，并且阐明了其适应证和禁忌证。

至明清，拔罐疗法有了更大的发展。明代陈实功著《外科正宗》，有煮拔筒方，刘渊然著《济急仙方》有竹筒吸毒法。清代赵学敏在《本草纲目拾遗》中有陶罐治疗风寒头痛及眩晕、风痹等的详尽记载，并介绍了火罐的出处、形状、适应证、操作方法等。吴谦的《医宗金鉴》则记载了火罐配合中药、针刺治疗痈疽等，并首次提出把辨证用药和罐法紧密结合的主张。

新中国成立以后，拔罐疗法有了新的发展。不仅在罐具、拔罐方法上有了发展，而且治疗范围也逐渐扩大，并与针灸、刺血、针挑等方法配合应用，使拔罐这一传统疗法得到了继承和发展。至今，拔罐疗法已成为治疗疾病的一种重要方法，成为中医学的一门独立学科。

第二节　如何进行拔罐养生

一、常用的拔罐工具和辅助材料

罐子是拔罐疗法的主要工具。随着历史的发展，生产力的进步和提高，罐子的种类也日益增多。从原始的兽角到竹罐、陶罐、铜罐、铁罐、玻璃罐，直到现在较为流行的真空抽气罐，可谓种类繁多，各具特色，医者可根据病症灵活选用。

（一）常用拔罐工具

1. 牛角罐

牛角罐是最为古老的拔罐治疗工具，多以牛角制成。其制法为：截下牛角，取其中角质部分，将中间制成空筒，牛角近端截断处边缘打磨平滑，作为罐口，此罐在农牧地区应用较广、取材容易、制作方便、吸附力强、易于操作，但是不易消毒，而且不透明，不易观察罐内情况，一般不用作刺络拔罐。

2. 竹罐

用毛竹制成竹罐，具有取材容易、制作简便、价格低廉、轻巧、不易摔碎，能吸收药液，多用中药煎煮后作药罐，缺点是容易燥裂漏气，吸附力不大。

3. 陶罐

用陶土烧制而成陶罐，具有吸力较大，但容易破碎、较重、不便携带。

4. 铜罐和铁罐

用铜或铁皮制成的铜、铁罐。具有吸拔力大、不易破碎。但因传热太快，容易烫伤皮肤，目前少用。

5. 玻璃罐

用玻璃制成的玻璃罐，具有除药店和医疗器械商店所售的大、中、小号专用拔罐外，也可用罐口边缘光滑的广口罐头瓶代替。质地透明，可观察到罐内皮肤的充血、瘀血程度，以便随时掌握情况，进行调整，目前临床上使用较为广泛，缺点也是容易破碎。

6. 橡胶罐

橡胶罐是仿照玻璃罐形状以橡胶为原料制成的一种罐具，其优点是不易破碎、携带方便、不必点火、操作简便。但是吸附力不强，无温热感觉，不能用于走罐等手法，不能高温消毒。

7. 真空抽气罐

真空抽气罐是近年来利用机械抽气原理在传统的加热拔罐法（火罐、水罐）的基础上，结合现代科技研制而成。材料用树脂注塑，罐体透明，重量轻，又可通过阀门调整罐内负压大小，且无玻璃罐容易破碎、不便携带的缺点，不足是无温热感，不能用于走罐等手法。

（二）辅助材料

1. 燃料

纸片或95%乙醇棉球用作拔罐时的燃媒。可装于酒精灯或小口瓶内，以便点火时蘸乙醇方便。乙醇具有燃烧迅速、无油烟、形成的负压大、吸力强的优点。

2. 点火工具

1）火柴或打火机：拔火罐时用于点火。

2）镊子或止血钳：用于拔火罐时夹持乙醇棉球。也常用细铁丝弯成15 cm左右的长柄，一端用纱布包绕一小撮脱脂棉，外用线缠紧，用来蘸取乙醇。也可以用葡萄糖注射液瓶子装乙醇，用一根较粗的铁丝穿过瓶子的橡皮塞，铁丝的一端扎牢一团纱布、棉球或海绵等作为点火端，另一端作为柄用。蘸乙醇时以不滴为度，过多则易滴到患者身上而烫伤患者。

3. 介质

拔罐疗法可以不用介质。但对于一些特定的拔罐法需要一些介质作为润滑剂，以防止皮肤划伤。如在施走罐手法时，需要用介质润滑，以免拉伤皮肤。常用介质有液状石蜡、按摩乳、甘油、松节油、凡士林、植物油等。再如进行刺血拔罐或使用水罐，还应准备消毒液，如75%乙醇或1%的新洁尔灭（苯扎溴铵），以及针对病情使用的中草药等。

4. 药物

药物主要用于浸泡罐具或涂抹于患处，以加强拔罐的治疗效果。药物配方主要是根据不同病情面选择的不同中草药。一般以活血化瘀、行气止痛、清热解毒、温经散寒等药物为主。如桃仁、红花、延胡索、香附、生姜等。

5. 其他用具

如果要施行针罐法，则要准备好毫针；如要施行刺络拔罐，则需要准备好皮肤针和三棱针；如果施行药罐法，则要事先准备煮竹罐用的锅、炉等；如果需要对骨骼隆起不平部位拔罐，则需要准备好薄面饼，贴于治疗部位，这种方法称为“垫罐法”和“间接拔罐法”。

二、拔罐养生常用法

（一）摇罐法

先用闪火法将罐拔在皮肤上，然后均匀而有节奏地摇动吸拔在皮肤上的火罐。这样反复的牵拉，增加了对穴位或皮肤的刺激量。摇罐时应注意用力要柔和，速度不宜过快，摇动的角度要适宜，太大容易把火罐摇掉或者病人不能耐受，太小达不到刺激量，起不到摇罐的作用。

（二）弹罐法

弹罐法是指在罐具吸定以后，用手指弹击罐体，或提罐上下快速震颤的一种拔罐方法。

（三）提罐法

提罐法是为了增强治疗效果，加强对皮肤和穴位的刺激，促进血液循环。先用闪火法将罐吸拔于皮肤上，然后将罐上提拉动皮肤，再恢复原状，这样反复、轻柔、均匀地来回提拉多次，至皮肤出现瘀血为止。此法常用于拔腹部的穴位。提罐法应注意用力要适中，力量过大容易把罐拔掉，过小则达不到刺激量。

（四）动罐法

动罐法是指在罐具吸定以后，手持罐具反复进行上提、下压或前后左右摇摆罐体（罐具不脱离皮肤）的一种拔罐方法。

（五）旋罐法

旋罐法是指在罐具吸定以后，手持罐具底部，使之向同一方向旋转的一种拔罐方法。

（六）响罐法

响罐法是指在罐具吸定后，稍加推拉或旋转随即用力将罐具拔下，发出“啪”的响声的一种拔罐方法。如此反复吸拔，重复操作多次，以皮肤潮红或呈紫红色为度。此法与闪罐法功效相同，通常用小口径罐具在局部面积较小的部位施术。

（七）药罐法

药罐法是拔罐法与中药疗法相结合的一种治疗方法，是以竹罐或木罐为工具，药液煎煮后，利用高热排除罐内空气，造成负压，使竹罐吸附于施术部位，这样既可起到拔罐时的温热刺激和机械刺激作用，又可发挥中药的药理作用，从而提高拔罐的治疗效果，在临床上可根据患者的病情不同辨证选择不同的中草药。具体操作方法是用特大号的陶瓷锅或一种特制的电煮药锅，先将中药用纱布包好，放入锅中，加入适量的水煎煮，煎出药性后，将竹罐或木罐放入煎好的中药中，煮 10 分钟左右（一般可根据药性决定煮沸时间），再用镊子或筷子将罐夹出，迅速用干净的干毛巾捂住罐口，以便吸去药液，降低罐口温度，保持罐内的热气，趁热迅速将罐扣在所选部位，手持竹罐稍加按压约半分钟，使之吸牢即可。本法的优点是温热作用好，可起到罐与药的双重作用，多用于风寒湿痹证。

（八）水罐法

水罐法，是先在罐内装入三分之一至二分之一的温水，将纸或酒精棉球放在近瓶口处点燃，在火焰旺盛时投入罐内，并迅速将罐扣在应拔部位。在用贮水罐时，若应拔部位不在侧面，操作者手法不十分熟练时，应先设法使患者的应拔部位调整为侧位再拔罐（以免拔罐时水液漏出），待吸拔后再恢复到舒适体位（应防止在活动中因肌肉过度牵拉而脱罐）。必须使罐底朝上，这样温水才能充分浸渍于受术的皮肤表面，发挥其温暖的刺激作用。之所以用温水，主要是在拔罐刺激的同时，以其温暖水汽来增强对局部的刺激，若温水过少，温暖刺激的时间就短，效应就差。小抽气罐的体积小，适宜于头面部、手部等狭窄部位，但吸力较弱，若配以温水，刺激量就会增强，局部的治疗效应就更明显，可以缩短治疗时间。温水罐较适宜于局部寒冷不温、虚寒和寒实类病证，通过水的温度能进一步促进经气的畅行。

（九）按摩罐法

按摩罐法是指将按摩和拔罐相结合的一种拔罐方法。两者可先后分开进行，也可同时进行。特别在拔罐前，根据病情先循经点穴和按摩，对于疼痛剧烈的病证及软组织劳损或损伤引起疼痛的患者，治疗效果十分显著。

（十）刮痧罐法

刮痧罐法是利用一定的工具，如牛角板、木梳背、瓷调羹等，在人体某一部位的皮肤上进行刮痧，使皮肤发红充血，呈现片状或块状的紫红色斑点，然后再拔罐，从而达到防治疾病目的的一种疗法。此法可作为病变范围较窄的部位以及走罐法或多罐法受到限制时的补充方法。

（十一）刺络拔罐法

刺络拔罐法是指刺络放血与拔罐配合应用的一种拔罐方法。是指用三棱针、皮肤针（梅花针、七星针等）刺激病变局部或小血管，使其潮红、渗血或出血，然后加以拔罐的一种方法。此法在临床治疗中较常用，而且适用证广、见效快、疗效好，具有开窍泄热、活血祛瘀、清热止痛、疏经通络等功能。凡属实证、热证者，如中风、昏迷、中暑、高热、头痛、咽喉痛、目赤肿痛、睑腺炎、急性腰扭伤、痈肿、丹毒等，皆可用此法治疗。

（十二）针罐法

针罐法是指先在一定部位施行针刺，待达到一定刺激量后，将针留原处，再以针刺为中心，拔上火罐，以增加治疗效果的一种方法。操作时要特别注意针柄不宜过长，以防吸拔时触及罐底，使针头深入体内出现危险。此法不得在胸、背部使用。此法也可先在待拔穴位上针刺得气后立即出针，在针孔处拔罐，可吸出少量血液或组织液。此法可加大刺激量，提高针刺疗效，适用于顽固性痹痛证。也可局部消毒后，用梅花针叩击体表，使皮肤潮红或微出血后再拔罐，并留罐5～10分钟，适用于麻木、瘫痪等病证。针罐结合，增强了对经络穴位的刺激量，常用于比较顽固的病证，如中医所指的“痹证”，如顽固性风湿痛、陈旧性筋骨损伤、坐骨神经痛、腰椎间盘突出等。用针罐法应该注意防止滞针、断针。

三、拔罐养生的适宜人群

拔罐疗法因其操作简便、经济、患者无痛苦、疗效显著，而在民间深受广大患者的欢迎，并且它的适应范围十分广泛，凡针灸、按摩疗法适用的疾病均可用本疗法治疗。例如以下各科诸多疾病均可进行拔罐治疗，而且见效快、疗效显著。

1. 内科

适用于感冒、支气管炎、哮喘、头痛、高血压、三叉神经痛、面神经麻痹、失眠、健忘、糖尿病、胃肠炎、腹泻、便秘、消化不良、脑血管意外、胆囊炎、肝炎等。

2. 外科

适用于胃肠痉挛、腰椎间盘突出症、腰椎肥大、坐骨神经痛、肩周炎、泌尿系结石、脱臼、落枕、神经损伤等。

3. 妇科

适用于月经不调、盆腔炎、带下病、痛经、功能性子宫出血、更年期综合征、子宫脱垂、肿瘤疾病等。

4. 男科

适用于阳痿、早泄、遗精、不射精症、慢性前列腺炎、前列腺增生症等。

5. 儿科

适用于百日咳、哮喘、消化不良、遗尿、暗积。

6. 五官科

适用于结膜炎、近视、红眼病、鼻炎、牙痛、咽炎、下颌关节炎、口腔溃疡、目赤肿痛等。

7. 皮肤科

适用于痤疮、湿疹、皮炎、带状疱疹、荨麻疹、酒渣鼻、皮肤瘙痒症等，同时还可用于防病、强身。

四、拔罐养生的禁忌人群

为了避免不必要的医疗事故发生，或延误患者的治疗，以下病症应当禁用或慎用该疗法。

1）有出血倾向的患者，如血小板减少性紫癜、白血病、血友病、毛细血管脆性试验阳性等。

2）皮肤病皮损部位、传染性皮肤病、皮肤严重过敏、局部破损溃烂者不宜拔罐。

3）急性软组织损伤，局部忌用拔罐。

4）外伤、骨折、静脉曲张、大血管体表投影处、心尖冲动处及瘢痕处不宜拔罐。

5）妊娠期妇女的下腹部、腰骶部、乳房及合谷、三阴交、昆仑等穴不宜拔罐，其他部位刺激不宜强烈。

6）五官及二阴处不宜拔罐。

7）身体极度虚弱、形体消瘦、皮肤失去弹性而松弛及毛发多的部位不宜拔罐。

8）精神失常、精神病发作期、狂躁不安及破伤风、狂犬病等痉挛抽搐不能配合者不宜拔罐。

9）恶性肿瘤患者不宜拔罐。

10）重度水肿、病情严重、中度或重度心脏病、心衰、肾衰、肝硬化腹水者不宜拔罐。

11）活动性肺结核的患者，尤其是其胸腹部不宜拔罐。

12）醉酒、过饥、过饱、过度疲劳者均不宜拔罐。

以上所列禁忌证并不是绝对禁用该法，在某些情况下部分疾病可以配用该疗法治疗。

第十二章　刮痧养生康复技术

第一节　刮痧养生的概述

“痧”是民间对疾病的一种形象叫法，又称痧胀、痧气、青筋和瘴气，一般来说，“痧”有三层含义：

一是指痧症，一年四季都可发生痧症，以夏秋两季多见，是指因感受风寒暑湿燥火六淫之邪气或疫病之秽浊出现的一些病症。痧症按证候特征可分为热痧、寒痧、阴痧、阳痧等，按病因可分为暑痧、瘟痧、绞肠痧等。《痧胀玉衡》把痧症分为慢痧、紧痧、急痧之类。

二是指痧疹的形态，即皮肤出现红点如粟，以手指触摸皮肤，稍有阻碍的疹点，它是疾病发展变化过程中反映于体表的现象。《临证指南医案》说：“痧者，疹之通称，有头粒而如粟象；瘾者，即疹之属，肿而易痒。”

三是指“痧象”，即指经刮拭治疗后，在相应部位皮肤上所出现的皮下充血和出血改变，可见红色粟粒状、片状潮红，紫红色或暗红色的血斑、血泡等现象，称为痧象。

刮痧疗法由于其操作简单、安全有效、易学易用、经济实用、适应证广等特点，符合“简、便、易、廉”的原则，并在防病治病，保健养生中发挥越来越大的作用。刮痧疗法，是以中医学理论为指导，用光滑硬物器具（铜钱、瓷勺、水牛角等）钝缘蘸介质（植物油、清水、活血剂等），根据不同的疾病，在人体体表特定的经穴部位进行有规律的刮拭，从而达到防病治病目的的一种外治疗法。

第二节　如何进行刮痧养生

一、常用的刮痧工具和辅助材料

（一）刮痧工具

1. 瓷勺

瓷勺是居家常用的饮食工具，家家户户都有。使用时，单手握住勺柄，用瓷勺边缘蘸少量清水、香油、菜油等在刮痧部位刮拭。瓷勺在边远山区家庭中常用，使用时需注意其边缘是否毛糙，以免刮伤皮肤。

2. 木梳背

木梳背表面光滑呈弧形，蘸少量清水、润滑油等即可刮痧，适用于旅途中应急之用。

3. 线团

用苎麻丝或棉线等绕成一团，使用时在冷水中蘸湿，在身体一定部位刮拭。一边蘸水，一边刮拭，直到皮肤出现大片的紫黑色或紫红色斑点。这是刮痧的最初形式，古时称刮痧为“刮纱”。

4. 贝壳刮具

蚌在江河湖海之滨常见，其外壳可制成刮痧工具。使用时，术者手持贝壳上端，在刮痧部位，一边蘸水一边刮拭，至皮肤出现痧痕为度，一般沿海或湖泊地区渔民使用较多。

5. 火罐

火罐为针灸推拿科诊室常用的器具。

罐口边缘平整、光滑而厚。用罐口边缘蘸少量按摩膏、红花油等做润滑剂，则可做刮痧之用。若用较小负压吸拔后在人体一定部位来回刮动，使身体局部出现红紫色的片状充血，即为走罐，也是刮痧的一种形式。

6. 玉质刮痧

玉石制成的刮痧板，又称刮痧宝玉。玉质刮痧板使用疗效佳，但因其取材较难，价格昂贵、且易摔破，多为一些美容机构使用。

7. 水牛角刮痧

现在通常使用的刮痧板是牛角刮痧板。水牛角性寒，有清热、凉血、解毒之功效，适用于绝大多数疾病的刮痧治疗。

（二）辅助材料

1. 冬青膏

以冬青油（水杨酸甲酯）与凡士林按1∶5的比例混合调匀制成，适用于一切跌打损伤的肿胀、疼痛，以及陈旧性损伤和寒性病症等。

2. 麻油

用麻油，也可用其他植物油代替。适用于久病劳损、年老体弱者及婴幼儿等。

3. 鸡蛋清

将生鸡蛋的一端磕一个小孔后，悬置于容器上，取渗出的蛋清用。适用于热病、久病后期、手足心热、烦躁失眠、嗳气吐酸等病症。

4. 葱姜汁

取葱白、鲜生姜等量切碎、捣烂，按1∶3的比例浸入95%乙醇中，停放3～5日后，取汁液应用。适用于风寒引起的感冒、头痛等症，以及因寒凝气滞而致的脘腹疼痛等。

5. 白酒

用浓度较高的粮食白酒或药酒。适用于损伤疼痛日久或麻木不仁、手足拘挛、腰膝酸软、无力及癌肿等病症，对发热的患者尚有降温的作用。

6. 薄荷水

取新鲜薄荷叶，浸泡于适量的开水中，容器加盖放1天后，去渣取汁液应用，适用于一切热病（如发热或局部红肿热痛诸症），以及夏季刮痧时应用。

7. 滑石粉

医用滑石粉或爽身粉等均可用，适用于婴幼儿、皮肤娇嫩者，以及在炎热夏季手法操作时应用。

8. 其他

止痛灵、透解刮痧油、清解刮痧油、活血刮痧油和通络刮痧油等都是较好的刮痧润滑剂。

二、刮痧养生常用法

（一）刮痧法

刮痧法是选用相应的刮具，在人体相应体表进行刮动，使皮肤出现“痧痕”的一种操作，要顺序刮治。刮动时，用力要均匀，一般采用腕力，同时要根据患者的反应随时调整刮动的力量，以达到预期的治疗效果。根据患者年龄、体质差异，又可选用直接刮法或间接刮法。其中间接刮法适用于年龄小、体质虚弱、不耐直接刮者，直接刮法适用于普通患者。

直接刮法：即施术者持刮痧器具在涂抹了刮痧介质的皮肤表面直接刮拭的一种方法，此法以受力重、见效快为特点。

间接刮法：即施术者在刮痧部位铺上薄布或薄纱，持刮痧工具在布上刮动，刮痧器具不直接接触患者皮肤的一种刮痧方法。此法以受力轻、动作柔为特点。由于薄布阻隔，影响直接观察皮表变化，为避免刮伤或过刮，可每刮十余次即揭开薄布观察一次，当皮肤出现红、紫痧点时，停止刮拭。

（二）撮痧法

撮痧法指施术者在患者体表的一定部位，用手指扯、挟、挤、抓，至出现红紫痕为止的一种方法。根据不同的指法和力度又可分为扯法、挟法、挤法和抓法。

撮痧法指施术者在患者体表的一定部位，用手指扯、挟、挤、抓，至出现红紫痕为止的一种方法。根据不同的指法和力度又可分为扯法、挟法、挤法和抓法。

扯法：施术者以拇、食指合力提扯撮痧部位，用力较重，以扯出痧痕止。

挟法：俗称“钳痧”。施术者五指屈曲，用食、中两指的第二指节对准撮痧部位，把皮肤与肌肉挟起，然后松开，一挟一放，反复进行，发出声响，用力较重，至被挟部位出现痧痕为止。

挤法：施术者以两手拇、食指同时放在撮痧部位，围出约 1～2cm 面积的表皮做对抗挤压，至出现痧痕为止，一般用于头额部位。

抓法：施术者以拇、食、中三指对合用力，交替、反复、持续均匀地提起撮痧部位或穴位，并在体表游走，至出现痧痕为止。

（三）拍痧法

拍痧法指施术者在涂有刮痧介质的部位，以双掌有节奏地轮流拍打，至皮下出现红点或皮肤由红变紫色的一种方法。此法多用于肘、腕、膝、踝小腿关节处。

现代科学证明，刮痧可以扩张毛细血管，增加汗腺分泌，促进血液循环，对于高血压、中暑、肌肉酸痛等所致的风寒痹症都有立竿见影之效。经常刮痧，可起到调整经气、解除疲劳、增加免疫功能的作用。刮痧疗法的预防保健作用又包括健康保健预防与疾病防变两类。刮痧疗法作用部位是体表皮肤，皮肤是机体暴露于外的最表浅部分，直接接触外界，且对外界气候等变化起适应与防卫作用。健康人常做刮痧（取背俞穴、足三里穴等）可增强卫气，卫气强则护表能力强，外邪不易侵表，机体自可安康。若外邪侵表，出现恶寒、发热、鼻塞、流涕等表证，及时刮痧（取肺俞、中府等）可将表邪及时祛除，以免表邪不祛，蔓延进入五脏六腑而生大病。

三、刮痧养生的注意事项

注意保暖在冬季应避寒冷与风口，夏季应避风，不可直接吹刮拭部位。刮痧顺序一般原则是先刮头颈部、背腰部，再刮胸腹部，最后刮四肢和关节部。每个部位一般先刮阳经，后刮阴经；先刮拭身体左侧，后刮拭身体右侧。刮痧方向不要来回刮，原则上应由上而下，由内向外。面部由内向外刮，头部由头顶向周围，项部由上向下，背腰部由上而下及由内向外，胸部由内向外，腹部由上而下，四肢由上而下。应刮完一处之后，再刮另一处，不可无次序地刮拭。

用泻法或平补平泻法进行刮痧，要有时间限制，每个部位的刮拭时间为 3～5 分钟；用补刮手法刮拭每个部位的时间为 5～10 分钟。通常每位患者应选 3～5 个部位进行刮拭，对不出痧或出痧较少的患者，以皮肤泛红即可，不可强求出痧。结合体质，体弱年迈、儿童及特别紧张怕痛的患者宜用补法刮拭，随时注意观察患者的面色表情及全身情况，以便及时发现和处理意外情况。病情重、病灶深、体质好或疼痛性疾病患者刮痧宜用泻法或平补平泻法进行刮拭，病情轻、病灶浅、体质较差的患者，宜用补法。

前一次刮痧部位的痧斑未退之前，不宜在原处进行再次刮拭出痧，再次刮痧时需间隔 3～6 天，以皮肤上痧退为标准：一般 3～5 次为 1 个疗程。凡肌肉丰满处（如背部、臀部、胸部、腹部、四肢）宜用刮痧板的横面（薄面、厚面均可）刮拭，对一些关节处、手足指（趾）部、头面部等肌肉较少、凹凸较多处宜用刮痧板棱角进行刮拭。

四、刮痧养生的禁忌事项

1）有严重心脑血管疾病、肝肾功能不全、全身浮肿者。因为刮痧会使人皮下充血，促进血液循环，这会增加心肺、肝肾的负担，加重患者病情，甚至危及生命。

2）孕妇的腹部、腰骶部禁用刮痧，否则会引起流产。

3）凡体表有疖肿、破溃、疮痈、斑疹和不明原因包块处禁止刮痧，否则会导致创口的感染和扩散。

4）急性扭伤、创伤的疼痛部位或骨折部位禁止刮痧，因为刮痧会加重伤口处的出血。

5）接触性皮肤病传染者忌用刮痧，因为这会将疾病传染给他人。

6）有出血倾向者，如糖尿病晚期、严重贫血、白血病、再生障碍性贫血和血小板减少患者不要刮痧，因为这类患者在刮痧时所产生的皮下出血不易被吸收。

7）过度饥饱、过度疲劳、醉酒者不可接受重力、大面积刮痧，否则会引起虚脱。

8）眼睛、口唇、舌体、耳孔、鼻孔、乳头、肚脐等部位禁止刮痧，因为刮痧会使这些黏膜部位充血，而且不能康复。

9）精神病患者禁用刮痧法，因为刮痧会刺激这类患者发病。

第十三章　自然养生康复技术

第一节　自然养生的概述

养生环境“是指空气、水源、阳光、土壤、植被、住宅、社会人文等因素综合起来，所形成的有利于人类生活、工作、学习的外部条件”、恩格斯说“人本身是自然界的产物，是在他们的环境中，并且和这个环境一起发展起来”。人与环境是密不可分的有机整体，彼此相互依存，相互影响。适宜的环境，可保证工作学习的正常进行，有利于调养生息，健康长寿；反之，如果由于人类的行为破坏了自己的居住环境，不仅会损害自身健康，而且还会危及子孙后代，故生活环境对人类的生存和健康意义重大。

正常的生态系统保持着一种动态的平衡，我们称之为“生态平衡”。如果环境内污染物过多，超过其自净能力，生态系统的平衡就会失调，甚至造成生态系统的危机，导致人类的灾难。有研究表明，有70%～90%的痴病与环境有关。因此，人类要想健康长寿，就必须建立并保持同外在环境的和谐关系。

第二节　如何进行自然养生

一、居住环境与养生

（一）适宜的住宅环境

适宜的住宅环境不仅能为人类的生存提供基本条件，还能有效地利用自然界中对人体有益的各种因素，使身体健康、精神愉悦。

1. 空气新鲜、水源清洁、阳光充足

成年人每天必须吸进 15m³ 左右的空气，空气中富含氧气、氮气、阴离子，这些成分都是人体新陈代谢必不可少的；洁净的水富含微量元素，是人类赖以生存的必需物质；而万物生长皆离不开阳光照射，因此，选择居住环境首先要考虑空气、水和阳光。

2. 地形良好、宁静清洁、交通便利

居住应选择依山傍水之处，地势偏高，干燥无潮，能避寒暑，没有噪音和恶臭，清洁的地方为佳。《老老恒言·书室》提出“卑湿之地不可居”，低凹潮湿的环境容易使人发生肢体筋脉关节的痹症，故不可居。纵观世界长寿之乡，其居住环境多有以下特征：宁静秀丽的山村、适宜的田园风光、宜人的海滨气候。

城市环境虽无自然山水依托，但可因地制宜，通过绿化创造和美化居室周围的环境，可以建造街心花园、种植草坪花圃、建立喷泉、假山等，使自己生活在优美的环境中，身心放松、疲劳消除。

3. 住宅朝向

就我国的地理位置而言，房屋的朝向一般以坐北朝南为佳，这样具有冬暖夏凉的优点，且树荫不要遮住门窗，有利于室内采光，通风以及温、湿度的调节。如《老老恒言·书室》说：“两旁空阔，则红日满窗……室前庭院宽大，则举目开朗，怀抱亦畅。更须树荫疏布，明暗适宜，如太逼窒，阳光少而阴气多。”

（二）住宅环境的保健

1. 绿化环境

植树种草，绿化环境，是改造环境的良方佳法，不仅有益于人体的新陈代谢，对人心理起调节、镇静作用，还可改良气候，减轻污染，对人体健康有益。

绿化的作用有四：

1）净化空气：绿色植物通过光合作用吸入二氧化碳、排出氧气，是氧气的天然合成站。另外，绿色植物还能吸收空气中的二氧化硫、氟化氢、氯气、氨气、汞蒸气等有害气体。

2）除尘灭菌：绿叶具有很强的吸附和阻留灰尘的能力、通过大面积绿化，空气中的尘埃被吸附而减少，随之减少的还有依附在浮尘中的细菌。有些绿色植物的根叶还能分泌杀菌物，杀灭空气中，甚至是土壤中的致病菌。

3）减弱噪声：绿化地带能很好地吸收和屏蔽噪声，尤以乔木、灌木，草地结合的方式消除噪音的效果最佳。

4）调节气候：绿色植物有吸收和反射阳光的作用，并且能通过叶片蒸发消耗热量，因此，可调节气温和空气湿度。筑造防风林带还可阻挡风沙，缓解多风多沙的干燥气候。

2. 搞好环境卫生

保持清洁的环境很重要。朱熹的《治家格言》就讲：“黎明即起，洒扫庭院，要内外整洁”；《礼记》中亦云：“鸡初鸣……洒扫室堂及庭”，可见，保持环境卫生历来为人们所重视。

在当今社会，随着工业高度发展，三废“污染日趋严重，人们更应注意维护环境卫生，建立公共卫生习惯，自觉维护公共卫生。

3. 整治污染

对大气污染的治理，可通过合理安排工业布局，控制燃料污染及废气排放加以整治。

噪声污染可通过建立合理的功能分区，将居住区设在噪声源的上风侧，公共设施设在邻街位置；或加强交通管理，或绿化，或个人用耳塞防护等措施进行调节。

二、室内环境与养生

住房结构是否合理也与健康长寿息息相关。良好的室内环境可提高机体各系统的生理功能，增强抵抗力，降低患病率；而低劣的室内环境则使人健康状况日下。

（一）理想的居室环境

1. 居室结构

1）面积：居室既不宜太大也不宜太小，宽敞适中为最佳。因为居室太大易令人感到空旷，阴雨、寒冷季节也不利于保温；而太小则显得狭窄拥挤，空气不易流通，温湿度的调节都受到影响。《吕氏春秋·重己》说：“室大则多阴，台高则多阳。多阴则蹶，多阳则痿，此阴阳不适之患也。”那么什么是“适中”呢？一般而言，房屋面积以城市每人平均 $6\sim9m^2$，农村人均 $8\sim12m^2$ 为宜。

2）高度：房屋的高低也要适中。“屋无高，高则阳盛而明多；屋无卑，卑则阴盛而暗多”（《天隐子》）。高低过偏，都会造成阴阳失衡。因此，居室净高以 3 米为宜，炎热地区可稍高，寒冷地区可略低。

3）进深度：进深度直接影响居室的采光，通风和日照。通常一侧有窗的房间，进深不宜超过从地面至窗上缘高度的 2～2.5 倍；两侧有窗的房间，进深度可增至此高度的 4～5 倍。另外，居室进深与居室宽度之比的最佳数值为 3∶2，不宜超过 2∶1，以便于家具布置。

2. 居室微小气候

室内微小气候是指在室内形成的与室外不同的居室内气候，它是由气温、气湿、气流和周围物体表面温度（热辐射）四种气象因素组成。居室内微小气候的标准如下：夏季室内适宜温度为 21～32℃，最适范围为 24～26℃；气湿即相对湿度为 30%～65%；气流速度为 0.2～0.5m/s。冬季室内适宜温度为 16～20℃；气湿为 30%～45%；气流速度为 0.1～0.5m/s。

适宜的室内微小气候有助于保证机体的温热平衡，使人有良好的温热感觉，以保持良好的身体状况。

3. 室内采光及通风

居室采光要明暗适中，随时调节。

住宅要有朝南门窗，经常开启，让阳光射入室内。朝北也以有窗为佳。两边窗户同时打开，可以形成空气对流，这样室内就可以既保证光线充足，又促使空气流通。夏季应在早晚凉爽之时开启门窗，让空气流通，中午则将门窗关闭，以阻止室外热空气袭入室内，尽量减少日照。冬季天气寒冷，应尽量延长日照时间，每天定时开启门窗，增强阳光照射，可以既保暖又通气。夜间或白天光线不足时，应利用人工光线照明。

(二) 不良室内环境的预防保健措施

1. 合理改善房屋结构

人长期居住在寒冷潮湿的环境中，易患感冒、风湿、冻疮和心血管系统疾病，尤其是老年人易患“老年低体温症”；而在高温多湿的环境里，人会感到闷热、乏力，容易中暑乃至死亡。为了保障人体健康，我国人民在居室改良上积累了丰富的经验。比如北方冬季长，为使居室温暖如春，常设斗门，加厚墙壁，双层窗户，室内用壁毯、门帘等保暖；南方炎热多雨，住房多采用通风阁楼或坡屋顶，双层瓦通风屋顶、屋檐宽阔、屋顶开天窗等措施保证室内干燥清爽、通风。

2. 搞好自然通风，防治室内污染

人要不断呼出二氧化碳，人体皮肤、被褥及物品散发出各种不良气体；人们谈话、咳嗽、喷嚏时将上呼吸道的微生物散播到空气中；煤火燃烧时产生一氧化碳、二氧化碳等有害气体；室外污浊空气进入室内等因素，都会造成室内污染，严重危害人体健康。因此，居室内的自然通风就显得尤为重要。应注意每天定时开窗换气，使室内空气经常对流畅通，减轻污染程度；定时将室内墙壁，屋角、家具、床下等处清扫、洗刷，定期消毒；尽量避免在室内吸烟，生炉火；经常检查煤气开关是否漏气，并安装排风扇，加强空气流通，减少和防止室内空气污染。

3. 美化居室环境

居室的美化要根据房间的使用性质、空间大小，光照程度、家具陈设以及个人爱好等，合理布局、相互协调。

住所布置以幽静俭朴为佳，室内布置应当高雅，所谓“栖息之室，必然洁雅”“室雅何须大，花香不在多”，除花木盆景外，可悬挂名家字画，陈设雕塑、古玩等。室内的色彩应协调，使人感到亲切、舒适、明快并体现个人爱好。红、黄、橙等暖色，使人有温暖，热烈之感；绿色、蓝色显得温柔平和；白色明快而沉静；黑色庄严而肃穆。向阳房间光线充足，家具可选择中性偏冷的色彩，如浅蓝、灰绿等；背阴房间光线较暗，家具色彩的选择可以较深，而墙壁可选择奶白、米黄等偏温和色。餐厅漆成橙，黄色有利于提高食欲；书房以绿色调为主，有助于缓解眼部疲劳；厨房、卫生间可用白色，显得干净整洁。

房间的使用性质不同，室内的布置亦不同。客厅是待客处，陈设宜以“动态”为主，且需尽量保持宽敞，摆设的花木以观赏性强的绿色植物为宜，如万年青、君子兰、龟背竹、绿萝、文竹等；书房是读书学习的地方，陈设以“静态”为主，且应有利于学习，因此“书斋宜明静，不可太敞。明静可爽心神，宏敞则伤目力。”窗棂四壁可布置些许盆景，养些金鱼、水草，体现静中有动的布局特色；卧室是休息睡眠的地方，也以“静态”布置为主，尽量使人感到宁静舒适，床铺的位置不宜正对卧室门，以防外感风寒或密性不佳。

4. 香味净化空气

当室内空气不洁或有异味时，可焚香清洁辟秽、清心怡情；还可洒几滴香水或花露水，使室内清香扑鼻；也可用现在市场上广为销售的空气清新剂，购买时选择自己喜欢的花香，在室内适时喷洒少许，就可产生良好的净化空气的效果。为改善人的情绪，提高工作或学习效率，用人工方法控制生活和工作环境的香味，被称为背景香味。一些先进国家采用电脑控制背景香味。

三、自然环境与养生

（一）良好的自然环境

祖国医学认为，自然环境与人的寿夭密切相关。《素问·五常政大论》认为：“一州之气，生化寿夭不同……高者其气寿，下者其气夭。”即居住在高山地区，空气清新，气候寒冷，人多长寿；居住在低洼地区，空气污浊，气候潮热，人常短命。唐代医学家孙思邈也认为“山林深远，固是佳境……背山临水，气候高爽，土地良沃，泉水清美……若得左右映带岗阜形胜最为上地，地势好，亦居者安”。说明古人对环境与养生的关系已有相当水平的认识。现代科学家经过研究，认为良好的生活环境可使人的寿命增加10～25年。

那么人类最适宜的自然环境应该是什么样子呢？总结起来无非以下几点：洁净而充足的水源，新鲜的空气，充足的阳光，良好的植被及幽静隽秀的景观等。

（二）不良的自然环境因素

1. 不良的地理条件

（1）地壳化学元素分布异常

由于地理环境中某些微量元素的缺乏或过剩所导致的疾病被称作“地方病”，具有明显的地理特征。一般而言，地球的化学性环境随地形的变化而变化，与人体健康密切相关的微量元素在不同地理条件下分布亦不同。通常山区容易出现活泼元素的缺乏症，如缺碘引起地方性甲状腺肿大，缺硒引起的克山病，缺氟引起的龋齿等。平原、低洼地区容易出现活泼元素过多症。如氟过多引起氟骨症。以上都是由于化学元素分布异常，而致使我国分布最广的地方病。

(2) 有害的放射性物质

有些蕴藏的矿物，如铀矿、磷矿等，可造成贫血、白血病或增高癌症的发病率。

2. 大气污染

大气污染是由于向大气排放非固有的气体及微粒，超过了大气成分的正常组成，当大气自然能力不能消除这些污染物时，造成大气质量下降，而导致这个地区的大地污染。

大气污染主要来源于五大污染物，即硫氧化物、氮氧化合物、碳氢化合物、一氧化碳及微粒物。这些污染物来自生产、生活及交通运输中能源的利用，如煤和石油的燃烧、污染的大气可使人出现急性中毒和慢性损害（心血管病、肺癌以及慢性呼吸系统疾病等），对人体健康危害极大。

3. 水源污染

由于人类活动将污染物排入江河湖海、地下水、水库等处，使水质、底泥的理化性状和生物种群发生变化，降低了水体的使用价值，称为“水源污染”。水源污染对人体健康的影响是多方面的。如人畜粪便、污水污染的水源可引起肠道传染病；化学物质污染水源可使人群发生急慢性中毒，乃至死亡；污染物使水质感官性状恶化，妨碍水源的正常利用；水中微生物的生长、繁殖受到抑制，破坏水源天然自净能力，使水源卫生状况恶化。

（三）预防保健措施

水源、空气、土壤是人类赖以生存的自然环境中必不可少的，人类只有慎重选择居住的自然环境，尽量避免不良因素的袭扰，才能健康长寿。

1. 慎重选择生活环境

尽量选择水源、空气、阳光适宜的环境，避开不利于人体健康的水源、矿藏、高压线路、强磁场及有超声波、放射线的地方营建居住区。

2. 防治地方病

地方病的防治可以通过减少有害微量元素的摄入量和对缺乏微量元素予以补充的方式进行。如改用低氟饮用水防治地方性氟中毒，用碘化盐预防地方性甲状腺肿。此外，打深井或对水质处理也是有效措施。

3. 综合治理

首先要加强保护生态环境的意识和科学研究工作，寻求经济建设和环境保护协调发展的途径；其次要控制人口规模，以减少污水、废气、垃圾对生态环境的污染；再次是治理“三废”，保证饮水卫生，从合理规划、综合利用、净化处理等几方面着手、个人防护可采取将水煮沸后饮用或农村家庭投入适量漂白粉消毒饮用水的方式进行。

第十四章　生活起居养生康复技术

第一节　生活起居养生的概述

“起居”，是指日常生活作息。中医的起居调摄，主要包括作息规律、劳逸适度和节制房事、睡眠卫生等内容。“起居有常”是保持健康长寿的基本要素之一，如果“起居无常”，就会影响健康，引起早衰。

第二节　如何进行生活起居养生

一、饮食有节

中医认为，脾胃主运化饮食，是气血化生之源，又被称为“后天之本”。《黄帝内经》早就明确指出，“饮食有节”是“度百岁乃去”的重要条件之一，而“以酒为浆”、饮食无度，则是“半百而衰”的重要原因。中医认为“脾胃不和，百病始生。”饮食所伤，往往影响脾胃功能，聚湿、生痰、化热或变生它病，如“饮食自倍，肠胃乃伤”“膏粱之变，足生大丁（疔）”，等。宋代诗人陆游曾有“多寿只缘餐饭少”的名句，这和现在提倡的吃七八分饱是完全一致的。

（一）不可暴饮暴食

暴食加重胃肠负担，可导致肠胃疾病，还会加重一些老年性疾病，比如高血压、糖尿病、冠心病等。最可怕的是暴饮暴食会诱发或加重一些急病重病，诸如急性胰腺炎、急性心肌梗死、甚至脑出血等，造成严重后果。因此，避免暴饮暴食，有些疾病就可以避免。

（二）不可餐次紊乱，饥饱不均

除了病情不允许，一般的人都以三餐为宜。有的人出于工作繁忙或减肥等因素，饮食没有规律，致使饥饱失常，影响正常代谢过程，甚至出现胃肠功能紊乱。比方说有的上班族早晨起来晚了，就免去了早餐；有的女孩子盲目减肥，就省去了晚餐，这样的习惯均容易饥饱不均。如果没有特殊情况，还是以一日三餐七八分饱为好。

（三）注意饮食卫生

这是二十世纪五六十年代的老话题，也是当年的"病从口入"的全部内容，但是在今天对于某些人仍然有用。人的消化系统和外界相通，不洁净的饮食最先侵犯的就是消化系统，急慢性胃肠道的感染性疾病，如急性胃肠炎、痢疾，还有肝炎等，都和饮食卫生直接相关。尤其是已经患有消化系统疾病的人更应该注意饮食卫生。患有慢性胃炎的病人胃黏膜已有浅表性或萎缩性的炎症，如饮食不当，更易使黏膜损伤加重。

（四）注重营养均衡

《黄帝内经》早就指出，要"五谷为养，五果为助，五畜为益，五菜为充"，算起来是四五二十种食物。一天吃二十种东西，这就是让人们营养全面，营养均衡，以满足人体的健康需求。现在有的人吃的过于单一，甚至可以说是马马虎虎，对于健康的不利可想而知。因此一天少说也要吃十种以上的食物，多吃些带馅食品更好。

（五）忌食剩饭剩菜

节俭固然是好事，但是进食剩饭剩菜危险太大，把握不好后患无穷。前些年有位老年患者，家宴过后，一条大鱼几乎没动，自然留到下一餐再吃，可是老两口还是没有吃多少，结果又放进了冰箱，就在第三餐全力吃完了这条鱼以后，老两口双双患上了急性胃肠炎而住进了医院，一下子花了几千元的医药费。老太太过后感慨地说了一句"省着省着，窟窿等着"。

（六）少吃刺激性食物

生冷、过烫、麻辣、油炸、腌腊、烟熏等刺激性食物不光是直接损伤胃肠道，还可以诱发和加重痤疮、痔疮、咽炎、眼疾、心脑血管病等多种疾病，甚至还可以诱发各种癌症。

（七）少吃夜宵

吃完"夜宵"的人在酒醉饱餐后迷迷糊糊地躺在床上的时候，疾病也就悄悄地降临了。常吃夜宵会使人肥胖、易生结石、血压升高、易得冠心病、诱发胰腺炎和糖尿病、引起神经衰弱等。夜宵不光是消耗金钱，消耗时光，更重要的是在消耗身体，透支健康，因此完全可以把夜宵理解为"夜宵"，偶尔为之尚可，万万不可形成习惯。

（八）少吃肥甘厚腻食品

油腻、过甜即高糖、高脂、高热量的饮食极易引起血糖、血脂、血压升高，因此心脑血管病患者饮食以清淡为宜；海鲜、肉类中的红肉及动物内脏等，容易导致高尿酸、高胆固醇，如果再饮酒贪杯，就可诱发痛风，因此痛风患者更要特别小心。

二、起居有常

起居有常主要是指起卧作息和日常生活的各个方面有一定的规律并合乎自然界和人体的生理常度。它要求人们起居作息、日常生活要有规律，这是强身健体、延年益寿的重要原则。

（一）按时休息

生活中，很多人都是感到累了才去休息，其实，这时休息已为时过晚。因为，当人感到累的时候，疲乏已到相当程度，这时需要休息较长时间才能消除疲劳。过度的疲劳会给疾病留下隐患，工作注意劳逸结合，不仅会很快消除疲乏感，还能提高工作和学习的效率。

（二）按时锻炼

我国近年内，糖尿病、高血压、高血脂、冠心病和骨质增生等病已呈年轻化趋势，这些都与不健康的生活习惯、缺乏运动有关。所以，青年人应该注意自己的生活方式，养成锻炼身体的好习惯。每天按时锻炼，养成习惯，对健康大有裨益。

（三）按时吃饭

生活中有一些人不是按时就餐，而是不饿不吃饭。这种做法容易损害胃，也会削弱人体的抗病能力。因为食物在胃内仅停留 4～5 小时，人感到饥饿时，胃早已排空，胃黏膜此时会对胃液进行“自我消化”，容易引起胃炎和消化性溃疡。

（四）按时喝水

口渴提示身体缺水已严重，这时再补充已为时过晚。据调查研究，有经常饮水习惯的人，患便秘、尿路结石者明显少于不常饮水的人，而且喝水还对心肌梗死和中风等严重疾病有预防作用。因此，老年人、高血压、高血脂等患者以及对水需求相对较多的孕产妇、青少年应该养成经常饮水的习惯。

（五）按时体检

很多人当身体不适才会想到去医院看病，检查后发现病情已经相当严重。其实，许多疾病光靠自我感觉是很难早发现的，只有定期去医院进行健康检查，才能早期发现，从而早期治疗。所以，要定期去医院体检。

（六）按时如厕

很多人都是当便意明显时才去厕所，甚至有便不解。

这样做对健康极为不利，大小便在体内停留过久，容易引起便秘或膀胱过度充盈而受到损害，甚至也可能引起粪便和尿内的有毒物质被人体重吸收，导致“自家中毒”。因此，应养成定时大便的习惯，尤以晨间为好。定时解大便可防治便秘并可减少大肠癌的发病概率。

（七）按时睡觉

不少人不困不睡觉，误以为困倦是应该睡觉的信号，事实上困倦是大脑相当疲劳的表现，不应该等到这时再去睡觉。养成按时就寝的好习惯，不仅可以保护大脑，还容易入睡，并能提高睡眠质量，减少失眠。

三、衣着适宜

衣服的宽紧、厚薄、质地、颜色等都会对人的健康产生影响。合适的衣服能够维护温热感，有利于提高工作效率和恢复体力。若衣服不能调节体温则中枢处于紧张状态，甚至会影响到机体其他系统的功能，导致疾病。衣着适宜，可使人体与外在环境之间进行正常的热量交换，从而维持衣服内温度的相对稳定，达到保健的目的。

（一）舒适得体

舒适是人类本能的需要，从卫生学角度看，穿衣就是为了起舒适、保健的作用。《老老恒言·衣》中有载：“惟长短宽窄，期于适体。”应当做到“量体裁衣”，保障衣着有利于气血运行和正常发育。尤其是在青少年时期，生长发育比较旺盛，不可片面追求线条美和造型，衣着和服饰不应过紧过瘦。现代研究认为，若衣着压力超过 $30g/cm^2$，人体就有一种压迫感，穿着就会不舒适。如果年轻女性长期束胸，则会影响胸廓发育，降低肺活量，束腰过紧，可致肋缘凹陷、胸廓变形、腹腔脏器移位，有损于健康。相反，衣着过于肥大、襟袖过长，则不利于保暖，也不便于活动。对于老人、小孩以及某些专业人员，这还是不安全因素，容易造成外伤和事故。

（二）顺应四季

选择衣料，应根据不同季节而各有所异，可参考以下几点：

1. 保温透气

纺织衣料的导热性越低，它的热源性和保暖性越好。实验证明，在15℃时，麻纱衣料的释热量约为60%，而毛织品不到20%，故麻纱类作为夏季衣料为宜，毛织品可制成冬装，氯纶、醋酯纤维和腈纶等导热性也较低，也是保温性良好的纺织材料。此外，织物越厚，单位时间内散发的热量越少，保暖性能越好。夏季衣料应具有较好的透气性，有利于体内散热。

2. 吸湿散湿

夏天的衣服和冬装内衣，除了注意透气外，还要注意选择吸湿、散湿性能良好的纤维，这样有利于吸收汗液和蒸发湿气。

3. 色泽质地

衣料颜色不同，对热的吸收和反射的强度也不相同。一般而言，衣服颜色越深，吸热性越强，反射性越差；颜色越淡，反射性越强，吸热性越差。夏天宜穿浅颜色服装，以反射辐射热；冬天宜穿深色衣服，以吸收辐射热。内衣和夏装要选择轻而柔软的衣料，穿在身上有较爽的感觉；若贴身穿着粗糙硬挺的衣服，不但不舒服，而且皮肤易于摩擦受伤。

（三）增减衣服的宜忌

《老老恒言·燕居》说："春冰未泮，下体宁过于暖，上体无妨略减，所以养阳之生气。"春季阴寒未尽，阳气渐生，早春宜减衣不减裤，以助阳气的升发。夏季尽管阳热炽盛，适当地穿着衣服，仍是避其凉热的最佳方法。秋季气候转凉，亦要注意加衣，但要避免一次加衣过多。俗有"春捂秋冻"之说，即春季宁稍暖，秋季可稍凉。冬季"宜寒甚方加棉衣，以渐加厚，不得一顿便多，唯无寒而已"（《摄生消息论》）。

衣服要随天气变化及时增减，切不可急穿急脱，忽冷忽热。《摄生消息论·春季摄生消息论》说："春季天气寒暄不一，不可顿去棉衣。老人气弱骨疏体怯，风冷易伤腠理，时备夹衣，温暖易之。一重减一重不可暴去。"《老老恒言·燕居》亦说："绵衣不顿加，少暖又须暂脱。"古人认识到穿衣不宜过暖、过寒，否则反倒容易受邪致病。因为衣服过暖或过寒，则机体缺乏耐受风寒的能力，而使抗邪防病之力减弱。至于老人和身体虚弱的人，由于对寒热的耐受性较差，所以又当尽量注意慎于脱着，以免受风寒暑湿之侵。《彭祖摄生养性论》说："先寒而后衣，先热而后解。"说明衣服应根据天气变化及时更换。

此外，出汗之后，穿脱衣服尤宜注意如下两点：一者，大汗之时，忌当风脱衣。《千金要方·道林养性》说："凡大汗勿偏脱衣，喜得偏风半身不遂。"这是因为大汗之时，人体腠理发泄，汗孔开放，骤然脱衣，易受风寒之邪侵袭而致病。二者，汗湿之衣勿久穿。《千金要方·道林养性》说："湿衣与汗衣皆不可久着，令人发疮及风瘙。"《老老恒言·防疾》亦说："汗止又须即易。"因为汗后湿衣不易干，伤害人体阳气。汗后腠理虚，汗湿滞留肌肤，易生风寒湿之类的病变。

参考文献

[1] 张庆祥．中医基础理论［M］．济南：山东科学技术出版社，2020.04.

[2] 马烈光，杨渝主译．中医养生康复学［M］．上海浦江教育出版社，2018.12.

[3] 于春泉，王泓午，李先涛．中医养生保健 写给老百姓的中医养生书系［M］．北京：中国医药科技出版社，2018.10.

[4] 罗增刚．中医食养保平安 中医饮食养生［M］. 北京：中国中医药出版社，2018.07.

[5] 刘继洪．中医养生智慧［M］．北京：中国科学技术出版社，2019.04.

[6] 刘小华．中医养生宝典［M］．北京：金盾出版社，2018.06.

[7] 朱建伟．中医养生与健康管理［M］．北京：金盾出版社，2018.06.

[8] 黄存垣．中医养生金钥匙［M］．南昌：江西科学技术出版社，2018.07.

[9] 雷胜龙，戴其军，瞿联霞．中医康复性理论研究［M］．昆明：云南科技出版社，2017.08.

[10] 刘玉臻．临床中医综合诊疗与康复［M］．北京：科学技术文献出版社，2019.04.